D1771540

ஆயுர்வேதத்தின் அடிப்படைகள்

திரிதோஷம் எனும் வாதம், பித்தம், கபம்

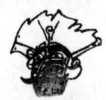

ஆயுர்வேதத்தின் அடிப்படைகள்

திரிதோஷம் எனும் வாதம், பித்தம், கபம்

டாக்டர் எல். மகாதேவன் (பி. 1969)

கன்னியாகுமரி மாவட்டம் தெரிசனங்கோப்பு (திருச்சரம்கோப்பு) கிராமத்தில் ஆயுர்வேத வைத்தியம் செய்துவருகிறார். ஆயுர்வேத சித்த மருத்துவங்களைத் தனது இரு கண்களாகக் கருதும் இவர் தனது பாட்டனார் ஆரம்பித்த ஸ்ரீ சாரதா ஆயுர்வேத மருத்துவமனையைத் திறம்பட நடத்துவதோடு மாணவர்களுக்கு இந்திய மருத்துவக் கல்வியைப் போதித்தும் இந்திய மருத்துவத்தின் அடிப்படைத் தத்துவங்களில் ஆராய்ச்சி செய்தும் வருகிறார். ஆயுர்வேதத்தின் இளநிலை மற்றும் முதுநிலை பட்டப்படிப்பை முடித்த நூற்றுக்கும் மேற்பட்ட மாணவர்கள் இவருடைய குருகுலத்தில் அனுபவக் கல்வி பெற்றுள்ளனர். இதுவரை 45 புத்தகங்களும் 15 குறுந்தகடுகளும் வெளியிட்டுள்ளார். ஆயுர்வேதத்தின் அடிப்படையான திரிதோஷ தத்துவம், குண தத்துவம், சுவை இவற்றைச் சார்ந்து சிகிச்சை அளித்து வருவதோடு இந்தப் பாரம்பரியத்தையும் போற்றிப் பாதுகாத்து வருகிறார். திரிதோஷத்தின் பண்பாட்டுத் தன்மையை [illegible]காமல் நவீன விஞ்ஞானத்தின் நல்ல அம்சங்களை [illegible]க்கொண்டு சீர்திருத்தத்தை ஏற்படுத்தி வருகிறார்.

டாக்டர் எல். மகாதேவன்

ஆயுர்வேதத்தின் அடிப்படைகள்
திரிதோஷம் எனும் வாதம், பித்தம், கபம்

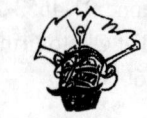

காலச்சுவடு பதிப்பகம்

அன்பார்ந்த வாசகருக்கு,

வணக்கம்.

காலச்சுவடு நூலை வாங்கியமைக்கு நன்றி.

நூலின் உள்ளடக்கம், உருவாக்கம், அட்டைப்படம் இன்ன பிற அம்சங்கள் பற்றிய உங்கள் கருத்துகளையும் ஆலோசனைகளையும் காலச்சுவடு வரவேற்கிறது. தகவல், எழுத்து, வாக்கியப் பிழைகள் தென்பட்டால் கட்டாயம் தெரிவித்து உதவுங்கள். நூல் தயாரிப்பில் கடும் குறைபாடு இருப்பின் மாற்றுப் பிரதி உங்களுக்குக் கிடைக்கக் காலச்சுவடு ஏற்பாடு செய்யும்.

மின்னஞ்சல்: publisher@kalachuvadu.com

காலச்சுவடு நாகர்கோவில் தலைமையகத்துக்கும் கடிதம் அனுப்பலாம்.

தங்கள்
எஸ்.ஆர். சுந்தரம் (கண்ணன்)
பதிப்பாளர் — நிர்வாக இயக்குநர்

ஆயுர்வேதத்தின் அடிப்படைகள் திரிதோஷம் எனும் வாதம், பித்தம், கபம் ◆ மருத்துவம் ◆ ஆசிரியர்: டாக்டர் எல். மகாதேவன் ◆ © டாக்டர் எல். மகாதேவன் ◆ முதல் பதிப்பு: டிசம்பர் 2014, நானகாம் (குறும்) பதிப்பு: டிசம்பர் 2022 ◆ வெளியீடு: காலச்சுவடு பப்ளிகேஷன்ஸ் (பி) லிட்., 669, கே.பி. சாலை, நாகர்கோவில் 629001

aayurveetattin aTippaTaikaL tiritoosham enum vaatam, pittam, kapam ◆ Medicine ◆ Author: Dr. L. Mahadevan ◆ © Dr. L. Mahadevan ◆ Language: Tamil ◆ First Edition: December 2014, Fourth (Short) Edition: December 2022 ◆ Size: Demy 1 x 8 ◆ Paper: 18.6 kg maplitho ◆ Pages: 296

Published by Kalachuvadu Publications Pvt.Ltd., 669, K.P.Road, Nagercoil 629001, India ◆ Phone: 91-4652-278525 ◆ e-mail: publications@kalachuvadu.com ◆ Printed at Clicto Print, Jaleel Towers,42 KB Dasan Road, Teynampet Chennai 600018

ISBN : 978-93-82033-99-8

12/2022/S.No. 633, kcp 4117, 18.6 (4) 1k

பகவான் ஸ்ரீ தன்வந்தரி
அகஸ்தியமுனி

பொருளடக்கம்

முன்னுரை	11
ஆயுர்வேதம் கடந்து வந்த பாதை	13
தமிழ்நாட்டில் மருத்துவம்	20
பஞ்சபூதமும் திரிதோஷமும்	27
கப தோஷம்	38
தாது	49
ஆயுர்வேத குணபாடம்	50
ரஸமும் திரிதோஷமும்	52
பசி	59
சுக்கில் தத்துவம்	62
அஜீ	66
பஞ்ச	86
வமனம்	128
விரேசனம்	134
வஸ்தி	138
நஸ்யம்	149
தூம பானம்	154
தர்ப்பணம்	162
ஸிரா வியதம்	170
அட்டை	174

பெண் இயல்	176
ருது காலம்	181
ஸ்த்ரீ ரோகம் (பெண்களுக்கான தனிமருத்துவம்)	192
தற்காப்பு மருத்துவம்	198
திரிதோஷமும் பருவங்களும்	214
பிரக்ருதி	218
பித்த பிரக்ருதி	224
கப பிரக்ருதி	229
ரஸாயனம்	253
வாஜீகரணம்	265
பிரக்ஞாபராதம்	284
ஆறுசக்கரங்கள்	288

முன்னுரை

மிகினும் குறையினும் நோய் செய்யும் நூலோர்
வளி முதலா எண்ணிய மூன்று

என்று மருந்து எனும் அத்தியாயத்தில் திருவள்ளுவர் குறிப்பிடுகிறார். அதாவது கூடினாலும், குறைந்தாலும் வளி முதலா என்று சொல்லக்கூடிய வாதம், பித்தம், கபம் இவை நோயை உண்டுபண்ணும் என்பதாகும். இந்திய மருத்துவ மெய்ஞான மரபில் வாத, பித்த, கபங்கள் தனி இடத்தைப் பெற்றிருக்கின்றன. வாத, பித்த, கபங்களே இந்திய மருத்துவத்தின் உயிரோட்டம். இவை பெரும் தத்துவங்களை உள்ளடக்கிய சூத்ர சொற்களாகும். அணுவைப் போல மிகவும் சக்தி வாய்ந்த சொற்களாகும். வாதம் என்று சொன்னால் ஒருவனை முடக்கிப்போடும் நோயைக் குறிப்பிடும் சொல்லல்ல. பெரும் பொருளைத் தரும் சொல்லாகும். ஒரு ...வுடைய செயலாக்கம், மூச்சுவிடுதல், உற்சாகம், ...த் துடிப்பு, வேகங்களை வெளியேற்றுதல், ...மண்டல இயக்கம் போன்றவை வாதத்தைச் ... இருக்கின்றன. உணவைச் செரிக்கவைத்தல், ...த்தைக் கிரகிக்க வைத்தல், உடலின் சூடு, ...கள், ஆசைகளின் பூர்த்தி, பசி, நீர்வேட்கை, ... பார்வை போன்றவை பித்தத்தைச் சார்ந்து ...கின்றன. உடல் உறுதி, நோய் எதிர்ப்பு சக்தி, ...நின் ஸ்திரத் தன்மை போன்றவை கபத்தைச் சார்ந்திருக்கின்றன. இவை மூன்றும் சமநிலையில் இருப்பதே பிரக்ருதி என்றும், சுபாவம் என்றும், ஆரோக்கியம் என்றும் அழைக்கப்படும். இவை சமநிலையில் இருந்து தவறும்போது நோய் என்று

அழைக்கப்படுகிறது. இதை order என்றும் disorder என்றும், Anatomy என்றும், pathology என்றும் அழைத்து வருகிறோம். இவ்வாறு ஒருவனுக்கு நோய் வராமல் இருப்பதற்கு ஆயுர்வேதம் தினசரி வாழ்க்கை முறை, பருவகால வாழ்க்கை முறை, இரவு வாழ்க்கை முறை, போஜன முறை போன்றவற்றை எல்லாம் கூறுகிறது. நோய் வந்த பிறகு அதில் இருந்து விடுபட உடலைச் சுத்தி செய்யும் முறை, மருந்துகளைச் சாப்பிடும் முறை, ரஸாயனம் போன்ற கல்ப மருந்துகளை எடுக்கும் முறை போன்றவையெல்லாம் குறிப்பிடப் படுகிறது. இவற்றையெல்லாம் நாம் சுருக்கி 'ஆயுர்வேதத்தின் அடிப்படைகள்' என்ற தலைப்பில் தந்துள்ளோம். இதில் ஆயுர்வேதத்தின் சாரம் முழுவதையும் கொடுத்துள்ளோம். இது ஆயுர்வேதத்தைப் பற்றி அறிந்துகொள்வதற்கு மிகவும் பயனுடையதாக இருக்கும். இந்த நூலைப் படிக்கும் உங்கள் அனைவருக்கும் பகவான் ஸ்ரீதன்வந்தரியின் அருள் கிடைக்க பிரார்த்தனை செய்துகொள்கிறேன்.

தெரிசனங்கோப்பு
26.11.2014
டாக்டர் எல். மகாதேவன்

ஆயுர்வேதம் கடந்துவந்த பாதை

இந்தியாவில் நாகரிகம் எப்போது வளர்ச்சி பெற்றது என்பது யாருக்கும் தெரியாது. கௌதம புத்தரின் காலத்திற்கு முன் *(கி.மு. 563–485)* வேதத்தின் கர்ம காண்டம் வலுப்பெற்றிருந்தது. பழைய நாகரிகம் என்பது குறித்து நமக்குக் கிடைத்த பயனுள்ள விவரங்கள் (சிந்துவெளி) ஹரப்பா மற்றும் மொஹஞ் சதாரோ நகரங்கள் பற்றியதுதான். இது கி.மு. *3000* அளவில் தொடங்கி சுமார் *1500* ஆண்டுகள் நிலவியிருந்தது. லோதல் என்ற கடற்கரை நகரம் வழியாக வெளிநாடுகளுடன் வியாபாரம் நடந்ததற் கான ஆதாரங்கள் உள்ளன. நகரங்கள் அகலமாக நல்ல பாதைகளுடன் இருந்தன. கால்வாய்கள், பொது பிடங்கள் மற்றும் கழிவு நீர் செல்வதற்கான ப்புகள் இருந்தன. இம்மாதிரியான சுகாதாரத் களைப் பார்க்கும்போது அவர் களிடையே ஒரு மருத்துவமுறையும் இருந்திருக்கக் கூடும் தோன்றுகிறது. இந்த ஊகத்தை நிரூபிக்கத் ான ஆதாரம் எதுவும் கிடைக்கவில்லை. எ ம் ஹரப்பாவில் மான் கொம்புகள், எ தீப்பற்றும் சிலாஜது *(Bitumen)* போன்ற ஆ வதத்தில் பயன்படுத்தப்படும் சில பொருட்கள் கா ட்டதில் அவர்களுக்கு மருத்துவம் பற்றிய அறிவு இரு ருப்பதைப் புரிந்துகொள்ளலாம்.

வேதங்களுக்கு முன்பிருந்த மூலநூல்கள் அழிந்துவிட்டன. இப்போதைய வேதங்கள் அந்தணப்

பூஜாரிகளால் பத்திரமாகப் பேணப்பட்டு வந்ததால் நமக்குக் கிடைத்துள்ளன. வேதங்களில் மருத்துவ பிரயோகங்களில் மிகவும் முக்கியமானது அதர்வண வேதம். இதிலிருந்து பிறந்ததுதான் ஆயுர்வேதம்.

தட்சசீலத்தில் (இன்றைய பாகிஸ்தானின் ராவல்பிண்டியின் அருகே) கி.மு. ஆறாம் நூற்றாண்டில் ஒரு பல்கலைக்கழகம் நிறுவப்பட்டது. இங்கு அறிஞர்கள் மாணவர்களுடன் தங்கள் கருத்துக்களை விவாதித்தனர். இதற்கு வசதியாக அவர்கள் அதற்கு அண்மையிலேயே வசித்து வந்தனர். இந்த தட்சசீலத்தைச் சேர்ந்தவர்தான் ஜீவகன். இவர் மகத மன்னனான பிம்பிசாரரின் அரசவை வைத்தியர். கௌதம புத்தர் மற்றும் அவரது சீடர்களுக்கு மருத்துவம் பார்ப்பதற்காக நியமிக்கப்பட்டவர்.

புத்தர் காலத்தில் ஆயுர்வேத மருத்துவம் நல்ல வளர்ச்சி அடைந்திருந்தது. அரசியலும் இதற்கொரு காரணம். மன்னரின் உடல் நலமே நாட்டின் உடல் நலமாகக் கருதப்பட்டதால் அரச மருத்துவரின் சேவை மிக முக்கியமாகக் கருதப்பட்டது. அரசியல் உறுதித் தன்மைக்கு அது தேவைப்பட்டது. அரசனின் உடல் நலத்தைப் பேணவும், நச்சுப் பொருள்களிலிருந்து காக்கவும், யுத்தம் அல்லது வேறு விதங்களால் ஏற்படும் காயங்களைக் குணப்படுத்தவும், அரசனின் ஆண்மை, ராணியின் பிரஸவம் போன்றவற்றைக் கவனிக்கவும், அரச குடும்பத்தினரின் ஆரோக்கியத்தைப் பேணவும் இது தேவையாக இருந்தது.

உயிர்கள் அனைத்திடமும் அன்பு செலுத்த வேண்டும் என்று உபதேசித்த புத்தர் மருத்துவக் கல்வியையும் பணியையும் ஆதரித்தார். அவருக்கே மருத்துவம் பற்றிய அறிவு இருந்தது என்பதை, ஒரு தடவை அவரது உடம்பில் தோன்றிய கட்டியை நீக்குவது எப்படி என்று ஜீவகருக்கு அவர் விளக்கிக் கூறியதன் மூலம் அறியலாம். அறுவை சிகிச்சை உட்பட ஆயுர்வேதத்தில் குறிப்பிட்ட அனைத்து மருத்துவ முறைகளையும் கையாள தமது பிட்சுகளுக்கு அவர் கூறியிருந்தார்.

ஜீவகன் மிகவும் புகழ் பெற்றிருந்தார் என்பதை அவருடைய மருத்துவ உதவி கிடைக்கும் என்பதற்காகவே மகத ராஜ்ய மக்களில் பலர் புத்த மதத்தில் இணைந்தனர் என்ற செய்தி மூலம் அறியலாம். ஜீவகன் மேற்கொண்ட அற்புத சிகிச்சைகள் பற்றிய கதைகள் நிறைய உண்டு. தட்சசீலத்தில் அவரது மாணவப் பருவம் பற்றிய பல கதைகள் சொல்வார்கள். ஏழு ஆண்டுகள்

அங்கே கல்வி கற்றபின் ஒருநாள் ஜீவகனின் குரு அவரிடம் ஒரு மண்வெட்டியைக் கொடுத்து, அவர்கள் இருக்கும் இடத்தில் ஒரு மைல் சுற்றளவில் மருந்துக்குப் பயன்படாத ஏதாவது ஒரு செடி இருக்கிறதா என்று தேடிக் கொண்டு வரும்படிக் கூறினார். இது அவரது இறுதி பரிட்சையின் ஒரு பகுதியாகும். ஜீவகன் அவ்விதமே சுற்றிப் பார்த்துவிட்டு அந்த மாதிரி மருந்துக்குப் பயன்படாத செடி எதுவும் இல்லை என்று தெரிவித்ததும் அவர் பரீட்சையில் தேறிவிட்டதாகக் குரு கூறினார். மருந்துக்குப் பயன்படாத எந்த வஸ்துமே உலகில் இல்லை என்று ஆயுர்வேதம் திடமாக நம்புகிறது.

மாவீரன் அலெக்ஸாண்டர் கி.மு. 326ல் வடஇந்தியாவின் மேல் படை எடுத்தார். அதற்கு முன்பே இந்திய மருத்துவ அறிவு கிரேக்க நாட்டுக்குச் சென்றிருக்கலாம். ஆனால் இந்த படையெடுப்பின் மூலம்தான் இரு நாடுகளின் கலாச்சார இணைப்பு ஏற்பட்டதாகக் குறிப்புகள் கிடைக்கின்றன. இங்குள்ள ஆயுர்வேத மருத்துவர்களின் திறமையைக் கண்டு வியந்த அலெக்ஸாண்டர் விஷம் சம்பந்தப்பட்ட எல்லா நோய்களையும் அவர்கள்தான் கவனிக்க வேண்டும் என்று கட்டளையிட்டார். தன் நாட்டுக்குத் திரும்பிச் செல்லும்போது சில வைத்தியர்களையும் தன்னுடன் அழைத்துச் சென்றார்.

கி.மு. மூன்றாம் நூற்றாண்டில் வடஇந்தியாவின் பெரும் பகுதியை ஆண்டுவந்த அசோக மன்னன் புத்த மதத்தைத் தழுவி னார். புத்தரின் அறிவுரைப்படி உயிரினங்கள் அனைத்தின் மே[illegible]அன்புகொண்ட அசோகர், மனிதர்களுக்காகவும் மிருகங் களு[illegible]ம் பல தர்ம மருத்துவ நிலையங்களைத் திறந்தார். அங்[illegible]ந்த அறுவை சிகிச்சை, பிரஸவம் போன்றவை கவனி[illegible]டன. அண்டை நாடுகளுக்கும் இது சம்பந்தமாகப் புத்த [illegible] அனுப்பப்பட்டனர். இந்திய மருத்துவ முறையை அவர்க[illegible]காங்கே பரப்பினர். இலங்கையில் ஆயுர்வேதம் நுழைந்த[illegible]ப்படித்தான். இலங்கையில் தற்போது நிலவும் ஆயுர்வே[illegible]றை இந்தியாவில் உள்ளதைப்போல்தான். புத்தமதத்[illegible]ஏற்றபடி அதில் ஒரு சில மாற்றங்கள் வந்துள்ளன. ஆயிரம் [illegible]டுகளுக்கு முன் இந்தியாவிலிருந்து புத்தமதம் மாற்றப்பட[illegible]ல் இருந்திருந்தால் இங்கேயும் அதே முறைதான் இப்போதும் நடைமுறையில் இருந்திருக்கும்.

ஈழத்து அரசர்களும் மருத்துவத்துறையில் ஈடுபட்டு வந்திருக்கின்றார்கள் என்பதற்கு மகாவம்சம், சூளவம்சம்,

யாழ்ப்பாண வைபவமாலை முதலிய வரலாற்று நூல்கள் சான்றாகின்றன. பழைய சிங்கள மன்னருள் பந்துகாபயன் நோயாளிகளுக்கு விடுதிகள் அமைத்துக் கொடுத்திருக்கின்றான். துட்டகைமுனு (கி.மு. 167–137) பதினெட்டு இடங்களில் சிகிச்சை நிலையங்களை அமைத்திருந்தான். புத்ததாஸன் (கி.மு. 365–337) என்ற மன்னன் மருத்துவனாக விளங்கியதோடு, ஸாரார்த்த ஸங்கிரகம் என்ற மருத்துவ நூலையும் இயற்றியுள்ளான். முதலாம் பராக்கிரமபாகு (கி.பி. 1153–1186) பெரும் மருத்துவமனை ஒன்றை அமைத்திருந்தான் என்றும், ஒரு சில நாட்களில் நோயாளிகளைப் பார்வையிட்டான் என்றும் சூளவம்சம் குறிப்பிடுகின்றது. பௌத்த தேவாலயங்களுடன் இணைந்தனவாக ஆதுலூர் சாலைகள் செயற்பட்டன என்றும் அறியப்படுகின்றது.

வட இலங்கையிலே தமிழ் மன்னர் ஆட்சிசெய்த காலத்திலும் (கி.பி. 1352–1621) தமிழரசர்கள் மருத்துவக் கலையை வளர்த்து வந்திருந்தார்கள் என்பதற்கு அப் பகுதியில் தோன்றிய செகராசசேகரம், பரராசசேகரம் முதலான ஈழத்துத் தமிழ் மருத்துவ நூல்கள் சான்றாகின்றன.

அசோகர் காலத்திற்குப் பிறகும் மருத்துவக் குழுக்கள் வெளிநாடுகளுக்குச் சென்று கொண்டிருந்தன. மத்திய ஆசியாவில் கண்டெடுக்கப்பட்ட நான்காம் நூற்றாண்டில் எழுதப்பட்ட பௌவர் கையெழுத்துப் பிரதி இதற்கு நல்ல சான்று. ஏதோ ஒரு மருத்துவக்குழு தம்முடன் எடுத்துச் சென்றதுதான் அந்தப் பிரதி. பலவித மருந்துகள் தயாரிக்கும் முறைகள் அதில் கூறப்பட்டுள்ளன. வெள்ளைப் பூண்டு பற்றி அதில் சிறப்பாகவே குறிப்பிடப்பட்டிருக்கிறது. பிற்காலத்தில் குப்த, மௌரிய சாம்ராஜ்யங்களில் அரசு மற்றும் தனியார் மருத்துவமனைகள் ஒன்றோடொன்று இணைந்து செயல்பட்டதாகத் தெரிகிறது. கிராமங்களிலும் வைத்தியர்கள் பணிபுரிந்தனர். அவர்களுக்குத் தேவையான நிலங்களும் ஊதியமும் வழங்கப்பட்டன. மூலிகைத் தோட்டங்கள் பராமரிக்கப்பட்டன. மருத்துவமனைகளும் பிரஸவ விடுதிகளும் கட்டப்பட்டன. அரசின் அனுமதியின்றி செயல்படும் போலி மருத்துவர்களுக்குத் தண்டனையும் வழங்கப்பட்டது.

இந்தக் காலகட்டத்தில் மூன்று ஆயுர்வேத நூல்கள் தோன்றின. அவை சரக ஸம்ஹிதை, ஸுச்ருத ஸம்ஹிதை மற்றும் அஷ்டாங்க ஸங்கிரஹம். இரண்டாம் நூற்றாண்டில் தோன்றிய அஷ்டாங்க ஸங்கிரஹம், அஷ்டாங்க ஹிருதயம் ஆகிய இரண்டும் வாக்படர் எழுதியவை என்று கூறப்பட்டாலும் அவையிரண்டும் வெவ்வேறு

அறிஞர்களால் எழுதப்பட்டவை என்றே நான் கருதுகிறேன். அஷ்டாங்க ஸங்கிரஹத்தை நன்றாகப் படித்து உள்வாங்கி எளிமையாக்கி எழுதப்பட்டதே அஷ்டாங்க ஹிருதயம் என்பதில் சந்தேகம் இல்லை.

எட்டாம் நூற்றாண்டில் வெளிவந்த மாதவ நிதானம் என்ற நூல் நோய்களைக் கண்டறியும் முறை *(Diagnostics)* பற்றி விரிவாகக் கூறுகிறது. அறிவின் அனைத்துத் துறைகளையும் ஆதரித்த புத்த பிட்சுக்கள் பலவித கல்வி நிறுவனங்களையும் தொடங்கினர். அவற்றில் புத்தமதம், வேதம், வரலாறு, புவியியல், சமஸ்கிருத இலக்கியம், கவிதை, நாடகம், இலக்கணம், மொழி, சட்டம், தத்துவம், ஜோதிடம், வான சாஸ்திரம், கணிதம், வணிகம் போன்றவற்றுடன் யுத்த முறையும் கற்பிக்கப்பட்டது. இவற்றுள் மருத்துவமும் இடம் பெற்றிருந்தது. இதில் குறிப்பிடத்தக்க பல்கலைக்கழகம் பீகாரில் உள்ள நாளந்தாவில் அமைக்கப்பட்டது. இது கி.பி. நான்காம் நூற்றாண்டில் தொடங்கப்பட்டு பன்னிரண்டாம் நூற்றாண்டுவரை செயல்பட்டு வந்தது.

இந்த பல்கலைக்கழகங்களில் பயிற்சிபெற உலகின் பல்வேறு பகுதிகளில் இருந்தும் மாணவர்கள் வந்தனர். நாளந்தாவைப் பற்றிய விரிவான குறிப்புகளை ஏழாம் நூற்றாண்டில் அங்கு கல்வி பயில்வதற்காக வந்த இரண்டு சீனர்கள் எழுதியிருக்கின்றனர். மாணவர்கள் சேர்க்கைக்கு முன் நுழைவுத் தேர்வு நடைபெற்றது. அதில் 20 சதவீத மாணவர்களே தேர்ச்சி பெற்றனர். கல்வி அனைவருக்கும் இலவசமாகவே அளிக்கப்பட்டது. மூத்த மா[illegible]கள் கல்வி கற்பிப்பதில் உதவி செய்தனர். பாடங்கள் ப[illegible] இரவிலும் கற்பிக்கப்பட்டன. பயிற்சி முடித்த சில மா[illegible]ள் நாளந்தாவில் தங்கி ஆராய்ச்சி மேற்கொண்டனர். பத்[illegible] மாணவர்கள் கல்வி கற்றனர். 1500 ஆசிரியர்களும் நிை[illegible]மயல்காரர்களும் ஊழியர்களும் பணிபுரிந்தனர். பை[illegible]ணவர்கள் அடிக்கடி ஒன்றுகூடி விவாதித்து தம் அறி[illegible]ர்த்துக் கொண்டனர்.

ப[illegible] நூற்றாண்டுக்கும், பன்னிரண்டாம் நூற்றாண்டுக்கும் இடை[illegible] இந்தியாவில் முகமதியர் படையெடுப்பு நேர்ந்ததன் காரண[illegible] இந்த பொற்காலம் முடிவுக்கு வந்தது. வேத முறையைக் கடைபி[illegible]த பிராமணர்கள் அர்த்தமற்ற பல சடங்குகளையும் வழிபாடுகளையும் உட்புகுத்தியதன் காரணமாக அதற்கு எதிராக புத்தமதம் தழைத்தது. அதனால் புத்த விஹாரங்களையும் மடங்களையும் இந்துக்கள் அழிக்கத் தொடங்கினர். கல்வி

நிறுவனங்களும் நூல்களும் எரிக்கப்பட்டன. புத்தத் துறவிகள் நேபாளத்திற்கும் திபெத்திற்கும் தப்பிச் சென்றனர். எட்டாம் நூற்றாண்டில் அங்கு ஆயுர்வேதம் நுழைந்தது. இன்றைக்கும் சில ஆயுர்வேத நூல்கள் திபெத்திய மொழிபெயர்ப்பில் கிடைக்கின்றன.

இந்தக் குழப்பங்களுக்கிடையேயும், படையெடுத்த முகமதியர் கொண்டு வந்த யுனானி, திபியா போன்ற மருத்துவ முறைகளின் நடுவில் ஆயுர்வேதமும் பிழைக்கத்தான் செய்தது. யுனானி முறை அரேபிய வைத்தியர்களால் கிரேக்க மற்றும் இந்திய மருத்துவ முறைகளை இணைத்து உருவாக்கப்பட்டது. யுனானியும் ஆயுர்வேதமும் நெருங்கிய தொடர்புடையவை. முஸ்லிம் மன்னர்கள் யுனானி முறையை ஆதரித்தாலும், ஆயுர்வேதமும் தழைக்கத்தான் செய்தது. பதின்மூன்று அல்லது பதினான்காம் நூற்றாண்டில் 'சாரங்கதர ஸம்ஹிதை' என்ற நூல் தோன்றியது. பதினாறாம் நூற்றாண்டில் அக்பர் இந்திய மருத்துவ முறைகள் அனைத்தையும் தொகுக்கும்படி ஆணையிட்டார். இதற்கு அவருடைய நிதி மந்திரி ராஜா தோடர்மால் மிக உதவியாக இருந்தார்.

பல நூற்றாண்டுகளாக இந்திய வாசனை மற்றும் மசாலா பொருட்களுக்கு ஐரோப்பாவில் நல்ல வரவேற்பு இருந்தது. 16, 17ஆம் நூற்றாண்டில் ஐரோப்பாவுக்குச் செல்ல வியாபார வழிப் பாதைகள் திறக்கப்பட்டபின் இவற்றின் ஏற்றுமதியும் அதிகரித்தது.

ஐரோப்பியர்கள் தங்களுடன் சிபிலிஸ் (பிரங்க ரோகம்/ பரங்கியர் நோய்) நோயையும் கொண்டுவந்தனர். 16ஆம் நூற்றாண்டைச் சேர்ந்த பாவப்பிரகாசம் என்ற ஆயுர்வேத நூலில் இது வெளிநாட்டவர் நோய் என்று குறிப்பிடப்பட்டிருக்கிறது. போர்த்துக்கீசியரே இந்நோயைக் கொண்டுவந்தனர். அத்துடன் தங்கள் விசாலமான அறிவையும் நமக்குத் தந்தனர்.

1835க்கு முன் மேல்நாட்டு மருத்துவர்களும் இந்திய வைத்தியர் களும் தத்தம் கருத்துக்களைப் பகிர்ந்து கொண்டனர். அதன் பின்னர் மேனாட்டு வைத்தியம்தான் பயன்படுத்தவேண்டும் என்று சட்டம் வந்தது. இந்திய வைத்தியம் ஆதரவிழந்தது. அனுபவமிக்க வைத்தியர்கள் தங்கள் அறிவைப் பிறருக்கு வழங்க வாய்ப்பில்லாமல் மறைத்துவிடவே, தொடர்ந்து பல வருடங்களில் வளமிக்க அனுபவ அறிவு மறைந்துவிட்டது.

'ஸுச்ருத ஸம்ஹிதை'யில் காணப்படும் ஒரு அறுவை சிகிச்சை முறையே *Pedicle graft* என்று தற்போது அழைக்கப்படும் பிளாஸ்டிக் அறுவை சிகிச்சை தோன்ற அஸ்திவாரமாக

அமைந்தது. உலகம் முழுவதும் இன்று ஸுச்ருதர், பிளாஸ்டிக் அறுவை சிகிச்சையின் தந்தை என்று போற்றப்படுகிறார். 18ஆம் நூற்றாண்டின் இறுதிவரை ஆயுர்வேத வைத்தியர்கள் கண்புரை சிகிச்சை, பித்தப்பை கல் அகற்றுதல் போன்றவற்றை நடத்தி வந்திருக்கிறார்கள்.

இந்திய தேசியம் உணர்வுபெற்ற 2ஆம் நூற்றாண்டின் தொடக்கத்தில், இந்திய கலை மற்றும் விஞ்ஞானம் விழிப்படைந்தன. ஆயுர்வேதம் மெதுவாக மறுமலர்ச்சி பெற்றது. இன்று ஆயுர்வேதம் இந்தியாவின் அங்கீகரிக்கப்பட்ட ஆறு மருத்துவ முறைகளில் ஒன்றாகத் திகழ்கின்றது. அதே சமயம் பல்வேறு மருத்துவ பிரதிநிதிகள், கிராம வைத்தியர்கள், வர்மாணிகள், ஆயாக்கள், மந்திரவாதிகள், ஜோசியர்கள், பூஜாரிகள் மற்றும் பாட்டிமார்கள் போன்றோரையும் சமாளிக்க வேண்டியுள்ளது. தவிர பாம்பாட்டிகள், மஞ்சள்காமாலைக்கு மருந்து கொடுப்பவர்கள், ஆண்மைக் குறைவை அகற்றுபவர்கள் எனப் பல கூட்டங்களையும் சமாளிக்க வேண்டியிருந்தது.

தமிழ்நாட்டில் மருத்துவம்

தமிழ்நாட்டில் தஞ்சாவூரில் குரங்காடுதுறை (தற்போது ஆடுதுறை) என்னும் ஊருக்கு பக்கத்தில் மருத்துவக்குடி என்னும் ஊர் உள்ளது. இங்குள்ள கல்வெட்டுக்கள் மருத்துவர்களுக்கு வைத்தியசிகாமணி என்னும் பட்டம் அளிக்கப்பட்டதை உறுதி செய்கின்றன.

தமிழர் பண்பாட்டு வரலாற்றிலே பல்வேறு கலைகளும் நன்கு வளர்ச்சி பெற்றிருந்த காலப்பகுதி சோழர்காலம் (கி.பி. 9–12ஆம் நூற்றாண்டு) ஆகும். பேரரசு அமைத்துப் பெரும் பொருளாதார வளத்துடன் இருந்த சோழ மன்னர்கள் தம் பெருமையை நிலைநாட்டவும், தமிழர் கலாச்சாரத்தைப் பெருமைப் படுத்தவும் வேண்டிப் பெரிய பெரிய கோயில்களைக் கட்டுவித்தனர்.

சோழர் காலத்தில் வடமொழிக் கல்வி நன்கு வளர்ச்சியடைந்திருந்தது போன்றே மருத்துவக் கலையும் நன்கு சிறப்படைந்திருந்தது. சோழர்காலக் கட்டடங்களும் சிற்பங்களும் இப்போதும் உறுதி பெற்றிருப்பதற்கு மருத்துவ அறிஞர்களின் ஆலோசனைகளும் பெறப்பட்டிருக்க வேண்டும்.

சோழர் காலத்துக் காவியங்களான பெரிய புராணம், கம்பராமாயணம் இரண்டிலும் காணப் படும் மருத்துவ விஷயங்கள் தனித்து ஆராயப்பட வேண்டியவை. இந்த இலக்கியச் செய்திகள்

டாக்டர் எல். மகாதேவன்

மூலமாகவும் மருத்துவக்கலை சோழர் காலத்தில் நன்கு வளர்ச்சி பெற்றிருந்தது என்பதை உணர்ந்து கொள்ளலாம்.

சோழர் காலத்துச் சாசனங்களில் வைத்தியபோகம், வைத்திய பாகம், மருத்துவப்பேறு, வைத்திய விருத்தி என்கிற சொற்கள் சோழமன்னர்கள் மருத்துவர்களுக்கு வழங்கிய நிலக்கொடையைக் குறிப்பிடுகின்றன.

சோழ மன்னர்களில் வீரராசேந்திர சோழனால் கி.பி. 1069இல் பொறிக்கப்பட்ட கோயிற்சாசனம் ஒன்று இம்மன்னன் மருத்துவத்துறைக்கு ஆற்றிய பணிகளை விரிவாகக் கூறுகின்றது. இக்கல்வெட்டு *Epigraphia Indica*, Vol. xxi. No.8 என்ற நூலில் கே.வி. சுப்பிரமணிய ஐயர் என்பவரால் பதிப்பிக்கப்பட்டுள்ளது. இது 'திருமுக்கூடற் கல்வெட்டு' என்ற தலைப்பில் காணப்படுகிறது.

தமிழகத்தில் செங்கல்பட்டு மாவட்டத்தில் திருமுக்கூடலின் கிழக்குப் பக்கமாக 540 சதுர அடிப் பரப்பினையுடையதான ஒரு கல்வெட்டில் இது தமிழில் பொறிக்கப்பட்டுள்ளது. உலகத்திலுள்ள கல்வெட்டுக்களில் இதுவே மிக நீண்டது எனவும் பெருமையுடன் கூறப்படுகிறது. சோழர்காலத்தில் கோவிலுடன் இணைந்து மருத்துவமனைகள் செயற்பட்டதற்கு இணங்க, முக்கூடல் கோயிலில் அமைக்கப்பட்டிருந்த மருத்துவமனை பற்றிய பல்வேறு பட்ட தகவல்களை இக்கல்வெட்டு தருகின்றது.

"காசு எட்டும், சல்லியக்கிரியை பண்ணுவான் ஒருவனுக்கு நாள் ஒன்றிற்கு நெல் குறுணியும், ஆதுலர்க்கு மருந்துகளுக்கும் வேண்டும் மருந்து பறித்தும் விறகிட்டும் பரியாரம் பண்ணுவார் இருவ[illegible]ப் பேரால் நாள் ஒன்றிற்கு நெல்குறுணி ஆக நெல் பதக்கு[illegible]ால் காசொன்றாகக் காசிரண்டும்" என கல்வெட்டில் காணப்[illegible]றது.

ஆதுலூர்சாலை வீரசோழன்

இம்[illegible]துவமனையைக் கட்டிய அரசன் பெயர் வீர இராசேந்தி[illegible]ழன். 'ஆதுலூர்சாலை வீரசோழன்' என்றும் இவர் அழை[illegible]ப்பெற்றார். இம்மருத்துவமனையில், பதினைந்து நோயாளிகள் படுப்பதற்குரிய வசதிகள் செய்யப்பட்டிருந்தன. பாய்களிலே[illegible] நோயாளிகள் படுத்தனர். இக்கோயிலின் ஜனநாத மண்டபத்திலும் ஆதுலூர்சாலையிலும் பயன்படுத்துவதற்காக இரு காசு பெறுமதியுள்ள 75 பாய்கள் வாங்கப்பட்டிருந்தன. இந்த ஆதுலூர்சாலையில் மருத்துவர் இருவர், பரிசாரகர் இருவர்,

மருத்துவப் பெண்கள் இருவர், தண்ணீர் வழங்குவோன் ஒருவன், ஒரு காவலாளி, ஒரு நாவிதன், ஒரு சலவைத் தொழிலாளி என்போர் ஊழியர்களாக நியமிக்கப்பட்டிருந்தனர் என்ற செய்திகளும் அறியப்படுகின்றன.

இந்த ஆதுலூர்சாலைக்கு ஓராண்டுக்குத் தேவையான மருந்துகளும் அவற்றின் அளவுகளும் இச்சாசனத்தில் குறிப்பிடப் படுகின்றன. சில மருந்துப் பெயர்கள் வாசிக்க முடியாதவாறு சிதைந்து காணப்படுகின்றன. சில மருந்துப் பெயர்களும் அதன் அளவுகளும் இங்கே தரப்படுகின்றன. இவை நாற்பது காசு பெறுமதியுடையவையெனக் குறிப்பிடப்பட்டுள்ளது.

மருந்து		அளவு
• வாஸா ஹரீதகி	–	இரு படி
• தசமூல ஹரீதகி	–	இரு படி
• பல்லாதக ஹரீதகி	–	ஒரு படி
• லசுநாதி ஏரண்ட தைலம்	–	தூணி
• உத்தம கன்யாதி தைலம்	–	தூணி
• வில்வாதி கிருதம் (வில்வாதி தைலம்)	–	பதக்கு
• மண்டூரக வடகம் (இரும்புச்சத்துடைய தாதுப்பொருள்)	–	2000

பரிசாரகர்

நோயாளிகளுக்கு உதவி புரிந்து மருந்து கொடுக்கும் பொருட்டு மருந்திடும் பெண்கள் இருவரும் நியமிக்கப்பட்டிருந்தனர். இவர்கள் ஒவ்வொருவருக்கும் தினமும் ஒரு நாழி அரிசியும் அரைக்காசும் சம்பளமாக வழங்கப்பட்டது.

சிற்றூழியர்கள்

மருத்துவமனையிலும் கோயிற்பணியிலும் ஈடுபட்டிருந்த ஊழியர் மற்றும் நோயாளிகளது உடைகளைத் துவைத்து கொடுப்பதற்கென சலவைத் தொழிலாளி ஒருவரும் அங்கு ஊழியம் செய்தார்.

மருத்துவத்தின் போக்கும் நவீன உலகமும்

தாங்கள் தொழில் நடத்த முனைந்த நாளிலிருந்தே ஆயுர்வேத வைத்தியர்கள் தங்களுக்கு உரிய மரியாதை கிடைக்கவேண்டும்

என்று போராடி வந்திருக்கிறார்கள். இது கி.மு. ஆயிரத்திலிருந்தே தொடர்கிறது. ஆயுர்வேதம் என்பது அதர்வ வேதத்தின் உபவேதம். நான்கு வேதங்களும் ரிஷிகளால் இயற்றப்பட்ட மந்திரங்களின் தொகுப்புகளே. அதர்வவேதம் மட்டும் மற்ற மூன்று (ரிக், யஜூர், சாமம்) வேதங்களிலிருந்தும் மாறுபடுகிறது. இது பலவித மந்திர உபாயங்களைக் கூறுகிறது. இந்த மந்திரங்கள் இருவகைப்படும். முதலாவது நல்ல மந்திரங்கள், நோய்களைக் குணப்படுத்தி, வாழ்வில் மகிழ்ச்சியையும் செல்வத்தையும் அளிக்கக் கூடியவை. இரண்டாவது அழிவு சக்தி வாய்ந்த பில்லி, சூன்யம் போன்றவை. இவற்றில் பெரும்பகுதியும் ஆரியர்கள் இங்கு வந்தபோது சிந்து நதிப் பள்ளத்தாக்கில் வசித்த பூர்வீகக் குடிகளிடமிருந்து கிடைத்தவை என்று சில ஆராய்ச்சியாளர்கள் கருதுகின்றனர்.

மற்ற வேதங்களிலும் சிகிச்சை பற்றிய குறிப்புகள் இடம் பெற்றுள்ளன. உடல் உறுப்புகளுக்குச் சேதம் விளைவிக்கும் நோய்களுக்கான யந்திரங்களை ரிக் வேதத்தில் காணலாம். மூலிகைகளைப் புகழ்ந்து கூறும் பாடல், அவற்றின் சக்தியைப் பெருக்கச் செய்யும் கவிதை, வைத்தியனும் ஒரு போர்வீரனே போன்ற குறிப்புகளை அதில் காணலாம். யஜூர் வேதம் ருத்திரனை மிகச்சிறந்த வைத்தியர் எனப் புகழ்கிறது. யஜூர் வேதத்தின் ருத்ர அத்யாயம் வேதக் கவிதைகளில் மிகப் புகழ் பெற்றது. பல்வேறு மருத்துவமுறைகள் பற்றிய விவரங்களையும் யஜூர் வேதம் தெரிவிக்கிறது.

அங்குமிங்குமாக அலைந்து திரிந்த ஆரியர்கள் இந்தியாவில் குடி வசிக்கத் தொடங்கினர். ராஜ்யங்கள் அமைக்கப்பட்டன. சமு அமைப்பு மாறத் தொடங்கி ஜாதிகளாகப் பிரிவு பெற்றது. ரிக் தில் பழமையான பகுதிகளில் ஜாதிகளைப் பற்றிய குறிப் துவும் இல்லை. ஒரு சுதந்திரமான உணர்வும் பரந்த பார் இருந்தன. ரிக்வேதத்தின் பிந்தையப் பகுதிகளில் அந்த குறுகி சமுதாய அமைப்பு நான்கு அடுக்குகளாக மாறி

மருத்துவ நூலும் பாரம்பரியமும்

யத்தை ஒரு தொழிலாக மேற்கொள்ளக் கூடாது என்று திசைகளிலிருந்தும் எதிர்ப்புகள் கிளம்பியபோதும் ஆயுர்வேதம் ஒரு தொழில்முறையாக நிலைத்து விட்டது. மன்னர்கள், பிரதானிகள் போன்றோரின் நோய்களைக் குணப் படுத்துவதற்காக, வைத்தியர்கள் பலரும் பல்வேறு நூற்களை எழுதினர். புகழ்பெறத் தொடங்கியதும் செல்வமும் வரத்

தொடங்கிற்று. வாழ்வில் நல்ல பெயர் பெற்று சிறப்படைய வேண்டும் என்ற எண்ணம் வைத்தியர்களுக்கு ஏற்பட்டது. ஏன் பெண் வைத்தியர்களைப் பற்றிய குறிப்பே இல்லை? காரணம் தெரியவில்லை. ஆனால் வேதங்களில் பெண் முனிவர்கள் பற்றிய குறிப்பு இருக்கிறது.

நிறைய மாற்றங்கள் ஆயுர்வேதத்தை நவீனப் படுத்தியிருந்தாலும் அதன் பழைய நூற்கள்தான் நமக்கு இப்போதும் வழிகாட்டுகின்றன. எது ஆயுர்வேதம், எது ஆயுர்வேதம் அல்ல என்று சுட்டிக்காட்டு கின்றன. மாதவர் நோயைக் கண்டறிவதில் நிபுணர் என ஒரு பாடல் குறிப்பிடுகிறது. வாக்படர் சூத்திரங்களில் விற்பன்னர். ஸுச்ருதர் உடல் கூற்றை நன்கு அறிந்தவர். உள்ளுக்கு மருந்து கொடுப்பதில் சரகருக்கு இணை யாருமில்லை.

வாக்படரின் அஷ்டாங்க ஹிருதயம் என்ற நூல் இன்றைய ஆயுர்வேத மருத்துவர்களிடையே பிரபலமாக உள்ளது. முந்தைய நூற்களின் முக்கிய பகுதிகள் இதில் சுருக்கமாக தரப்பட்டுள்ளன.

வைத்தியர் பயிற்சி

போலி வைத்தியர்களால் ஏற்படும் விளைவுகள் பற்றி ஒரு அத்தியாயமே எழுதியிருக்கிறார் சரகர் (சரக ஸம்ஹிதை ஸூத்திர ஸ்தானம் 11ஆம் அத்தியாயம் – திஸ்ரைஸ்யனீயம்). போலி வைத்தியர்களுக்கு சத்ம சர வைத்தியர்கள் என்று பெயர். உண்மையான வைத்தியர்களுக்கு பிராணபிசாரன், ஸித்த ஸாதிதன் என்று பெயர். அதிகாரபூர்வ வைத்தியர் குழுவினால் அங்கீகரிக்கப்பட்ட வைத்தியர்கள் மட்டும் மருத்துவம் செய்ய அனுமதிக்கப்பட வேண்டும் என்று அதில் வற்புறுத்துகிறார். பொதுவாக மக்கள் தங்கள் உடல் நலத்தைத் தாங்களே கவனித்துக்கொள்வார்கள். ஆனால் அவர்கள் சக்தியையும் மீறி உடல் நிலைகுலையும்போது நோயாளிகள் அரைகுறை வைத்தியர்களின் பேச்சுக்களில் மயங்கிவிடக்கூடாது. அவர்கள் தங்கள் திறமைகளைப் பற்றி வானளாவப் பேசுவார்கள், ஏதோ எதிர்பாராதவிதமாக ஒரு நோயாளியைக் குணப்படுத்திவிட்டால் அதே மருந்தைத்தான் அனைத்து நோயாளிகளுக்கும் கொடுப்பார் என்றும் சரகர் கூறுகிறார். தங்கள் வெற்றியைப் பற்றி பறை சாற்றிக் கொள்ளும்போது தோல்விகளைக் கவனமாக மறைத்து விடுவர். மூவாயிரம் ஆண்டுகளுக்கு முன்பும் போலி வைத்தியர்கள் இருக்கத்தான் செய்தார்கள் – இன்று போலவே.

காலங்காலமாக வேதத்தைக் கற்கும் முறையிலேயே ஆயுர்வேத மும் கற்கப்பட்டது. சூத்திரங்களை மனப்பாடம் செய்து கொண்டு

அதன் உரையைப் படித்துப் புரிந்துகொள்வது. அத்துடன் குரு கற்பிக்கும் விளக்கங்களையும், நடைமுறை வாழ்க்கைக்கான முறைகளையும் கேட்டறிந்து கொள்வது. ஆயுர்வேதத்தைப் பொறுத்த அளவில் வேதமுறைக் கல்வியே சிறந்தது. ஏனெனில் மருத்துவ அறிவு மிகவும் விசாலமானது. மக்களின் அறியும் திறன் குறுகியது. ஒரு வைத்தியர் நோயாளியைப் பரிசோதிக்கும்போது அந்த நோய் குறித்த சூத்திரத்தையும், அதற்கான சிகிச்சையையும் நினைவுபடுத்திக் கொள்கிறார். அந்த நினைவு அவர் கற்ற அனைத்தையும் பயன்படுத்திக்கொள்ள உதவுகிறது. அறிவை அட்டவணைப்படுத்தி வைத்துக்கொள்வதற்கு மிகவும் உசிதமான பயனுள்ள வழி இது.

நவீன உலகம்

இந்திய மக்கள் தெரிந்தோ தெரியாமலோ தினசரி பேசும் போது ஆயுர்வேதச் சொற்களைப் பயன்படுத்துகின்றனர். நாட்டின் உட்பகுதியில் ஒரு மூலையில் வாழும் படிக்காதவன் கூட தயிர் சாப்பிட்டால் நெஞ்சில் கபம் கட்டும் என்கிறான். நிறையபேர் தினசரி வேர்களையும் பச்சிலைகளையும் பயன்படுத்துகிறார்கள். வெட்டிவேர் உடலின் ‘சூட்டை’த் தணிக்கும் என்றும், கோடை காலத்தில் சற்று இதம் அளிக்கும் என்றும் கூறுகிறார்கள். இந்தியர்களைப் பொறுத்தமட்டில் ஆயுர்வேதம் அவர்களின் இரத்தத்தில் ஊறிக் கிடக்கிறது. பல நூற்றாண்டுகளாக அவர்கள் வாழ்வில் அது இணைந்துவிட்டது.

இந்தியாவில் மருந்துகள் ஒருபொழுதும் வைத்தியர்களின் உரிமையாக இருந்ததில்லை. எனினும் அவர்கள் பலமுறை அந்த உரிமையைக் கோரி வந்திருக்கின்றனர். இன்றைக்கும் நிறைய பேர் மருத்துவத் துறையில் இல்லாமலேயே மருந்துகள் பற்றியும் சிகிச்சைகள் பற்றியும் தெரிந்திருக்கிறார்கள். நோயைக் கண்டறிந்து நூற்றுக்கணக்கான ஏழைமக்களுக்கு சிகிச்சை அளித்து வருகிறார்கள். உதாரணமாக, சாத்தான்குளத்தில் பழங்கள் விற்கும் ஒருவர் ஒரு நோயாளியின் சிறுநீரைப் பார்த்தவுடனேயே என்ன நோய் என்று சொல்லிவிடுகிறார். இன்னொருவர் குடல் வியாதிக்கென்று ஒரு கஷாயம் தயாரித்து அதை தேவைப்படுவோருக்கு இலவசமாகக் கொடுத்து வருகிறார்.

ஆயுர்வேதம் இன்றும் உயிரோடு இருக்கிறது. அது மக்களின் உயிரோடு இணைந்தது. இது குருவிடமிருந்து சிஷ்யனுக்குச் செல்கிறது. ஆயுர்வேதத்தின் வருங்கால நிலைக்கும், ஆயுர்வேத

வைத்தியர்களின் நிலைக்கும் வேறுபாடு உண்டு. வைத்தியர்கள் வருவார்கள், போவார்கள். ஆனால் ஆயுர்வேதம் மற்றும் சித்த மருத்துவம் நிரந்தரமானது. இந்த உலகளாவிய மருத்துவ முறைகள், உலகம் அழியும்வரை நிலைபெற்றிருக்கும். அதன் பலவித வடிவங்கள் தோன்றி மறையலாம். ஆனால் அதன் பாரம்பரியத் தன்மை மாறாது. சில மருத்துவர்கள் அதை பயிற்சி செய்ய விரும்புவதில்லை. சில நோயாளிகளும் அந்த சிகிச்சையை விரும்புவதில்லை. ஆனால் மக்கள் மனதில் ஆயுர்வேதம் அவர்கள் அறியாமலேயே இடம் பெற்றுவிட்டது. அதன் பாரம்பரியம் அறிவுபூர்வமாகத் தோன்றும்போது அது தழைத்து வளர்கிறது. சித்தமோ ஆயுர்வேதமோ, எவரையும் எதையும் நம்பி நிலைத்திருப்பதில்லை.

டாக்டர் எல். மகாதேவன்

பஞ்சபூதமும் திரிதோஷமும்

1. வாயு மஹா பூதமும், ஆகாச மஹா பூதமும் வாதம் எனும் தோஷத்தின் மூலம் தம்மை வெளிப்படுத்திக் கொள்கின்றன.
2. நெருப்புத் தத்துவம், பித்தம் எனும் தோஷம் மூலம் தன்னை வெளிப்படுத்திக் கொள்கிறது.
3. நிலம் மற்றும் நீர் எனும் தத்துவங்கள், கபம் எனும் தோஷம் மூலம் தம்மை வெளிப்படுத்திக் கொள்கின்றன.

நம் அனைவரின் உடம்பிலும் இந்த மூன்று தோஷங்கள் காணப்படும். விந்துவும் சினைமுட்டை யு[illegible]ருகின்ற சமயத்திலேயே தோஷத்தின் அளவு உ[illegible] நிச்சயிக்கப்பட்டுவிடும். ஒவ்வொரு தோஷத் தி[illegible]ற்றாற்போல் நமது உடல் அமைப்பு, உயரம், எ[illegible]நிறம், கண்ணின் அமைப்பு போன்றவை ம[illegible]ம். நமது மனோகுணங்கள், செயல்பாடுகள், ந[illegible]த்தகைய மனிதர்கள் என்பதை இந்த [illegible]ங்கள் நிர்ணயிக்கும். நாம் எதிர்கொள்ளும் வி[illegible]னவுகள், எண்ண அலைகளின் ஓட்டங்கள், ப[illegible]த்தும் புற சூழலை நாம் சந்திக்கும் விதம், ந[illegible]ந்தனை, நமது பலம், நமது பலவீனம், நமது ப[illegible]ைசை போன்றவை திரிதோஷங்களையே சா[illegible]து இருக்கின்றன.

ஒரு *cell* என்று எடுத்துக்கொண்டால் அதில் *nucleus* வாதமாகவும், *mitochondria* பித்தமாகவும், *protoplasam* கபமாகவும் உள்ளது. *Neuropeptides*

என்று எடுத்துக்கொண்டால் *Acetyl choline, Dopamine* போன்றவை வாதமாகவும், *Serotonin* பித்தமாகவும், GABA, *Histamine* கபமாகவும் உள்ளன. நம்முடைய புத்தி, எண்ணம், கற்பனை சக்தி, செயலாற்றும் திறன், உழைக்கும் திறன், ஆகியன இந்தத் தோஷ அமைப்பையே சார்ந்து இருக்கின்றன. நோய் வரும் விதம், உணவு செரிமானமாகும் விதம், உணவில் விருப்பம், தட்ப வெப்ப நிலையில் விருப்பு வெறுப்பு, சூழ்நிலையில் விருப்பு வெறுப்பு போன்றவை இந்தத் திரிதோஷங்களையே சார்ந்து இருக்கின்றன. இவையெல்லாம் இயற்கையினால் நிர்ணயிக்கப்பட்டு உருவாக்கப்பட்டு நம் உடல் மூலம் வெளிப்படுத்தப்படுகின்றன. இந்த தோஷங்கள் அறுசுவையினால் ஏற்றத்தாழ்வு அடைகின்றன. வாத பித்த கப தோஷங்களின் நிலையை உணரும்பொழுது பல நோய்களை நம்மால் தடுக்க இயலும்.

தோஷங்களின் குணங்கள் மற்றும் இருப்பிடங்கள்

தோஷம்	குணங்கள்	இடம்
வாதம்	ரூக்ஷம் (வறட்சியானது) லகு (கனமற்றது) சீதம் (குளிர்ந்தது) கரம் (கரகரப்பானது) சூக்ஷமம் (நுண்ணியது) சலம் (அசையும் தன்மையுடையது)	பெருங்குடல் இடுப்புப் பகுதி தொடைகள் பாதம் எலும்புகள் காதுகள் தோல் மூளை மூத்திரப் பை நுரையீரல் இருதயம் சிறுநீரகங்கள்
பித்தம்	ஸஸ்நேகம் (சற்றே எண்ணெய்ப் பசை உடையது) தீக்ஷ்ணம் (கூர்மையானது) உஷ்ணம் (உஷ்ணமானது) லகு (கனமற்றது)	சிறுகுடல் இரைப்பை இரத்தம் கல்லீரல் மண்ணீரல்

	விஸ்ரம் (துர்நாற்றம் உடையது)	வியர்வை
	ஸரம் (நகரும் தன்மையுடையது)	கண்கள்
	திரவம் (திரவத் தன்மையுடையது)	தோல்
கபம்	ஸ்நிக்தம் (எண்ணெய்ப் பசையுடையது)	மார்புப் பகுதிகள்
	சீதம் (குளிர்ந்தது)	தொண்டை
	குரு (பாரமானது, கனமானது)	தலை
	மந்தம் (மந்தமானது)	நுரையீரலின்
	ஸ்லக்ஷ்ணம் (மிருதுவானது)	புறச் சவ்வு
	மிருத்ஸ்னம் (வழுவழுப்பானது)	ரஸதாது
	ஸ்திரம் (நிலையானது)	தசைகள்
		கொழுப்பு
		எலும்பு மஜ்ஜை
		உயிரணுக்கள்
		மூட்டுகள்
		மூக்கு
		நாக்கு
		இரைப்பையின் மேல்பகுதி
		உமிழ்நீர்ச் சுரப்பிகள்
		கணையம்

...கள் உடல் மனத் தன்மையை நிர்ணயித்து இய... ன என்று நாம் பார்த்தோம். வாதம், பித்தம், கபம் ... றவை ஒவ்வொரு அணுக்களிலும், திசுக்களிலும், உறுப்... ம் காணப்படுகின்றன (சரக ஸம்ஹிதை விமான ஸ்தா... இவை சமநிலையில் இருக்கும்பொழுது ஆரோக்கியம் நிலை... கிறது. சமநிலையில் இருந்து மாறும்போது நோய் உருவ...து. ஒவ்வொரு மனிதனுக்கும் இடையே ஏற்படும் குணாதிசயங்கள் இந்த தோஷங்களினால் நிர்ணயிக்கப்படுகின்றன. ஒவ்வொரு செயல்திட்டமும் இந்த தோஷங்களின் தாக்கத்திற்கு உட்படுத்தப்படுகிறது. உலகின் படைத்தல் (சிருஷ்டி), காத்தல் (ஸ்திதி),

அழித்தல் (பிரளயம்) இந்த மூன்றும் வாத பித்த கபங்களினாலேயே நிர்ணயிக்கப்படுகின்றன (அஷ்டாங்க ஸங்க்ரஹம் வஸ்தி சிகிச்சை-ஸூத்ர ஸ்தானம்). நமது உணர்வையும் எண்ணங்களையும் வாத பித்த கபங்கள் கட்டுப்படுத்துக்கின்றன. இவை சமநிலையில் இருக்கும்பொழுது புரிந்துகொள்ளுதல், கருணை, அன்பு போன்றவை ஒரு மனிதனால் வெளிப்படுத்தப்படுகின்றன. அகப்புற அழுத்தத்தால் திரிதோஷங்கள் தன்னிலை இழக்கும்போது மனிதனின் குணாதிசயங்கள் மாறுபட்டுக் காணப்படுகின்றன.

வாதம் என்பதை வாயு தத்துவமாக ஆயுர்வேதம் குறிப்பிடுகிறது. அக்னி தத்துவமாக பித்தம் கூறப்பட்டுள்ளது. இது உணவைச் செரிப்பதற்கும் பரிணாம வளர்ச்சிக்கும் ஏதுவாகிறது. கபமானது நீர் அம்சத்தினால் ஏற்படுத்தப்பட்டுள்ளது. இது உடம்பின் எண்ணெய்ப் பசைக்கும் உருவ அமைப்பிற்கும் காரணமாகிறது. மூன்று தோஷங்களினால் நமது உடல் மன அமைப்பு ஏற்படுத்தப்பட்டு இருந்தாலும், முதன்மையாக ஒரு தோஷமும் அதை சார்ந்து (அனுபந்தமாக) மற்ற தோஷங்களும் காணப்படுகின்றன.

ஒவ்வொரு மனிதனுக்கும் ஒவ்வொரு விதமான சக்தி கொடுக்கப்பட்டுள்ளது. ஒரு மனிதன் மனதால், உடலால், உணர்வினால் தன்னை வெளிப்படுத்திக் கொள்கிறான். இந்தக் கூட்டமைப்பிற்கு பிரக்ருதி (உடல் மன அமைப்பு) என்று பெயர். ஆரோக்கியம் என்பது பிரக்ருதியே. முன்பு ஆரோக்கியமே உலகம் முழுவதும் இருந்தது. நோய் அபூர்வமாக இருந்தது. இன்று நிலை மாறிவிட்டது. நமது உடலின் அகச் சூழல், புறச்சூழலுக்கேற்ப தன்னை மாறுபடுத்திக் கொள்கிறது. அக புறச் சூழலுக்கு ஒரு ஒற்றுமை ஏற்படும்போது ஆரோக்கியம் நிலை பெறுகிறது. பிரக்ருதி என்பதை ஆங்கிலத்தில் order என்றும் விக்ருதி என்பதை disorder என்றும் குறிப்பிடலாம். இதையே ஆரோக்கியம் என்றும், நோய் என்றும் நாம் குறிப்பிடுகிறோம். ஒரு பகுத்தறிவு பெற்ற மனிதனால் இவற்றை நன்றாக உணர்ந்து வருமுன் காப்போம் எனும் செயல்திட்டத்தைச் செயல்படுத்தி நோயற்ற வாழ்வு வாழ முடியும். மேலும், நோயுற்ற ஒருவருக்கு சிகிச்சை திட்டத்தைத் திறம்பட உருவாக்கி நோயிலிருந்து விடுதலை அளிக்கவும் முடியும்.

வாத தோஷம்

இதை வாயு என்றும் அனிலம் என்றும் அழைப்பார்கள். இது அசையும் தன்மை உடையது. அசைய வைக்கும் தன்மை உடையது. இதைக் காற்று என்று மொழிபெயர்ப்பவர்களும் உண்டு. ஒரு பொருளை அசையவைக்கும் ஆற்றலுக்கு வாதம்

என்று பெயர். இது காற்றினால் உருவாக்கப்பட்டிருந்தாலும் புறச் சூழலில் காணும் காற்று என்று குறிப்பிட முடியாது. இது கண்ணுக்குப் புலப்படாத ஒரு நுண்ணிய சக்தியாகும். நமது சரீரத்தின் வேதியியல் செயற்பாடுகளை நிர்ணயம் செய்வது போன்றவை இதன் செயல்களாகும். இது உடலையும் ஆத்மாவையும் இணைப்பது, உயிரை நிலை நிறுத்துவது. எனவே இதனைப் பிராணன் என்று அழைக்கிறோம். வாதத்தின் பண்பட்ட வடிவமே பிராணன் எனப்படும். இது உயிர் சக்தியாகும். மெய் ஞானத்தின் சக்தியாகும். ஒரு திசு மற்றொரு திசுவுடன் தொடர்பு கொள்வதற்குப் பிராணன் காரணமாகிறது. அசையவைக்கும் சக்தியாக இருப்பதால் இது உடலில் எல்லா செயல்களுக்கும் காரணமாகிறது.

லொக்கோமோஷன் *(Locomotion)* எனும் அசைவு, மன ஓட்டங்களை நிர்ணயிக்கின்றது. நாம் உள் இழுத்து வெளி விடும் மூச்சு, இமைகளை மூடுதல், இதயத்துடிப்பு, எண்ணங்களின் ஓட்டம், சிந்தனை, சாப்பிடுதல், தண்ணீர் குடித்தல், மலங்களை வெளியேற்றுதல் போன்றவைகளையும் நிர்ணயம் செய்கிறது. நரம்பு மண்டலத்தில் உருவாகின்ற பல மின்சார அதிர்வுகளை நிர்ணயித்துச் செயல்பட வைக்கிறது.

இந்த வாதமானது சமநிலையில் இருக்கும்பொழுது, பல புதிய செயல்கள் உருவாகின்றன. மனிதன் உற்சாகமாக இருக்கிறான். இலகுவாக இருக்கிறான். மகிழ்ச்சியுடன் காணப்படுகிறான். இந்த வாதமானது குண கர்மங்களினால் தன்னிலையில் இருந்து மாறுபடும்பொழுது பயத்தினாலும் பதட்டத்தினாலும் சோகத்தினாலும் நடுக்கத்தினாலும் சதை பிடித்தத்தினாலும் அவதி[illegible]றான். வாதமானது வறட்சி, இலகுத்தன்மை, குளிர்ச்சி, நுண்[illegible]ளிவு, அசையும் தன்மை போன்ற குணங்களைக் கொண்[illegible]தாகப் பார்த்தோம்.

வாதத்[illegible]யல்பாடுகள்

1. **[illegible]லச் செயல்பாடுகள்**

- [illegible]னேந்திரியம் (கண், காது போன்ற ஐம்புலன்கள்) [illegible]றும் கர்மேந்திரியங்களின் (கைகள், கால்கள் [illegible]ன்றவை) இயக்கம்.
- மன இயக்கம்
- எண்ணங்களின் ஓட்டம்
- நரம்புத் துடிப்பு, தெளிவு

- மகிழ்ச்சி
- கற்பனைச் சக்தி

2. உடல் நிலைச் செயல்பாடுகள்

- மூச்சு மண்டல இயக்கம்
- இருதயச் செயல்பாடு
- இரத்த ஓட்டம்
- உணவுச் செரிமானம்
- சுரப்பிகளின் செயல்பாடு
- உணவைக் கிரகித்துக் கொள்ளுதல்
- மல, மூத்திர வெளியேற்றம்
- மாதவிடாய் வெளியேற்றம்
- காமத்தில் உச்சக் கட்டத்தை அடைதல்
- கேட்கும் திறன்
- தொடு உணர்வு

வாதத்தின் குண விவரணம்

1. **ரூக்ஷம்** எனும் வறட்சி – வறண்ட தோல், வறட்சியான அல்லது வறண்ட, நீர் அம்சம் இல்லாத நாக்கு, உலர்ந்த முடி மற்றும் உதடு, மலச்சிக்கல் மற்றும் கரகரப்பான குரல்
2. **லகு** எனும் கனமற்ற தன்மை – சாப்பிட்டாலும் உடல் பருக்காத தன்மை, கனமில்லாத எலும்புகள், வலுவற்ற தசைகள், மென்மையான உடல்வாகு மற்றும் ஆழ்ந்த தூக்கமின்மை (மேலோட்டமான தூக்கம்)
3. **சீதம்** என்னும் குளிர்ச்சி – இரத்த ஓட்டத் தடை, குளிர்ந்த கை கால்கள், தளர்ந்த தசைகள் மற்றும் குளிர்ச்சியின் மேல் வெறுப்பு
4. **கரம்** எனும் கரகரப்பு – மூட்டுகளில் சத்தம், கரகரப்பான தோல், வக்ரமான பற்கள் மற்றும் வறண்ட கைகால்கள்
5. **சூக்ஷ்மம்** எனும் நுண்ணிய தன்மை – மனப் பதற்றம், பயம், பாதுகாப்பின்மை, நடுக்கம், தசைத் துடிப்பு
6. **சலம்** எனும் அசையும் தன்மை – ஒரு இடத்தில் அமைதியாக அமர இயலாமை, எண்ணங்களின் ஓட்டம்,

நடந்து கொண்டிருப்பதில் விருப்பம், அமர்ந்திருப்பதில் வெறுப்பு, மூட்டுகளின் அபரிமிதமான அசைவு, ஒரு நேரத்தில் பல செயல்களைச் செய்து ஒன்றையும் பூரணமாக செய்து முடிக்க இயலாத தன்மை, பயணம் செய்ய விருப்பம், மனதை ஒருமுகப்படுத்த முடியாமல் தவிக்கின்ற நிலை, மன எண்ணங்களின் ஏற்றத்தாழ்வு, மகிழ்ச்சியும் இன்பமும் துன்பமும் மாறி மாறி வந்து துன்புறுத்துதல், விஷயங்களைக் குறுகிய நேரத்தில் படித்தல், உடனேயே மறத்தல், கற்பனையில் மிதத்தல், சாப்பிடும்போது விக்கல் ஏற்படுதல்.

சமநிலை மற்றும் மாறுபட்ட நிலையில் வாதத்தின் பிரதிபலிப்பு

பிராக்ருத வாயு (சமநிலை)	**வைகிருத வாயு (மாறுபட்ட நிலை)**
சீரான உடல் இயக்கம்	மாறுபட்ட உடல் இயக்கம், எல்லாவற்றிலும் ஓர் ஒழுங்கின்மை (அ) மாறுபாடு, சீரற்ற உடல் இயக்கம்
அன்றாடச் செயல்பாடுகளில் நிலையான தன்மை	சாப்பிடுவதில் மாறுபாடு, செரித்தலில் மாறுபாடு, மலம் கழித்தலில் மாறுபாடு
சீரான உணவுமுறை மற்றும் செரிக்கும் தன்மை	வாயு, வயிறு உப்புசம், மலச்சிக்கல், வாயுத்தொல்லை
ஜீர[illegible] சுரப்பிகளின் சீரா[illegible]யல்பாடு	ஜீரணச் சுரப்பிகளின் குறைவான, மாறுபட்ட அல்லது தாறுமாறான செயல்பாடு
தெ[illegible] மனநிலை, மற்று[illegible]களின் செய[illegible]	மனக்குழப்பம், மனப்பதற்றம், ஞாபக மறதி, புலன் மயக்கம், புலன்களுக்கும் மற்றும் பொருள்களுக்கும் இடையே ஏற்படும் தவறான தொடர்பு
சக்திய[illegible] நிலை	சக்தியை இழத்த, சிந்தனை, சோர்வு மற்றும் கவலை நிலை, குளிர்ச்சியைத் தாங்க இயலாமை, வாழ்க்கையில் வெறுப்பு

இயல்பான சுவாசம்	மூச்சு விடுவதில் சிரமம், வறட்டு இருமல், சுவாசம் விடுகிறோம் என்ற எண்ணம், விக்கல் போன்றவை
சீரான உறக்கம்	மாறுபட்ட உறக்கம், குறைவான உறக்கம், உறங்கி எழுந்தாலும் அசதி, கனவுகள்
ஆரோக்கியமாக வாழ வேண்டும் என்ற எண்ணம், பொது வாழ்வில் ஈடுபாடு	வாழ்க்கையில் வெறுப்பு, மகிழ்ச்சியின்மை, சோகம்

பித்த தோஷம்

பித்தம் என்பது அக்னியைக் குறிக்கும் சொல்லாகும். தப் சந்தாபே பித்தம் என்றும் கூறுவதுண்டு. உஷ்ண சக்தியே பித்தமாகும். எது செரிக்கச் செய்கிறதோ அது பித்தம் எனப்படும். பித்தத்தை நெருப்புடன் ஒப்பிட்டாலும், இது வெளியில் காணப்படும் நெருப்பு அல்ல. நெருப்பின் குணாதிசயங்களைக் கொண்ட ஒரு வஸ்து என்று குறிப்பிடலாம். உஷ்ண சக்தி என்று குறிப்பிடுவதில் தவறில்லை. உணவைச் சீரணித்தல், சீரணித்த உணவின் சாராம்சத்தைக் கிரகித்துக் கொள்ளுதல், உடலின் உஷ்ணத்தை நிலை நிறுத்துதல் போன்றவை பித்தத்தின் செயல்கள்.

நவீன மருத்துவத்தில் கூறப்படும் என்சைம்ஸ் (enzymes), அமினோ அமிலம் (amino acid) போன்றவை பித்தத்தின் செயல்பாட்டிற்கு உட்பட்டு வருபவையே. பசி, ஆரோக்கியம் போன்றவையும் பித்தத்தைச் சார்ந்தவையே. பித்தமானது நாம் சாப்பிடும் உணவை மட்டும் செரிப்பதில்லை. புறச் சூழலிலிருந்து நமக்குக் கிடைக்கும் ஒவ்வொரு தகவல் தொடர்பையும் உட்கொணர்ந்து எண்ணங்களாக மாற்றி நினைவலைகளில் சேர்த்து வைக்கிறது. இரத்தத்திற்கு நிறத்தைக் கொடுக்கிறது. தோலுக்கு நிறத்தைக் கொடுக்கிறது. தெளிவான பார்வையை அளிக்கிறது. சமநிலையில் இருக்கும்பொழுது புத்தியை மேம்படுத்துகிறது. புரிந்து கொள்ளும் ஆற்றலை வளர்க்கிறது. சமநிலையிலிருந்து மாறுபட்டு இருக்கும்போது கோபம், எரிச்சல், உணர்ச்சி, வெறி, பொறாமை, குற்றம் சொல்லும் தன்மை போன்றவற்றை ஏற்படுத்துகிறது.

பித்தம், உஷ்ணம், லகு, தீக்ஷணம், எண்ணெய்ப் பசை, திரவம், கடுப்பு எனும் குணம் போன்றவற்றைக் கொண்டது.

பித்தத்தின் செயல்பாடுகள்

1. மனநிலைச் செயல்பாடுகள்

- புத்தி, புரிந்துகொள்ளும் ஆற்றல்
- அறிவு
- தைரியம்
- குறிக்கோள் மற்றும் இலட்சியம் உள்ள வாழ்க்கை போன்றவை

2. உடல் நிலைச் செயல்பாடுகள்

- உடல் உஷ்ணத்தை நிலை நிறுத்துதல்
- ஜீரணமண்டலத்தின் சீரான இயக்கம்
- செமித்தல்
- கிரஹித்தல்
- பசி
- தண்ணீர்த் தாகம்
- உடலின் வர்ணம்
- பார்வைத் திறன் போன்றவை

சமநிலை மற்றும் மாறுபட்ட நிலையில் பித்தத்தின் பிரதிபலிப்பு

பிராக்ருத வாயு (சமநிலை)	*வைகிருத வாயு (மாறுபட்ட நிலை)*
சரியான ஒழுங்கான சீர[illegible] சீரான செரிமானம்	சரியாக ஜீரணமாகாத தன்மை, வயிறு எரிச்சல், குறுகிய நேரத்தில் செரித்தல்
ஜீர[illegible] உணவு நன்றாக கிர[illegible]டுதல்	கிரகித்துக் கொள்வதில் சிரமம். வயிற்றுப் போக்கு, மூலம், வயிற்று எரிச்சல், குடல் புண் போன்றவை
நல்[illegible]	தோலின் நிறம் மங்குதல், அல்லது பழுப்பு நிறம் அடைதல்
சீரா[illegible]ல் உஷ்ணம்	உடல் உஷ்ணத்தில் ஏற்றத்தாழ்வு அல்லது வியர்வையில் மாறுபாடு
ஆரோக்கியமான கூந்தல்	இளம் வயதிலேயே நரைத்தல், வழுக்கை விழுதல், முடி உதிர்தல்

ஆன்மீகத் தன்மை, சந்தோஷமான, மகிழ்ச்சியான, தைரியமுள்ள, குற்ற உணர்வற்ற, கற்பனைகள் நிறைந்த அறிவுபூர்வமான வாழ்க்கை	மனப் பதற்றம், கோபம், நிலையற்ற தன்மை, சந்தேக உணர்வு, மகிழ்ச்சியின்மை, உணர்ச்சி, எரிச்சல் நிறைந்த வாழ்க்கை

பித்தத்தின் குண விவரணம்

- ***ஸஸ்நேஹம்*** – தோலில் சற்றே எண்ணெய்ப் பசை, வழுவழுப் பான முடி, எண்ணெய் பசையுடன் கூடிய மலம்
- **தீக்ஷ்ணம் + உஷ்ணம்** – தீவிரப் பசி, உணவை நன்றாக செமிக்கும் தன்மை, உடல் எப்பொழுதும் சூடாக இருத்தல், மென்மையான உடல், பழுப்பு, சிவப்பு, மஞ்சள் நிறம் வாய்ந்த நிறம், இளநரை, முடி உதிர்தல், தீக்ஷ்ணமான பற்கள், கூர்மையான மூக்கு, பலமான நாடி, ஒளி வீசும் கண்கள், நல்ல நிறம், நல்ல நினைவாற்றல், விஷயங்களைப் புரிந்துகொள்ளும் ஆற்றல், நல்ல புத்தி, திடீர் எனக் கோபம் ஏற்படும் தன்மை, மஞ்சள் நிறம் பெற்ற மலம், ஒளி மயமான கண்கள், சூரிய ஒளியைத் தாங்க இயலாமை.
- **லகு** – அடர்த்தியில்லாத முடி, எண்ணெய்ப் பசை உடைய தோல், அதிக ஒல்லியோ குண்டோ இல்லாத உடல் வாகு
- **விஸ்ரம்** – அதிகமான வியர்வை ஏற்படுவதால் உடலில் ஏற்படும் துர்நாற்றம்.
- **ஸரம்** – பரவும் தன்மை, அசையும் தன்மை, பழுப்பு, ஒவ்வாமை ஏற்பட்டால் உடலில் வேகமாகப் பரவும் தன்மை,
- **திரவம்** – மென்மையான இறுக்கமில்லாத தசைகள், அதிகமான நீர், அதிகமான வியர்வை, தண்ணீர்த் தாகம், மலம் இளகி நீர் அம்சத்துடன் போகும் தன்மை,
- **கடுரஸம்**, குடல் எரிச்சல், அதிகமாக கோபப்படும் தன்மை, போன்றவை பித்தத்தில் காணப்படும்.

பித்தம் சாதாரண நிலையில் கடு ரஸம் என்னும் கார்ப்பு சுவையுடையதாக இருக்கும். பித்தத்துடன் ஆமம் (நச்சு) சேருகின்ற பொழுது பித்தம் அம்ல பித்தமாக மாறும். அம்லம் என்ற புளிப்புச் சுவை கபானுபந்த பித்தத்தையே குறிக்கும். இது கபத்தினால் உண்டாகின்ற அம்லத்தன்மையை பித்தம் அடைகிறது என்று பொருள்கொள்ள வேண்டும்

பஞ்சப் பித்தங்கள்

பித்தத்தின் பொதுக் குணம் மற்றும் கர்மத்தை அறிந்தால் போதுமானது. பஞ்ச பித்தங்களை அறிவதால் சிகிச்சைக்கு விசேஷ பயன் ஏதும் இல்லை.

பித்தங்கள் ஐந்து வகைப்படும்.

1. பாசகம்
2. ரஞ்சகம்
3. ஸாதகம்
4. ஆலோசகம்
5. பிராஜகம்

சரகர் பஞ்ச பித்தங்களையோ, பஞ்ச கபங்களையோ பற்றிக் குறிப்பிடவில்லை. ஸுச்ருதர் இதை விரிவாகக் கூறியுள்ளார்.

கப தோஷம்

நீர் அம்சம் உடையது என்று பொருள். கபத்தை சிலேஷ்மம் என்று அழைப்போம். சிலேஷ் (ஆலிங்கனம்) என்ற வார்த்தைக்குப் பொருள்களை இணைக்கும் தன்மை உடையது என்று பொருள்.

கபம், நீர் மற்றும் நிலத்தினால் ஆனது. ஒரு மனிதனின் உடல் அமைப்புக்குக் காரணமாகிறது. திசுக்களை இணைக்கிறது. வாழ்க்கைக்குத் தேவையான நீர் அம்சத்தைத் திசுக்களுக்குக் கொடுக்கிறது. மூட்டுக் களை வறட்சி அடையாமல் பாதுகாக்கிறது. நோய் எதிர்ப்புச் சக்தியைக் கொடுக்கிறது. புண்ணை ஆற வைக்கிறது. உடல் மன தாக்கம் மற்றும் செயல்பாட்டில் ஸ்திரத் தன்மையை ஏற்படுத்துகிறது. உடலை வளரச் செய்கிறது. ஆரோக்கியம், வீரியம், ஸ்திரத் தன்மை போன்றவற்றை ஏற்படுத்துகிறது. மன அளவில் பொருள்களில் ஈடுபாடு, பேராசை, பகை போன்றவற்றை ஏற்படுத்துகிறது.

சமநிலையில் இருக்கும்போது அன்பு, சமாதானம், மன்னிக்கும் தன்மை போன்ற குணங்களும், சமநிலையிலிருந்து மாறும்போது அன்பின்மை, பொறாமை போன்ற குணங்களும் வெளிப்படுகின்றன.

கபத்தின் குணமாகிய கனம், மந்தம், சீதம், எண்ணெய்ப் பசை, மிருது, ஸ்திரம் போன்ற குணங்கள் எவ்வாறு தம்மை உடல் மற்றும் மனதால் வெளிப்படுத்துகின்றன என்பதைப் பார்ப்போம்

டாக்டர் எல். மகாதேவன்

கபத்தின் செயல்பாடுகள்

1. உடல்நிலைச் செயல்பாடுகள்

- உடலின் நீர் அம்சத்தை நிலைநிறுத்துதல்
- ஆரோக்கியம்
- கொழுப்பின் செயல்பாடுகள்
- ஸ்திரத் தன்மை
- புஷ்டியடைதல்
- எண்ணெய்ப் பசை
- வளர்ச்சி
- சக்தி
- உறக்கம்
- சுவையறிதல்

2. மனநிலைச் செயல்பாடுகள்

- நல்ல நினைவாற்றல், கருணை
- திருப்தி உணர்வு
- மன்னிக்கும் தன்மை

சமநிலை மற்றும் மாறுபட்ட நிலையில் கபத்தின் பிரதிபலிப்பு

பிராக்ருத கபம்	**வைக்ருத கபம்**
பசியும் ஜீரணச் சக்தியும் சீர[illegible]றையாக இருத்தல்	பசியும் ஜீரணச் சக்தியும் மந்தமடைதல்
திசு[illegible]லும்புகள் ஊ[illegible]துக்களைச் சீர[illegible]றுதல்	திசுக்கள், எலும்புகள் ஊட்டச் சத்துக்களைப் பெறாமல் சோர்வடைதல் அல்லது பலவீனம் அடைதல்
உட[illegible] அம்சம் சமநி[illegible] இருக்கும்.	உடலுக்குத் தேவையான நீர் அம்சம், எண்ணெய்ப் பசை குறைந்த நிலை, வறண்ட தேகம், அல்லது அதிகமான நீர் அம்சம்
பொ[illegible], மன்னிக்கும் குண[illegible] நிதானம், அமைதியாகச் செயலாற்றுதல், கருணை	பொறுமை இழப்பு, பேராா்வம், சகிப்புத் தன்மை குறைவு, பொறாமை

நல்ல உடல்வாகு	பலவீனமான கொழுப்புடன் கூடிய உடல் வாகு, தொந்தியும் தொப்பையுமாகப் பருத்தல்
ஆரோக்கியமான சீரானக் காம இச்சை	குறைந்த காம இச்சை
சீரான மூச்சு	நுரையீரல் மற்றும் சுவாச மண்டலத்தில் நீர்ப் பதம் அதிகமாகி சளி உருவாகி மூச்சு விடச் சிரமம்

கபத்தின் குண விவரணம்

- **குரு** – நல்ல வன்மையான உடல்வாகு, அதிக எடை, பூசிய தேகம், வலுவான தசைகள், கனமான குரல்
- **மந்தம்** – செயல்பாடுகளில் மந்தம், உணவு செரிப்பதில் மந்தம், நடை உடை பாவனைகளில் மந்தம், மெதுவான பேச்சு, சோம்பேறித்தனம்
- **சீதம்** – அடிக்கடி ஜலதோஷம் பிடிக்கும் தன்மை, மூக்கடைப்பு, குளிர்ச்சியான உடல், மந்தமாக உணவு செரிக்கும் தன்மை, குளிர்ச்சியைத் தாங்க இயலாமை
- **ஸ்நிக்தம்** – எண்ணெய்ப் பசையுடன் கூடிய மூட்டுக்கள், தோல், முடி, மலம் ஆகியவை ஒட்டிப் பிடிக்கும் தன்மை, அன்பு பாராட்டுதல், நல்ல நண்பனாக இருத்தல், நட்புக்கு நம்பிக்கை ஏற்படுத்துதல்
- **ஸ்லக்ஷ்ணம்** – வழுவழுப்பான தோல், மென்மையான மனம், நெளிவுசுளிவான போக்கு
- **ஸாந்த்ரம்** – கடினமான, இறுக்கமான தசைகள், வலுவான தசைகள், நல்ல கனமான அடர்த்தியான கூந்தல்
- **மிருது** – மென்மையான தன்மை, கருணை, அன்பு, மன்னிக்கும் தன்மை
- **ஸ்திரம்** – ஒரே இடத்தில் இருக்கும் தன்மை, உறக்கத்தில் ஆர்வம்
- **ஸ்தூலம்** – உடல் எடை, வெண்மையான நிறம், இனிப்புகளில் ஆர்வம்

போன்றவை கபத்தில் காணப்படும்.

பஞ்ச கபங்கள்

1. அவலம்பகம்
2. க்லேதகம்
3. போதகம்
4. தர்பகம்
5. சிலேஷ்கம்

என ஐந்துவகை கபங்கள் உள்ளன.

பஞ்சபூதத் தத்துவமும் அதன் பன்முக வெளிப்பாடுகளும்

	ஆகாயம்	காற்று
பருவங்கள்	இலையுதிர் காலம்	இலையுதிர் காலம்
திசை	அனைத்து திசைகளும்	மேற்கு
சக்தியின் வகை	அணுசக்தி (Atomic energy)	மின்சார சக்தி (Electric energy)
உணரும் திறன்	ஒலி	தொடு உணர்வு
உணரும் உறுப்புகள்	காது	தோல்
மணம்	மணமற்றது, ஓசோன் என்றும் ஒரு கருத்து உண்டு	கஷாய மணம், மணம் இல்லை
நேர்மறையாக வெளிப்படும் திறன்	அமைதி, சுதந்திரம், பரந்த விழிப்பு நிலை	ஆக்கம், விட்டுக்கொடுத்தல், மகிழ்ச்சி, தூய உணர்வு, சந்தோஷம், உணர்ச்சிவசப்படுதல், தெளிவு
எதிர்மறையாக வெளிப்படும் திறன்	தனிமை உணர்வு, பயம், தனிமைப்படுத்துதல், ஒன்றும் இல்லை என்ற உணர்வு, பாதுகாப்பற்ற, அமைதியற்ற, நிலையற்ற தன்மை	தனிமைப்படுத்துதல், சோகம், பயம், பதற்றம், அதிகப்படியான கவலை, பாதுகாப்பற்ற உணர்வு, அமைதியற்ற உணர்வு, உணர்ச்சிவசப்படுதல்
குணங்கள்	புத்தி கூர்மை, தெளிவு, பிரகாசம், குளிர்ச்சி, சூன்யம், உடல் மிருது, ஞானம் விரிவடைதல் உலக	அசைய வைக்கும் தன்மையுடையது, அசையும் தன்மையுடையது, வறண்டது, பிரகாசமானது, தெளிவானது, நுண்ணியது,

	மயமான கண்ணோட்டம், உருவமற்ற எங்கும் நிறைந்த தன்மையில் பற்று, [illegible]த்தையும் உள்ளடக்கிய, [illegible]யற்ற நிலை	சொரசொரப்பை ஏற்படுத்தக்கூடியது, குளிர்ச்சியானது
தோஷங்கள்	வாதம	வாதம்
தாதுக்கள்	எலும்பு, மஜ்ஜை	எலும்பு, மஜ்ஜை
ஸ்ரோதஸ்	உடலின் அனைத்து வெற்றிடப்பகுதிகள் மற்றும் துவாரங்கள்	எலும்பு, மஜ்ஜை
நிறங்கள்	ஆழ்ந்த ஊதா, கருநீலம், சந்தியாகால நிறம்	நீலம், ஆழ்ந்த ஊதா
சுவை	கசப்பு	கசப்பு மற்றும் துவர்ப்பு
முக்குணங்கள்	ஸத்வம்	ரஜஸ்
சக்கரங்கள்	விசுத்தி (தொண்டை)	ஆனாஹதம் (இருதயம்)
ஆன்ம பரிபக்குவத்தின் வெளிப்பாடு	எல்லாவற்றையும் ஏற்றுக்கொள்ளும் விசால மனம்	சிந்தனை ஓட்டம்
உடலில் இருப்பிடம்	வெற்றிடங்கள், பெருங்குடல், மூக்கு, சுவாசக்குழாய், உணவுக்குழாய், நரம்புகளின் இணைப்பு பகுதிகள், Ventricles of heart, வாய்ப்பகுதி, நெஞ்சக எலும்புக்கூடு, அடிவயிற்றுப் பகுதிகள்	காற்று நிறைந்த இடங்கள் நுரையீரல்கள், உணவுக்குழாயில் வாயு, இரத்தத்தில் உள்ள கார்பன்டை ஆக்ஸைடு மற்றும் ஆக்ஸிஜன், புலன்களின் செயல்பாடு உணர்ச்சிக்கு ஆட்படுதல்

செல்களின் நிலை (Cellular level)	செல்லுலர் வேக்யுல்ஸ் (Cellular vacuoles)	செல்களின் இயக்கம் (Cellular movement)
செயல்கள்	அதிர்வு, எளிமையான, வெற்றிடம் எதிர்ப்பு தன்மையற்றது, கட்டுப்பாடற்ற அன்பு, தொடர்பு	எண்ணங்களின் ஆக்கம், ஆசை மற்றும் வைராக்கியம், அனைத்து இயக்கங்கள், குடல் இயக்கம், வெளியேற்றுதல், தசைகளின் இயக்கம், இருதயத் துடிப்பு, நுரையீரலின் விரிவடைதலும், சுருங்குதலும், அசைவுகள், நரம்புகள் மற்றும் உணர்வுகளின் துடிப்புகள், சுவாசம்
நற்பலன்	ஆனந்தம் (Bliss)	ஆக்கத்தன்மை (Creativity)
தொடர்புடைய விரல்கள்	பெருவிரல்	ஆள்காட்டி விரல்

	நெருப்பு	நீர்	பூமி
பருவங்கள்	கோடைகாலம்	பனிக்காலம், மழைக்காலம்	வசந்தகாலம்
திசை	தெற்கு	தெற்கு கிழக்கு	
சக்தியின் வகை	கதிரியக்க சக்தி (Radiation energy)	இரசாயன சக்தி (Chemical energy)	இயற்பியல் சக்தி (Physical energy)
உணரும் திறன்	பார்வை	சுவை	மணம்

உணரும் உறுப்புகள்	கண்கள்	நாக்கு	மூக்கு
மணம்	கருகிய	அழுகிய மணம்	நிலத்தினுடைய மணம்
நேர்மறையாக வெளிப்படும் திறன்	[illegible]தல், உடகொள்ளுதல, கவனித்தல், நிதானம், உருமாற்றம், மதிப்பு கொடுத்தல், ஏற்றுக்கொள்ளுதல்	பண்பாடுடைய, அன்பு, கருத்துடைய, இரக்கமான, மன்னிக்கும் தன்மை	அடித்தளமுடைய, நிலையான, மன்னிக்கும் தன்மையுடைய, நியாயமான உணர்வுகள்
எதிர்மறையாக வெளிப்படும் திறன்	வெறுப்பு, பொறாமை, கோபம், பழித்தல், இலட்சியம், மனக்கூர்மை	பற்றுதல், பேராசை, சுயநலம், உணர்ச்சிவசப் படுதல், முன்கோபம்	மாறுபாடு இல்லாத நிலை, மந்தம், துக்கம், கவலை, முடிவெடுக்க முடியாத தன்மை, தெளிவின்மை
குணங்கள்	உஷ்ணமானது, கூர்மையானது, பிரகாசமானது, வறண்டது, பரவும் தன்மையுடையது, தெளிவானது, ஊடுருவும் தன்மையுடையது	நீர்ப்பதம் உடையது, திரவமானது, குளிர்ச்சியானது, மிருதுவான மெதுவானது, தன்மையுடையது எண்ணெய்ப்பசை உடையது, மந்தமானது, அடர்த்தி மிக்கது, நெய்ப்புத் தன்மையுடையது, கனமானது	கனமானது, ஸ்தூலமானது, ஸ்திரமானது, நிலையானது, கடினமானது, சொரசொரப்பானது, உறுதியானது, தாங்கும் சக்தியுடையது,
தோஷங்கள்	பித்தம்	பித்தம், கபம்	கபம்

தாதுக்கள்	இரத்தம், மாம்ஸம்	இரஸம், இரத்தம், மேதஸ் (கொழுப்பு), மாம்ஸம், சுக்ரம், ஆர்த்தவம்	எலும்பு, மாம்ஸம், மேதஸ் (கொழுப்பு)
ஸ்ரோதஸ்	இரத்தம், மாம்ஸம், ஸ்வேதம் (வியர்வை), அன்னம் (உணவு செல்லும் பாதை)	இரஸம், இரக்தம், மூத்ரம், ஸ்வேதம் (வியர்வை)	எலும்பு, புரீஷம், மாம்ஸம்
நிறங்கள்	சிவப்பு, ஆரஞ்சு, மஞ்சள்	நிறமற்றது, வெள்ளை, வெளிர் நீலம்	கருஞ்சிவப்பு, பழுப்பு
சுவை	எரிப்பு, புளிப்பு, உப்பு	உப்பு, இனிப்பு	இனிப்பு, புளிப்பு, துவர்ப்பு
முக்குணங்கள்	ஸத்வ ரஜஸ்	ஸத்வம், தமஸ்	தமஸ்
சக்கரங்கள்	மணிபூரகம் (சூரிய நாடிகள்)	சுவாதிஷ்டானம், மண்ணீரல் அல்லது தொப்புள்பகுதி நாடிகள்	மூலாதாரம்
ஆன்மபரிபக்குவத் தின் வெளிப்பாடு	மனதின் ஒருமுக நிலை	மென்மையாகுதல்	தெள்ளத் தெளிவடைதல்
உடலில் இருப்பிடம்	ஹைட்ரோகுளோரிக் அமிலம், ஜீரண என்ஸைம்கள், கல்லீரல் மற்றும் கணைய என்ஸைம்கள், eurotransmitters	உடம்பில் உள்ள 70% தண்ணீர், இரத்தம், நிணநீர், உமிழ்நீர் மூளை தண்டுவட திரவம், பிளாஸ்மா, இரஸ	தாதுக்கள் (கால்சியம், மக்னீசியம் போன்றவை) முடி, நகம், பல், எலும்பின்

		தாது, மூத்திரம், வியர்வை, மூக்கில் நீர் ஒழுகுதல், சைட்டோ பிளாஸம் (Cytoplasm), மூட்டு இணைப்புகளில் உள்ள திரவங்கள்	உட்பகுதி, தசையும் எலும்பும் இணைக்கும் பகுதி, எலும்புக்கூடு, தோல், தசைகளின் இயக்கம், எலும்புகள் மற்றும் தசைகளின் அமைப்பு
செல்களின் நிலை (Cellular level)	நியூக்ளிக் ஆசிட் *(Nucleic acid)* மற்றும் இரஸாயன கூட்டமைப்பு	சைட்டோபிளாஸம் (Cytoplasam)	செல்லின் வெளிப் பகுதி *(Cell membrane)*
செயல்கள்	உணவை சக்தியாக மாற்றுதல், அன்ன பரிணாமம், உணவின் சக்தியைக் கிரகித்தல், புத்தி, அகத் தெளிவு, கண் பார்வை, நிறம், உஷ்ண நிலை கட்டுப்பாடு	போஷாக்கு, நீரம்சம், உடலில் எண்ணெய்ப்பசை, சுரப்பிகளின் செயல்பாடு, உடல் வறளாமல் காத்தல், உடலின் நீரம்சத்தை நிலை நிறுத்துதல், இணக்கம்	உடல் உறுப்புக்களின் கனம், வலிவு, பலம், ஈர்ப்பு, நிறைவு, உறுதி
நற்பலன்	அறிவு *(Knowledge)*	இரக்க குணம் *(Compassion)*	மன்னிக்கும் தன்மை *(Forgiveness)*
தொடர்புடைய விரல்கள்	நடு விரல்	மோதிர விரல்	சிறு விரல்

வாத பித்த கப சீர்கேட்டில் பல இடங்களில் காணப்படும் பொதுக் குறியீடுகள்

கம்பம்	வாத விருத்தி	பித்த க்ஷயம்
நித்ரா நாசம்	வாத விருத்தி	கப க்ஷயம்
தாஹம்	பித்த விருத்தி	கப க்ஷயம்
சைத்யம்	கப விருத்தி	பித்த க்ஷயம்
கௌரவம்	கப விருத்தி	பித்த க்ஷயம்
அங்கஸாதம்	கப விருத்தி	வாத க்ஷயம்
பிரஸேகம்	கப விருத்தி	வாத க்ஷயம்
ஹிருல்லாஸம்	கப விருத்தி	வாத க்ஷயம்
அக்னிஸாதம்	கப விருத்தி	வாத க்ஷயம்
அரோசகம்	வாத க்ஷயம்	பித்த க்ஷயம்
தோதம்	பித்த க்ஷயம்	கப க்ஷயம்
மோஹம்	வாத விருத்தி	வாத க்ஷயம்

தாது

உடலைத் தாங்கும் திசுக்களுக்குத் தாதுக்கள் என்று பெயர். தோஷங்களுக்கும் தாதுக்களுக்கும் நிறைய தொடர்பு உண்டு. தாதுக்கள் ஆச்ரயமாகவும் தோஷங்கள் ஆச்ரயியாகவும் இருக்கின்றன. தாதுக்களை வீடு என்று எடுத்துக்கொண்டால் தோஷங்களை வீட்டிற்கு வரும் விருந்தினர் என்று குறிப்பிடலாம். உடலின் செயல்பாடுகளைக் குறிப்பிடும் இடத்தில் தோஷங்கள் என்றும், உடல் கூறுகளைக் குறிப்பிடும் இடங்களில் தாதுக்கள் என்றும் குறிப்பிடலாம். மலம் என்பது கழிவுப் பொருட்களைக் குறிக்கும் ஒரு சொல் ஆகும்.

உடலில் ஏழு தாதுக்கள் உள்ளன.

- ரஸ தாது
- [illegible] தாது
- [illegible]ஸ தாது – தசைகளை ஆதாரமாகக் கொண்டது
- [illegible] தாது–கொழுப்பை ஆதாரமாகக் கொண்டது
- [illegible]தி – எலும்பு
- [illegible]ஜ – எலும்புக்குள் இருக்கும் சத்து
- [illegible] – சிருஷ்டியை உண்டாக்குகின்ற ஜீவ அணு

ஆயுர்வேத குணபாடம்

திரவிய குணம்

ஆயுர்வேத பாரம்பரியப் புத்தகங்களாகிய பிரஹத்ரயீ சம்ஹிதைகளில் திரவிய குணம் ஒரு தனிப் பிரிவாகக் கூறப்படவில்லை. திரவியம் என்பது பஞ்சபூதங்களால் ஆன பொருட்களைக் குறிக்கும். குணங்கள் பொருட்களைச் சார்ந்து இருக்கின்றன. திரவிய குணம் என்ற வார்த்தைக்கு திரவியத்தின் குணங்கள் என்று அர்த்தம்கொள்ளலாம். ஒரு பொருளையோ அல்லது ஒரு திரவியத்தையோ குணமும் கர்மமும் சார்ந்து இருக்கிறது. கர்மம் குணத்தைச் சார்ந்து இருக்கிறது. குணம் திரவியத்தைச் சார்ந்து இருக்கிறது. திரவியம் பஞ்சமஹா பூதங்களைச் சார்ந்து இருக்கிறது. இந்த தத்துவத்தின் அடிப்படையிலேயே நோய் வராமல் தடுப்பதற்கும் வந்த நோயைக் குணப்படுத்துவதற்கும் நாம் பயன் படுத்தும் மூலிகைகள், கனிமங்கள், விலங்கினப் பொருட்களின் குணாதிசயங்கள் ஆராயப்பட் டுள்ளன. நியாயவைசேஷிகங்களை ஆதாரமாகக் கொண்ட பாடங்களில் இருந்து ஆயுர்வேதம் ஏழு பதார்த்தங்களை ஏற்றுக் கொண்டுள்ளது. இங்கும் பதார்த்தம் என்ற வார்த்தைக்கு ஏழு தத்துவங்கள் என்றோ ஏழு குணாதிசயங்கள் என்றோ பொருள் கூறலாம். அவையாவன:

1. திரவியம் — பொருள்
2. ரஸம் — சுவை
3. குணம் — குணம்

டாக்டர் எல். மகாதேவன்

4. வீரியம்	–	சக்தி
5. விபாகம்	–	உணவு செரிமானம் ஆன பிறகு சுவையில் ஏற்படும் மாற்றம்
6. கர்மம்	–	செயல்
7. பிரபாவம்	–	சிறப்புத் தன்மை (அ) சிறப்புக் குணாதிசயம்

திரவியம்

எந்தவொரு பொருளில் குணமும் கர்மமும் பிரிக்கமுடியாமல் சமவாயியாக சேர்ந்து இருக்கிறதோ அது திரவியம் எனப்படும். மொத்தம் ஒன்பது திரவியங்கள் நியாயவைசேஷிக தரிசனத்தில் கூறப்பட்டுள்ளன. அவற்றில் பஞ்சமஹா பூதங்களும் அடக்கம். அவை:

1. ஆகாசம்	–	வெட்டவெளி எனும் ஆகாயம்
2. வாயு	–	காற்று
3. அக்னி	–	நெருப்பு
4. ஜலம்	–	நீர்
5. பிருத்வி	–	நிலம்
6. காலம்	–	நேரம்
7. திக்	–	திசை
8. ஆத்மா	–	ஆன்மா
9. மனம்	–	மனது

என்பனவாகும். உயிருள்ளவற்றைச் சேதன திரவியங்கள் என்றும், உயிரில்லாத கல் போன்றவற்றை அசேதன திரவியங்கள் என்றும் நாம் குறிப்பிடுகிறோம். இப்பொழுது உயிர் என்றால் என்ன? என்ற வினா எழுகிறது. எல்லாமே திரவியம் என்று குறிப்பிடும்போது ஏன் சேதனம் என்ற வார்த்தையைப் பயன்படுத்த வேண்டும்? உண்டு, உறங்கி, மலம் கழித்து, இனப்பெருக்கம் செய்பவை உயிருள்ளவை. ஒரு மனிதனை எடுத்துக்கொண்டால் அவன் ஆகாரம் சாப்பிடுகிறான், உறங்குகிறான், மலத்தை வெளியேற்றுகிறான், இனப்பெருக்கத்தில் ஈடுபடுகிறான். கல் அவ்வாறு செய்வதில்லை. இதனால் கல்லை அசேதன திரவியம் என்று கூறுகிறோம். எனவே செடி கொடிகளைச் சேதன திரவியங்களாகவும், இரும்பு, செம்பு போன்றவற்றை அசேதன திரவியங்களாகவும் கூறுவதில் தவறில்லை. பொதுவாக நாம் உண்ணும் உணவுகளெல்லாம் சுவையை ஆதாரமாகக் கொண்டவையாகவும், மருந்துகள் எல்லாம் வீரியத்தை ஆதாரமாகக் கொண்டவையாகவும் காணப் படுகின்றன.

ரஸமும் திரிதோஷமும்

ரஸனேந்திரியம் நாக்கினால் உணரக்கூடிய குணத்திற்குச் சுவை என்று பெயர். ஒரு திரவ்யத்தை நாம் உண்ணும் பொழுது ரஸத்தை (சுவையை) உணர்கிறோம். ரஸனம் என்று சொன்னால் நாக்கு என்று பொருள். ரஸம் என்ற சொல் ஆயுர்வேதத்தில் பல இடங்களில் பல அர்த்தங்களில் பயன்படுத்தப் படுகிறது. ரஸதாது என்று சொல்லக்கூடிய ஏழு தாதுக்களில் முதல் தாதுவாக ரஸம் கூறப்பட்டுள்ளது. பாதரஸத்தையும் ரஸம் என்று அழைப்பார்கள். மூலிகைகளின் சாறுகளையும் ரஸம் என்றே சொல்வார்கள். நவரஸங்கள் உண்டு, நாட்டிய ரஸங்கள் உண்டு. இங்கு சுவை என்று சொல்லக்கூடிய ரஸத்தைப் பற்றி ஆராய்வோம். சரக ஸம்ஹிதையில் ‘ஆத்ரே பத்ர காப்யம்’ எனும் அத்தியாயத்தில் சுவையைப் பற்றிய ஆராய்ச்சிகள் மேற்கொள்ளப் பட்டதாக குறிப்புகள் கிடைக்கின்றன.

ஒரே ஒரு சுவை உள்ளது. இது நீரை மையமாகக் கொண்டது என்ற கருத்தை பத்ர காப்யர் என்ற ரிஷியும், இரண்டு, மூன்று என்ற எண்ணிக்கையில் பல ரிஷிகளும், எண்ணற்றது என்று காங்காயனரும் குறிப்பதாகக் குறிப்புகள் உள்ளன.

ஒவ்வொருவரும் ஒவ்வொரு தத்துவ ரீதியாக ரஸத்தை அணுகியுள்ளார்கள் என்பதை இதன் மூலம் அறிய முடிகிறது. நடைமுறையில் ஆறு சுவைகள் உள்ளன. அவை:

1. மதுரம் எனும் இனிப்பு
2. அம்லம் எனும் புளிப்பு
3. லவணம் எனும் உப்பு
4. கடு எனும் காரம்
5. திக்தம் எனும் கசப்பு
6. கஷாயம் எனும் துவர்ப்பு

என்பனவாகும்.

ரஸங்கள் பஞ்சமகா பூதங்களால் ஆனவை. நமது உடலும் பஞ்சமகா பூதங்களால் ஆனது. பிரபஞ்சமும் பஞ்சமகா பூதங்களால் ஆனதே.

சுவை	**சரகர்**	**ஸுச்ருதர்**	**வாக்படர்**	**நாகார்ஜுனர்**
இனிப்பு	நீர், நிலம்	நிலம், நீர்	நிலம், நீர்	நிலம், நீர்
புளிப்பு	நிலம், நெருப்பு	நீர், நெருப்பு	நிலம், நெருப்பு	நீர், நெருப்பு
உவர்ப்பு	நீர், நெருப்பு	நிலம், நெருப்பு	நீர், நெருப்பு	நெருப்பு, நீர்
கார்ப்பு (காரம்)	வாயு, நெருப்பு	வாயு, நெருப்பு	வாயு, நெருப்பு	நெருப்பு, வாயு
கசப்பு	வாயு, ஆகாயம்	வாயு, ஆகாயம்	வாயு, ஆகாயம்	ஆகாயம் வாயு
துவர்ப்பு	வாயு, நிலம்	நிலம், வாயு	வாயு, நிலம்	நெருப்பு, வாயு

மானத்தைக் கொண்டே ஆச்சார்யர்கள் ரஸங்களின் பூத ...தப் பற்றி அறிந்தார்கள்.

ர... ள சௌமிய ரஸம் என்றும், ஆக்னேய ரஸம் என்று ...பிடலாம். சௌமியம் என்றால் குளிர்ச்சியானது. ஆக்னே... என்றால் உஷ்ணமானது.

ஓ... ரு வஸ்துவும் வீரியம் உடையது. அவை சீத வீரிய... ா, உஷ்ண வீரியமாகவோ நாம் புரிந்து கொள்ள வேண் ...தார்யாதி கஷாயம் சீத வீரியம், வருணாதி கஷாயம் உஷ்ண ...யம். இவ்வாறு சிகிச்சையில் அதைப் பயன்படுத்த வேண்டும். தஹனம், பாசனம், ஸ்வேதனம், விலயனம், வாத கப சமனம் போன்றவற்றை உஷ்ண வீரியம் செய்கிறது. திருப்தி, ஸ்தம்பனம், ஜீவனம், இரக்தபித்த பிரஸாதனம் போன்றவற்றை சீத வீரியம் செய்கிறது.

இந்த உணவானது செரித்த பிறகு சுவை மாறுபாடு அக்னி ஸம்ஸர்க்கத்தினால் ஏற்படுகிறது. இதற்கு விபாகம் என்று பெயர். இனிப்பும் உப்பும் மதுரமாக மாறுகிறது. அம்லம் அம்லமாக மாறுகிறது. கடு திக்த கஷாயம் கடுவாக மாறுகிறது. இதில் கடு கடுவாகவே மாறுகிறது. திக்த கஷாயம் ஹீன கடுவாக மாறுகிறது. புளிப்பு புளிப்பாக மாறலாம். காரம் காரமாக மாறலாம். மற்ற நான்கும் மதுரமாக மாறுவதற்கான வாய்ப்புகள் அதிகம். அஷ்டாங்க ஸங்ஹிரகத்தில் பராசரர் கூறுவதாக உள்ள ஒரு ஸ்லோகம் இதை வலியுறுத்துகிறது. இதை நடைமுறைக்கு ஒத்த ஸ்லோகம் என்று நான் நினைக்கிறேன்.

அக்னியும் வாயுவும் உள்ள வஸ்துக்கள் வாந்தி எடுக்கும் மருந்துகளில் அதிகமாகக் காணப்படும். இதில் வாயுவின் லகு குணம் உள்ளதால் மேல் நோக்கி செல்லும் தன்மையுடையது. அக்னியும் மேல் நோக்கிச் செல்லும் தன்மையுடையது. இதனால் வாந்தி உண்டாகிறது. பூமியும் நீரும் விரேசன வஸ்துக்களில் அதிகமாகக் காணப்படும். பூமியினுடைய கனத்தன்மையும், கீழே நோக்கி ஒழுகும் நீரின் தன்மையும் இதற்குக் காரணமாகின்றன. இப்படியே இதைப் புரிந்துகொள்ள வேண்டும். பிருத்வியும் அப்புவும் சேர்ந்தால் ஸந்தர்ப்பணம் ஏற்படும். ஸந்தர்ப்பணம் உண்டாக்குகின்ற பூதங்கள் எப்படி விரேசனத்திற்குப் பயன்படு கின்றன என்று குழப்பிக்கொள்ளக் கூடாது. அந்தத் தத்துவத்தை இதில் பயன்படுத்தக் கூடாது. கிராஹி எனும் குணமுடையது எல்லாம் வாயுவின் தன்மையுடையனவாக இருக்கின்றன. தீபன பாசனங்கள் எல்லாம் அக்னியின் தன்மை உடையனவாக இருக்கின்றன. லேகன தன்மை உடையவை வாயு அக்னி தன்மை உடையனவாக இருக்கின்றன.

முதலில் நாம் நாக்கினால் உணருகின்றதை ரஸம் என்றும், அதன் பின்பு உணருகின்றதை அனுரஸம் என்றும் குறிப்பிடு கிறோம். உதாரணமாக, நெல்லிக்காய் சாப்பிட்டுவிட்டு தண்ணீர் குடித்தால் இனிப்பதை நாம் உணருவதுண்டு. ஒவ்வொரு ரஸமும், ஒவ்வொரு பருவ காலத்தில் உருவாகிறது. இதையும் கீழ்க்காணும் அட்டவணை மூலம் காண்போம்.

பருவகாலம்	**பஞ்சபூதச் சேர்க்கை**	**உருவாகும் சூழல்**
சிசிரகாலம் (முன்பனிக்காலம்)	வாயு + ஆகாசம்	திக்தம்
வசந்தம் (இளவேனில்)	பூமி + வாயு	கஷாயம்

கிரீஷ்மகாலம் (வெயில் காலம்)	வாயு + நெருப்பு	கடு
வர்ஷ காலம் (மழைக்காலம்)	பூமி + நெருப்பு	அம்லம்
சரத்காலம் (இலையுதிர்காலம்)	நீர் + நெருப்பு	லவணம்
ஹேமந்த காலம் (பின்பனிக்காலம்)	பூமி + நீர்	மதுரம்

- **மதுர ரஸம் (இனிப்பு சுவை)**

இனிப்பு என்று கூறலாம். $C_6H_{12}O_6O_{24}$. இதில் பிருத்வி என்பது கார்பனையும், ஜலம் என்பது நீரையும் (H_2O) குறிக்கும். மதுர ரஸம் பித்தத்தினுடைய அக்னியைத் தணிக்கிறது. மதுர ரஸத்தினால் கபம் விருத்தியாகிறது. இதனால் மதுர ரஸம் பூமி ஜலம் சேர்ந்தது என்பதை அறியலாம்.

மதுர ரஸம் இனிப்புச் சுவை உடையது. எல்லாராலும் விரும்பக் கூடியது. ஆரோக்கியமான ஒரு மனிதருக்கு ஸாத்யமானது. உடலுக்குப் புஷ்டி தருவது. வாத பித்தத்தைத் தணிப்பது. கபத்தை அதிகரிப்பது. தாதுக்களை அதிகரிப்பது. ஆயுளை வளர்ப்பது, புலன்களுக்குத் தெளிவைத் தருவது, பலத்தை அளிப்பது, நிறத்தை அளிப்பது, உயிரை நிலை நிறுத்துவது, குழந்தைப் பேற்றை அளிப்பது, தாய்ப்பாலை அதிகரிக்கச் செய்வது எனும் குணங்களை உடையது. வாத ரோகங்கள், வஸ்தி ரோகங்கள், க்ஷய ரோகங்கள், ரக்த பித்தங்களில் இது அதிகம் பயன்படுத்தப்படுகிறது. உதாரணம்: விதாரியாதி கஷாயம், கூஷ்மாண்ட ஸ்வரஸம், ஸிதோபலாதி சூரணம் போன்றவை. மதுர ரஸங்கள் புரோட்டீன், கார்போ ஹைட்ரேட்டில் அதிகமாகக் காணப்படுகின்றன.

- **அம்ல ரஸம் (புளிப்புச் சுவை)**

அம்லம் என்பது *acid* எனப்படும். CH_3COOH என்று குறிப்பிட லாம். அம்ல ரஸம் *acidic nature* ஆக உள்ளது.

பித்த பித்தத்தை அதிகரிப்பது, வாயுவைக் கீழ்முகமாக இயக்குவது, பசியைத் தூண்டுவது, உணவை செமிக்கச் செய்வது, உடலில் பரவும் தன்மை உடையது. இருதய ரோகங்களுக்குச் சிறந்தது. ஜம்பீராதி பானகம், தாடிமாதி ஸ்வரஸம் போன்றவற்றை இதற்கு உதாரணங்களாகக் கூறலாம்.

• **லவண ரஸம் (உவர்ப்புச் சுவை)**

லவணம் என்பது உப்பு. இது அக்னி பிருத்வியினால் ஏற்படக்கூடியது. Nacl + H_2O என்று குறிப்பிடலாம். பூமி + அக்னி சேர்க்கையினாலேயே லவணம் அபிஷ்யந்தி குணத்தைப் பெறுகிறது. லவண இரஸத்தில் சோடியம் குளோரைடு (Na + cl_3–) காணப்படுகிறது.

வாதத்தை தணிப்பது, பித்தத்தை அதிகரிப்பது. உணவை செமிக்கச் செய்வது, கிலேதனம் (நீரம்ஸத்தை உருவாக்குவது), சேதனம் (வெட்டி எடுப்பது), ஸ்ரோதோசோதனம் (திரி தோஷத்தின் பாதையைச் சுத்தி செய்வது), சைதல்யகரம் (தாதுக்களின் சாரத் தன்மையைக் கெடுப்பது), அக்னி மாந்த்யத்தில் சிறந்தது. உதாரணம்: பாஸ்கர லவணம்.

• **கடு ரஸம் (கார்ப்புச் சுவை)**

Volatile oil எல்லாம் கடு ரஸம்தான். NH + CH அக்னி + வாயு என்று குறிப்பிடலாம். கப சமனம், வாத பித்த வர்த்தனம், தீபனம், மேதோ லேகனம் (கொழுப்பைச் சுரண்டுவது), கப விகாரங்களுக்கும், அக்னி மாந்தியங்களுக்கும், கிரந்திக்கும் சிறந்தது. கடு ரஸத்தில் *essential oil* மற்றும் சில குளோக்கோஸைடுகள் *(Glucosides)* உள்ளன. உதாரணம்: திரிகடு, பஞ்சகோலம் போன்றவை.

• **திக்த ரஸம் (கசப்புச் சுவை)**

ஆகாசம் + வாயு என்று குறிப்பிடலாம்.

பித்தத்தைத் தணிக்கும், கபத்தைத் தணிக்கும், வாதத்தை அதிகரிக்கும். விஷத்தைக் குறைக்கும், ஜ்வரத்தைக் குறைக்கும், சொரியைக் குறைப்பது, நீர்வேட்கையைத் தணிப்பது, தோல் நோயைத் தீர்க்க வல்லது, தாய்ப்பாலைச் சுத்தி செய்வது, சுக்ர சோதனம் (சுக்ரத்தைச் சுத்தி செய்யும்) என்னும் குணங்களை உடையது. ஜ்வரம், குஷ்டம் போன்றவற்றில் பயன்படுத்துகிறோம். திக்த ரஸத்தில் ஆல்கலாய்டுகள் அதிகம் உள்ளன. உதாரணம்: குடூச்சியாதி கஷாயம், படோலாதி கஷாயம்.

• **கஷாய ரஸம் (துவர்ப்புச் சுவை)**

இதை *Astringent* OH + COOH என்று குறிப்பிடலாம். பித்த கபத்தைத் தணிக்கும். வாதத்தை அதிகரிக்கும், கிராஹி (மலத்தை இறுக்குவது), ரோபணம் (புண்ணை உலர வைப்பது), சோஷணம் (வறண்ட தன்மையை உருவாக்கும்), ஸ்தம்பனம் (மலத்தடையை

உருவாக்குவது), ஸந்தானஹரம் (இணைத்து வைப்பது), அதிஸாரம், கிரஹணி போன்றவற்றில் பயன்படுத்துகிறோம். கஷாய ரஸத்தில் *tannin* என்ற பொருள் அதிகமாக உள்ளது. உதாரணம்: புஷ்யானுக சூரணம்.

ரஸத்திற்கும் குணத்திற்கும் உள்ள தொடர்பு

ரஸம் (சுவை)	**குணம்**
மதுரம் (இனிப்பு)	ஸ்நிக்தம் (எண்ணெய்ப்பசையுடன் கூடியது), சீதம் (குளிர்ச்சியானது), குரு (கனமானது)
அம்லம் (புளிப்பு)	ஸ்நிக்தம், உஷ்ணம் (சூடானது), லகு
லவணம் (உவர்ப்பு)	ஸ்நிக்தம், உஷ்ணம், குரு
கடு (கார்ப்பு)	ரூக்ஷம் (வறட்சியானது), உஷ்ணம், லகு
திக்தம் (கசப்பு)	ரூக்ஷம், சீதம், லகு
கஷாயம் (துவர்ப்பு)	ரூக்ஷம், சீதம், குரு

ஜீரணமாவதற்குக் கடினமாக உள்ளதும், அதிக நேரம் எடுத்துக்கொள்வதும், கபத்தை அதிகரிப்பதுமான உணவுகளை குரு என்று கூறலாம்.

குணம்	**உத்தமம்**	**மத்யமம்**	**அவரம்**
ரூக்ஷம் (வறட்சி)	கஷாயம் (துவர்ப்பு)	கடு (கார்ப்பு)	திக்தம் (கசப்பு)
ஸ்நிக்தம் (எண்ணெய்ப் பசைத் தன்மை)	மதுரம் (இனிப்பு)	அம்லம் (புளிப்பு)	லவணம் (உவர்ப்பு)
உஷ்ணம் (சூடு)	லவணம் (உவர்ப்பு)	அம்லம் (புளிப்பு)	கடு (கார்ப்பு)
சீதம் (குளிர்ச்சி)	கஷாயம் (துவர்ப்பு)	மதுரம் (இனிப்பு)	திக்தம் (கசப்பு)
குரு (கனமானது)	மதுரம் (இனிப்பு)	கஷாயம் (துவர்ப்பு)	லவணம் (உவர்ப்பு)
லகு	திக்தம் (கசப்பு)	கடு (கார்ப்பு)	அம்லம் (புளிப்பு)

தோஷ சமன ரஸமும், தோஷ தாதுக்களின் சமனமும், கோபமும்

ரஸம்	பிரகோப லக்ஷணம்	திரிதோஷ சமனம்	தாது லக்ஷணம்
மதுரம்	(கபத்தை அதிகரிக்கும்)	வாத பித்தத்தை தணிக்கும்	தாதுவை அதிகப்படுத்தும்
அம்லம்	கப பித்தத்தை அதிகரிக்கும்	வாதத்தைத் தணிக்கும்	ஹிருத்யம் (ரஸதாது)
லவணம்	கப பித்தத்தை அதிகரிக்கும்	வாதத்தைத் தணிக்கும்	சுக்ர க்ஷயம்
கடு	பித்த வாத பிரகோபம்	கபத்தை தணிக்கும்	தாது க்ஷயம்
திக்தம்	வாத பிரகோபம்	கப பித்தத்தைத் தணிக்கும்	தாது க்ஷயம்
கஷாயம்	வாத பிரகோபம்	கப பித்தத்தைத் தணிக்கும்	தாது க்ஷயம்

மதுர ரஸத்தை அதிகம் பயன்படுத்தினால் ஸ்தௌல்யம் (உடல் பருமன்), ஆலஸ்யம் (சோம்பேறித்தனம்), அக்னி மாந்த்யம் (பசிக்குறைவு), உறக்கம், ஸ்வாசம் (மூச்சுமுட்டு), காஸம் (இருமல்), பிரதிஷ்யாயம் (மூக்கிலிருந்து நீர் வடிதல்), சோபம் (வீக்கம்) போன்றவை வரும்.

அம்ல ரஸத்தை அதிகம் பயன்படுத்தினால் ரோமஹர்ஷம் (மயிர் கூச்செறிதல்), பித்த விருத்தி, ரக்த துஷ்டி (இரத்தம் கெட்டுப் போதல்), சரீர சைதல்யம் போன்றவை வரும்.

லவண ரஸத்தை அதிகம் பயன்படுத்தினால் மூர்ச்சா (மயக்கம்), இரத்தக்கொதிப்பு, குஷ்ட ரோகம் (தோல் நோய்கள்), சோபம் (வீக்கம்), வலி, கலிதம் (முடி உதிர்தல்), ரக்தபித்தம், விஸர்ப்பம் (அக்கி), இரக்த துஷ்டி போன்றவை வரும்.

கடு ரஸத்தை அதிகம் பயன்படுத்தினால் ஆஸனவாய் எரிச்சல், நீர்வேட்கை, கம்பம் (நடுக்கம்), சூலம் (வலி), மூர்ச்சா (மயக்கம்), கிலானி (அசதி) வரும்.

திக்த ரஸத்தை அதிகம் பயன்படுத்தினால் ரூக்ஷம், தாதுக்ஷயம், ஓஜோக்ஷயம், பிரமம் (தலைச்சுற்று), சோஷம் (உடல் வற்றிப் போதல்) வரும்.

கஷாய ரஸத்தை அதிகம் பயன்படுத்தினால் சோஷம் (உடல் வற்றிப் போதல்), ஆத்மானம் (வயிறு உப்புசம்), க்ளைப்யம் (ஆண்மைக் குறைவு), மலபந்தம் போன்றவை வரும்.

டாக்டர் எல். மகாதேவன்

பசி

பசி மனிதனின் முதல் நோயாகக் கருதப் படுகிறது. பசியைத் தீர்க்கும் மருந்தாக அன்னம் எனும் உணவு கருதப்படுகிறது. வேதம், (ஓஷதீப்யோ அன்னம்) என்று குறிப்பிடுகிறது. செடி, கொடிகளிலிருந்து கிடைப்பதே அன்னம் என்று குறிப்பிடுகிறோம். அத்யதீதி இதி அன்னம். அன்னம் என்றால் சாப்பிடப்படுவது என்று பொருள். பசியை ஒரு பிணியாகவே உலகம் கருதி வந்தது. உலகத்தில் மிகவும் கொடூரமானது எது என்றால் அது பசிதான். பழைய காலத்தில் வாழ்ந்த ஒரு வள்ளலைப் பசிப் பிணி மருத்துவன் என்று குறிப்பிட்டுள்ளார்கள்.

ஔவையார் நல்வழியில் ஒரு பாடலில்,

மானம் குலம் கல்வி வன்மை அறிவுடைமை
தானம் தவம் உயர்ச்சி தாளாண்மை – தேனின்
கசிவந்த சொல்லியர்மேல் காமுறுதல் பத்தும்
பசிவந் திடப்பறந்து போம்

ரார்.

	மானம்	– தன்மானம்
2.	குலம்	– குலப் பெருமை
3.	கல்வி	– கல்வியறிவு
4.	வன்மை	– சக்தி
5.	அறிவுடைமை	– பிரக்ஞா எனும் அறிவு
6.	தானம்	– கொடுக்கும் ஆற்றல்

7. தவம் – ஆன்மீகத் தவம்

8. உயர்ச்சி – உயர்நிலை (பெருமை)

9. தாளாண்மை – பெருந்தன்மை

10. தேனின் கசிவந்த சொல்லியர் மேல் காமுறுதல் – தேனை போன்ற சொற்களை பேசக்கூடிய பெண்களிடத்து வரும் காதல் மற்றும் காமம்

இவை பத்தும் பசி வந்தால் அடங்கிவிடும் என்று பொருள்.

பசியை ஒழிக்க வேண்டும் என்பதற்காகவே மணிமேகலை என்ற காப்பியம் தோன்றியது. உண்டி கொடுத்தோர் உயிர் கொடுத்தோர் என்பதே மணிமேகலையின் ஸாரம்.

ஆற்றுனாக்கு அளிப்போர் அறவிலை பகர்வோர்
ஆற்றா மாக்கள் அறும்பசி களைவோர்
மேற்றே உலகின் மெய்நெறி வாழ்க்கை
மண்திணி ஞாலத்து வாழ்வோர்க்கு எல்லாம்
உண்டி கொடுத்தோர் உயிர் கொடுத்தோரே

என சாத்தனார், மணிமேகலை பாத்திரம் பெற்றக் காதையில் குறிப்பிடுகிறார்.

அமுதசுரபியைக் கொண்டு அன்னம் பாலித்தவள் இந்தக் கதையின் நாயகி. ஆருயிர் மருந்தாக உணவு அமுதசுரபியிலிருந்து உருவாயிற்று. அந்த உணவு வயிற்றுப் பசியைத் தீர்த்தது என்று குறிப்பிடுகிறார்.

வயிற்றின் நிலையைப் பற்றி ஔவையார் மேலும் குறிப்பிடும் போது,

ஒருநாள் உணவை ஒழியென்றால் ஒழியாய்
இருநாளுக்கு ஏலென்றால் ஏலாய் – ஒருநாளும்
என்னோ வறியாய் இடும்பைகூர் என்வயிறே
உன்னோடு வாழ்தல் அரிது.

‘ஒரு நாளைக்கு உணவை வேண்டாம், பட்டினி இரு என்று சொன்னால் இருக்க மாட்டாய். இரண்டு நாட்களுக்கு உள்ள உணவை சேர்த்து சாப்பிடு என்று சொன்னாலும் நீ ஏற்றுக் கொள்ள மாட்டாய். ஒரு நாளும் என்னுடைய நோயையும், வலியையும், வருத்தத்தையும் நீ அறிய மாட்டாய். துன்பம் நிறைந்த வயிறே உன்னோடு கூடி வாழ்தல் அரிது’

என்று வயிற்றைப் பற்றிக் குறிப்பிடுகிறார்.

பசி, பிணிகளைப் பற்றிக் குறிப்பிடும் போது மணிமேகலை,

குடிபிறப்பு அளிக்கும் விழுப்பம் கொல்லும்
பிடித்த கல்விப் பெரும்புணை விடூஉம்
நாண்அணி களையும் மாண்எழில் சிதைக்கும்
பூண்முலை மாதரொடு புறங்கடை நிறுத்தும்
பசிப்பிணி என்னும் பாவி.

(மணிமேகலை பாத்திரம் பெற்ற காதை)

பசிப்பிணி எனும் பாவி குடிப்பிறப்பை அழிக்கும், புகழைக் கெடுக்கும், கல்வியை நீக்கும், மகளிரோடு பிறருடைய வீட்டு புறங்கடைகளில் நிறுத்தும். இந்த கொடுமைகளையெல்லாம் பசி செய்யும் என்று குறிப்பிடுகிறார். ஒரு மனிதனிடம் இருக்கின்ற நல்லொழுக்கத்தைப் பசி அழித்துவிடும் என்பதால் சீத்தலைச் சாத்தனார் பசியைப் பாவி என்கிறார்.

அற்றார் அழிபசி தீர்த்தல் அஃதொருவன்
பெற்றான் பொருள் வைப்புழி.   (குறள் 226)

இங்கு வள்ளுவர் பசியை அழி பசி, அழிக்கின்ற பசி, உயிரை அழிக்கின்ற பசி என்று விவரிக்கிறார்.

அக்னித் தத்துவம்

செரிக்கும் தன்மையை இந்தியர்கள் அக்னி தேவனாகவே கருதினார்கள். இதை வைச்வானரம் என்றும் அழைத்தார்கள். மனது, உள் உணர்வு, சிந்தனை உடல் அனைத்தும் அக்னியைச் சார்ந்துதான் இருக்கின்றன. இவை வாத, பித்த, கபங்களின் சமநிலையையும் அக்னியையும் சார்ந்தே இருக்கின்றன. நமது நாக்கு அக்னியுடன் நெருங்கிய தொடர்பு உடையதாக இருக்கிறது. அக்னி இல்லையென்றால் ஜீவிதம் இல்லை. பசி என்பது அக்னி சக்தியின் ஒரு வெளிப்பாடேயாகும். அக்னியை நாம் சரியான உணவை அளித்துப் பாதுகாக்க வேண்டும். பசித்த பின்பு உண்ண வேண்டும். நம் நாட்டில் உண்ணுதல் ஒரு பூஜையாகக் கருதப்படுகிறது. வெளிநாட்டில் சேர்ந்து சாப்பிடுவது ஒரு சமூக விஷயமாகக் *(Social event)* கருதப்படுகிறது. உணவு உண்பதற்கு முன் பிரார்த்தனை செய்வது இன்னும் அநேக வீடுகளில் வழக்கமாக உள்ளது. தனக்கு உணவளித்த இறைவனுக்கு நன்றி செலுத்திய பின்பு நான்குபேருக்கு உணவளிக்க வேண்டும் என்று நினைப்பது ஒரு உத்தமமான சிந்தனையாகும். உணவு புனிதமானது. தானங்களில் நிறைவைத் தரும் ஒரு சிறந்த தானமாக அன்னதானம் கருதப்படுகிறது. எனவே இது ஒரு ஆன்மீக வழிபாடாகவும் கருதப் படுகிறது.

அக்னியை, அங்கீயதே ஊர்த்வம் கச்சதே இதி அக்னி என்று சொல்கிறோம். இதற்கு மேல் நோக்கி செல்லும் தன்மை உடையது என்று பொருள். அக்னி ஜுவாலை எப்பொழுதும் மேல் முகமாகவே

இருக்கும். இது உஷ்ணம், தீக்ஷணம், லகு போன்ற குணங்களை உடையது. உணவைச் செரித்தல், உணவின் சக்திகளைக் கிரகித்தல், போஷாக்கு அளித்தல், ஜீரணித்தல், சுவையை அறிதல் போன்ற குணங்களெல்லாம் அக்னியைச் சார்ந்து இருக்கின்றன. ஒவ்வொரு திசுக்களிலும் ஏற்படும் பரிணாமம் அக்னியைச் சார்ந்தே இருக்கிறது. நோய் எதிர்ப்புத் தன்மை அக்னியைச் சார்ந்து இருக்கிறது. அக்னி நன்றாக சீராக இருக்கும்போது மனோ தைரியம், உற்சாகம், புத்திக் கூர்மை போன்றவை தோன்றுகின்றன. அக்னி சீர்கெடும்போது பயம், கோபம், குழப்பம் போன்றவை ஏற்படுகின்றன. ஹைட்ரோ குளோரிக் ஆசிட் (HCL), பெப்ஸின் *(Pepsin)* போன்றவை அக்னியின் சக்தி வடிவமே.

அக்னிக்கும் பித்தத்துக்கும் நெருங்கிய தொடர்பு உண்டு. பித்தத்தை அக்னியின் வாரிசு என்று குறிப்பிடலாம். அக்னிக்கு உடல் மனத் தன்மை உண்டு. உணவை செரிக்கச் செய்தல், எண்ணங்களைச் செரிக்கச் செய்தல் போன்றவை அக்னியின் குணங்களாகும்.

உணவானது அன்ன ரஸமாக மாற்றப்பட்டு ஜீவத்தன்மை பெறுகிறது. வெளிப்புறச் சூழலிலிருந்து அகத்திற்கு செல்லும் கற்பனைகள், எண்ணங்கள், அறிவு சார்ந்த விஷயங்கள், கிரகிக்கப் பட்டு ஞான அக்னியால் மறு உருவம் பெறுகின்றன; அல்லது பாதுகாக்கப்படுகின்றன. அக்னிக்கு 13 உட்பிரிவுகளும் 13 நிலைகளும் ஆயுர்வேதப் புத்தகத்தில் கூறப்பட்டுள்ளன.

ஜடராக்னி (1)

உ[illegible]லில் காணப்படுகின்ற அக்னித் தத்துவத்தை நாம் ஜடா[illegible]ி என்று குறிப்பிடுகிறோம். இது வயிற்றின் கீழ்ப்பகுதி களி[illegible]ுங்குடலுக்கு இடையிலும் காணப்படுகிறது.

[illegible]ா பூதங்களில் தேஜஸ் என்னும் குணத்தை அதிக மாக[illegible]ட்டது. திரவத் தன்மை இல்லாதது. வாயுவுடன் சேர்[illegible]வைச் செரிக்கச் செய்கிறது. உடலில் உள்ள மற்ற பித்த[illegible]இயக்குகிறது.

ந[illegible]ாகின்ற உணவைச் செரிக்கச் செய்கிறது. அக்னி தன்[illegible]தமாக வெளிப்படுத்திக் கொள்கிறது என்று சரகர் குறிப்ப[illegible]ார். நமது உடல் முழுவதும் அக்னி வியாபித்து இருக்[illegible] ஒவ்வொரு தாதுவிலும் அக்னியின் தன்மை காணப்[illegible]றது. தோஷ தாது மல இயக்கத்திற்கு அக்னி ஏதுவா கிறது. இந்த அக்னியானது உணவினாலும் செயலினாலும் தட்ப வெப்ப நிலைகளினாலும் மனஅழுத்தத்தினாலும் மாறுபாடு அடைகிறது.

நிஜரோகங்கள் எனப்படும் *Metabolic disorders* முழுவதும் அக்னியின் சீர்கேட்டினாலேயே உருவாகின்றன. உடலைக் காயம் என்று அழைப்பதுண்டு. காயம் என்ற சொல் சிஞ்சயனே என்ற வடமொழி மூலத்திலிருந்து வந்தது. காயம் என்ற சொல்லுக்கு அக்னி என்றே பொருள். உடலில் இருக்கின்ற ஜடாராக்னியை காயம் என்று குறிப்பிடுவார்கள். இந்த அக்னியைச் சமநிலைப்படுத்துவதற்காக உருவாக்கப்பட்ட சிகிச்சையே காய சிகிச்சை ஆகும். காயம் என்றால் இங்கே வெட்டுக்காயம் என்று பொருள் கொள்ளக் கூடாது.

பூதாக்னி (5)

பிருத்வி, அப்பு, தேஜஸ், வாயு, ஆகாசம் என்ற பஞ்ச பூதங்களிலும் அக்னி உள்ளது. இது கல்லீரலில் (பூதாக்னி) காணப் படுகிறது. ஜடராக்னியினால் வயிற்றில் உணவு செரிக்கப்பட்டு பஞ்ச அக்னியால் கல்லீரலில் நுண்ணிய செரிமானம் செய்யப்படுகிறது.

தாதுவாக்னி (7)

ஒவ்வொரு தாதுவிலும் அக்னி உள்ளது. உடலில் ஏழு தாதுவாக்னிகள் உள்ளன. இவை மற்ற தாதுக்களை உருவாக்கு வதற்குக் காரணமாகின்றன. இவை அல்லாமல் காமத்தின் அக்னியை காமாக்னி என்றும், ஞானத்தின் அக்னியை ஞானாக்னி என்றும் குறிப்பிடுவார்கள்.

அக்னியின் நிலை, அக்னியின் குணம் இரண்டுமே முக்கிய மானது. பித்தத்தை வஸ்துவாகவும் அக்னியைச் சக்தியாகவும் *(Matter & Energy)* குறிப்பிடலாம். அக்னியும் பித்தமும் ஒன்றே. அக்னியின் நுண்ணிய வடிவத்தையே தேஜஸ் என்று குறிப்பிடு கிறோம். பித்தத்திற்கு ஸ்தூலமான ஒரு வடிவம் உண்டு. அக்னி ஸூக்ஷ்மமானது. அதிலும் ஸூக்ஷ்மமானது தேஜஸ். நோய் எதிர்ப்புத் தன்மை என்ற வியாதிக்ஷமத்வம் அக்னியைச் சார்ந்தே இருக்கிறது.

அக்னி இல்லாமல் பித்தம் இல்லை, பித்தம் இல்லாமல் அக்னி இல்லை. சூரியன் உச்சக் கட்டத்தில் இருக்கும்போது அக்னியானது உடலில் அதிகமாகச் செயல்படுகிறது. இந்த நேரத்தில்தான் நமக்குப் பசி அதிகமாக இருக்கின்றது. வயிற்றில் உணவில்லாமல் இருக்கும்போது அக்னி அதிகமாகக் காணப்படுகிறது. ஓஜஸ் உற்பத்திக்கும் அக்னி அதிகமாகத் தேவைப்படுகிறது. ஓஜஸிலும் அக்னி உள்ளது. சுய சிந்தனைக்கு அக்னி தேவைப்படுகிறது.

அக்னி சீராக இருக்கும் போது செரித்தல், மலம் வெளியேறுதல், திசுக்களின் உற்பத்தி, இரத்தஓட்டம், சக்தி, நோய் எதிர்ப்புத் தன்மை, நிறம், வர்ணம், உடலின் கந்தம், மூச்சுவிடும் தன்மை, புத்திசாலித்தனம், உற்சாகம், புலன்கள் செயல்பாடு போன்றவை சீராக நடைபெறுகின்றன.

அக்னி கெட்டுப்போகும்போது இவை எல்லாம் மாறுபடு கின்றன. ஆஹாரம் சரியாகச் செரிக்காமல் ஆமம் எனும் நச்சுத்தன்மை உருவாகிறது. இது புளித்துப் போகிறது. இந்த புளிப்புத்தன்மை உடலில் பரவி பல நோய்களை உருவாக்குகின்றது. இதனால் *oxidative damage* என்று சொல்லக்கூடிய *programmed cell death* (திசுக்களின் அழிவு) ஏற்படுகிறது. கண்டதைச் சாப்பிடுவது, கண்ட நேரத்தில் சாப்பிடுவது, அதிகமாகச் சாப்பிடுவது, சாப்பிடாமல் இருப்பது, அதிகமாக உறங்குவது, கோபம், பயம், அதிகமாக மதுபானங்களை அருந்துவது போன்றவை அக்னியைக் கெடுக்கின்றன.

> அக்னி மூன்று தோஷங்களைக் கெடுக்கும், மூன்று தோஷங்களும் அக்னியைக் கெடுக்கும்.

உடலில் ஆமம் எனும் நச்சுத்தன்மை சேரச் சேர பல நோய்கள் உருவாகின்றன. உடலில் எவ்வாறு பசி ருசி இல்லாமல் இருக்கிறதோ அதுபோல் மனதில் அக்னி சீராக இருக்கும்போது மனத்தெளிவும் உணர்ச்சிகளின் கட்டுப்பாடும் ஒரு மனிதனுக்கு இருக்கும். அக்னியின் நிலையை நாம் ஒருவனுடைய நாக்கைப் பார்த்தும் அறியலாம்.

அஜீரணம்

மந்தாக்னி (Dyspepsia spectrum)

கபத்தினால் மந்தாக்னி ஏற்படுகிறது. அக்னி மந்தமாக உள்ளதால் உணவைச் செரிக்க அதிக நேரம் தேவைப்படும். சாப்பிடாவிட்டாலும் பசி ஏற்படுவதில்லை. இதனுடன் சளி, ஜலதோஷம் காணப்படலாம். எச்சில் அதிகமாக ஊறும். இரத்த ஓட்டம் குறையும். கால் நீர், உடல் எடை, கொழுப்பு, சர்க்கரை நோய்கள், சோம்பேறித்தனம் போன்றவையும் ஏற்படும். பேராசை, பற்று, தன்னுடையது என்ற உணர்வு போன்றவை அதிகரிக்கிறது. நாக்கில் வெண்மை நிறம் வெளிப்படுகிறது.

கபத்தின் மந்தம், குரு குணங்களை இதில் காணலாம். லகு உணவுகளை உட்கொள்ளத் தோன்றும். கசப்பு உணவில் நாட்டம் ஏற்படும். வாந்தி எடுக்கும் உணர்வு ஏற்படலாம். வயிற்றில் கனத்தன்மை காணப்படும். கை கால்களில் கனத்தன்மையும் சோர்வும் காணப்படும். மனது மந்தமாகக் காணப்படும். உற்சாகக் குறைவு ஏற்படும். வாழ்க்கையில் உற்சாகம் குறையும்.

குளிர்ச்சியான உணவுகளை உண்ணுதல், மோசமான உணவுகளை உண்ணுதல், அதிகமாக உண்ணுதல், தவறான முறையில் உண்ணுதல், தூக்கத்தில் வேறுபாடு, இயற்கையின் வேகத்தைத் தடுத்தல், அதிகமான காம இச்சை, மன சந்தேகம், வருத்தம் போன்றவை அஜீரணத்தை ஏற்படுத்துகின்றன.

டாக்டர் எல். மகாதேவன்

மந்தாக்னி கபத்தினால் வருவது. இது பல காரணங்களினால் ஏற்படுகிறது. அதிகமாக மருந்துகள் சாப்பிடுதல், சோக நிலை, கல்லீரல் சரியாக வேலை செய்யாமை, *Aspirin* போன்ற வலி நிவாரணிகளைப் பயன்படுத்துதல். மனச்சோகம் இவற்றால் வருகிறது. கப பிரக்ருதிகளுக்கு பொதுவாக பசி ஏற்படுவதில்லை. அவர்களுக்கு பசியைத் தாங்கும் சக்தி உண்டு. *Early satiety, non ulcer dyspepsia* உடன் இதை ஒப்பிடலாம்.

இதற்கு கடுரஸமான உணவுகள் நல்லது. உபவாஸம் இருக்கலாம். உஷ்ணமான மருந்துகள் நல்லது. சுக்கு, மிளகு, திப்பிலி, பஞ்ச கோலம், பஞ்சகோலாஸவம், ஜீரகாரிஷ்டம் போன்றவை நல்ல பலன் அளிக்கின்றன.

தீஷ்ணாக்னி *(Acidity spectrum)*

பித்தத்தினால் தூண்டப்பட்ட அக்னியானது தீவிரமாகச் செயல்படுவதற்கு தீக்ஷ்ணாக்னி என்று பெயர். இங்கு ஜீரணத் தன்மை அதிகமாக இருக்கிறது. இதன் காரணமாக வழக்கத்திற்கு அதிகமாக உணவு உட்கொள்ள நேரும். வயிறு எரிச்சல், புளிப்புத் தன்மை ஏற்படுகிறது. வயிற்றுப் புண், சர்க்கரையின் அளவு திடீரென குறைதல், பெருங்குடல் புண், வயிற்றுப்போக்கு போன்றவை ஏற்படுகின்றன. வாந்தியும் ஏற்படலாம். கோபம் அதிகமாக வரும். வெறுப்புத் தன்மை அதிகமாக வரும். நாக்கில் சிவந்த நிறம் காண்பதற்கான வாய்ப்புண்டு.

விதக்தம் எனும் பித்தாஜீரணம் சீதளமான ஆகாரங்கள், திரவங்கள், சுற்றுச்சூழல் போன்றவற்றால் சமனம் ஏற்படும். வயிற்றில் உஷ்ணத் தன்மை அதிகரிப்பதால் ஸரகுணம் அதிக ப்பட்டு வயிற்றுபோக்கு ஏற்படும். இதனால் அக்னி மந்தம வாய்ப்புண்டு.

ல ஆஹாரங்கள் நல்லது. கசப்பு மற்றும் துவர்ப்பு நல்லது யாதி கஷாயம், திராக்ஷாதி கஷாயம், மதுயஷ்டியாதி கஷாய விபத்தி சூரணம், சந்தனத்தினால் காய்ச்சிக் குளிரா ட தண்ணீர் மிகவும் நல்லது.

தீக் க்னி என்பது பித்த துஷ்டியினால் வருகிறது. இதை *reflex oeso s, direct oesophagitis, acid peptic disease, gastritis, duodenitis* போன்ற டன் ஒப்பிடலாம். கட்டிகளாகிய *zollinger ellison syndrome* ன்ற நோய்களிலும் தீக்ஷ்ணாக்னி காணப்படும்.

விஷமாக்னி *(Intestinal motility disorder spectrum)*

இது வாயுவினால் ஏற்படுகிறது. சில நேரங்களில் உணவில் விருப்பமும், சில நேரங்களில் வெறுப்பும் தோன்றுகிறது. மலச்சிக்கல் காணப்படுகிறது. வயிற்று வலி ஏற்படுகிறது.

சிறிய அளவு சாப்பிட்டாலும் வாயு உருவாகிறது. கொஞ்சம் சாப்பிட்ட பின் வயிறு ஊதியது போன்ற உணர்வு ஏற்படுகிறது. உஷ்ணமான உணவுகளைச் சாப்பிடவேண்டும் போன்ற எண்ணம் ஏற்படுகிறது. தோல் வறண்டு போதல், கை கால்களில் வலி, முதுகுவலி, தூக்கமின்மை போன்றவையும் ஏற்படுகின்றன.

அக்னி விஷமமாக ஒழுங்கற்ற தன்மையில் இருக்கும்போது மன பயம், பதற்றம் போன்றவையும் ஏற்படுகின்றன. நாக்கில் கருமை நிறம், பழுப்பு நிறம் காணப்படும். இது பல் ஈறுகளிலும் காணப்படும்.

இந்த அஜீரணம் மிகவும் மாறுபாட்டுடன் காணப்படும். இதில் அடிக்கடி அக்னியைச் சீர்செய்ய வேண்டியிருக்கும். பழச்சாறுகள் இதற்குப் பலனளிக்கும். கஞ்சி வகைகள் சிறந்தது. புளிப்பு, உப்பு, கார வகைகள் சிறந்தது. இஞ்சி மிகவும் உகந்தது. குறுகிய காலத்திற்கு உபவாஸம் இருக்கலாம். சுக்கு, கொத்தமல்லியினால் காய்ச்சப்பட்ட தண்ணீர் உதவும். இந்துகாந்த கஷாயம், ஹிங்குவசாதி குளிகா, நயோபாயம் லேகியம் போன்றவை சிறந்தது.

விஷ்டபதாஜீரணம் என்று நாம் வாதத்தின் அஜீரணத் தன்மையைக் கூறுவோம்.

இந்த நிலையில்லா நிலை நிலைத்து இருக்கும். மலம் இறுகிப் போகும் அல்லது இளகிப் போகும். ஆம நிலை காணும் அல்லது மாறுபட்டு இருக்கும். பசி வரும் அல்லது வராமல் போகும். அஜீரணம் காணப்படும். கீழ் வாயு மிகுந்து தொந்தரவு அளிக்கும். உஷ்ணமான உணவுகளைச் சாப்பிட வேண்டும் என்ற எண்ணம் காணப்படும்.

சில நேரம் மந்தமாகவும், சில நேரம் சரியாகவும், சில நேரம் தீக்ஷ்ணமாகவும் காணப்படும். மனம் சார்ந்த நோய்களிலும், மன அழுத்தத்திலும் இது ஏற்படும். *Irritable bowel syndrome* போன்ற நோய்களில் அக்னியின் தன்மை மாறுபட்டுக் காணப்படும்.

உணவும் அக்னியும்

அக்னியைப் பாதுகாக்க அறுசுவை நிறைந்த உணவுகளை உண்ண வேண்டும். சூடாக சமைக்கப்பட்ட உணவுகளை உண்ண வேண்டும். உணவு எளிமையாக இருக்க வேண்டும். நான்கு முதல் ஆறு மணி நேர இடைவெளியில் உண்ண வேண்டும். நொறுக்குத் தீனிகளை உண்ணக் கூடாது. இது அக்னியைக் கெடுக்கிறது. குளிர்ந்த கனமான ஆகாரங்களைத் தவிர்ப்பது நல்லது. கடுரஸம், புளிப்பு, உப்பு ஆகிய சுவைகள்

அக்னியின் தன்மையை அதிகரிக்கிறது. சாப்பிடுவதற்கு முன் சிறிய கசப்பு சுவையுடைய ஆகாரங்கள், காய்கறிகள் உண்பது, வயிற்றில் இருக்கின்ற நச்சுத் தன்மைகளை மாற்றுகின்றன. இஞ்சி, மஞ்சள், குறுமிளகு, லவங்கப்பட்டை அக்னியை அதிகரிக்கச் செய்கின்றன. இடையிடையே உபவாசம் இருப்பதும், பழச்சாறுகளைக் குடிப்பதும் அக்னியைச் சீராக்குகின்றன. சர்க்கரை நோயாளிகளுக்கு இது பொருந்தாது. எலுமிச்ச பழச்சாற்றில் உப்பு போட்டுக் குடிப்பது அக்னியைச் சுத்தி செய்கிறது. அக்னியைச் சீராக்குவதில் இஞ்சிக்குப் பெரும்பங்கு உண்டு.

உடல் உஷ்ணத்திற்கு ஏற்றவாறு உணவும் இருக்க வேண்டும். பழங்களிலும் பழச்சாறுகளிலும் பிராண சக்தி நன்றாக உள்ளது. சூரியன் உச்சக் கட்டத்தில் இருக்கும்போது நாம் முக்கியமான உணவை (மதிய உணவு) எடுக்க வேண்டும். சாப்பிடும்பொழுது மூச்சை இலகுவாக சிரமமில்லாமல் விடவேண்டும். உணவை மகிழ்ச்சியுடன் சாப்பிட வேண்டும். அமைதியாகச் சாப்பிட வேண்டும். உணர்வுடன் சாப்பிட வேண்டும். இயற்கை உணவே சிறந்தது. பெட்டியில் அடைக்கப்பட்ட உணவுகளைத் தவிர்க்க வேண்டும். எண்ணெயில் வறுத்த உணவுகளைத் தவிர்க்க வேண்டும். மோர் நிறைய அருந்தலாம்.

> சிறுபயறு, நாரத்தங்காய், மோர், கறிவேப்பிலை, சேனைக்கிழங்கு இவை வயிற்றுக்கு மிகவும் உத்தமமான ஸாத்மீக (ஒத்துக்கொள்ளும்) உணவுகளாகும்.

...ர்களைச் சீனியைத் தவிர்க்க வேண்டும். தவிடு நீக்கப்பட்ட மா... ந் தவிர்க்க வேண்டும். அடிக்கடி அசைவ உணவுகள் சாப... தத் தவிர்க்க வேண்டும். காப்பி, டீ அளவுடன் குடி... லது. பேசிக்கொண்டு, படுத்துக்கொண்டு, தொலைக் காட... பார்த்துக்கொண்டு சாப்பிடுவது தவறு.

...ன்றாக இருக்கின்ற ஒருவருக்கு உணவு சீராக செரிக்... பு வெளியேறும். ஆமம் உருவாகாது. மனத்தெளிவு ஏற்படு...

மை... r வேவ் ஓவனில் சமைப்பது இயற்கையாக காணப் படும் என... ம்களை அழிக்கிறது என்ற ஒரு கருத்து நிலவுகிறது. பச்சைத் ... ரங்களில் பிராண சக்தி அதிகம் உள்ளது. இதில் பச்சையம் ...னும் குளோரோபில் உள்ளது. மூச்சுக் காற்று ஒரு மனிதனுடைய ஆசிட் ஆல்கலைன் – *PH* தன்மையை மாற்றுகிறது. மூச்சுக் காற்றின் மூலம் புளிப்புத் தன்மையுடைய நம்முடைய அகத்தன்மையை காரத் தன்மையுடையதாக மாற்ற முடியும்.

அளவறிந்து உண்ணல் எனும் மாத்ராசிதீயம்

அற்றது அறிந்து கடைப்பிடித்து மாறல்ல
துய்க்க துவரப் பசித்து (குறள் 944)

என்கிறார் திருவள்ளுவர். முன்பு சாப்பிட்டது செரிந்ததை உணர்ந்து உடம்புக்கு ஏற்றுக்கொள்ளாத உணவை ஒதுக்கி நன்றாக பசி எடுத்த பிறகே சாப்பிட வேண்டும் என்பது பொருள். இதனை கூறும்போது அஷ்டாங்க ஹிருதயத்தில் 'மாத்ர அசிதீயம்' என்ற ஒரு அத்தியாயம் நினைவுக்கு வருகிறது. அளவுடன் உண்ணல் என்பது இந்த அத்தியாயத்திற்குப் பெயர். மாத்திரை என்பது தக்க முறைப்படி சாப்பிடுதல் என்று பொருள். பொதுவாக தகாத இடத்தில் கூடாதவர்களுடன் சாப்பிடக் கூடாது. தகாத உணவுக் கலவைகளைச் சாப்பிடக் கூடாது. அளவைக் கூட்டியோ குறைத்தோ சாப்பிடக் கூடாது. அஜீரண நிலையில் சாப்பிடக் கூடாது. ஹிதமும் அஹிதமும் கலந்து சாப்பிடக் கூடாது. அளவைக் குறைத்துச் சாப்பிடக் கூடாது. இதையே

மாறுபாடு இல்லாத உண்டி மறுத்துண்ணின்
ஊறுபாடு இல்லை உயிர்க்கு (குறள் 945)

என்று குறள் கூறுவதை நாம் காணலாம்.

மாறுபாடு இல்லாத என்றால் ஒன்றுக்கொன்று ஒத்துக்கொள்ளும் தன்மை இல்லாத, விருத்தம் இல்லாத உணவுகளை மனம் விரும்பிய அளவு உண்ணாமல் மறுத்து சிறிதளவு ஜீரணிக்கும் அளவு உண்டால் பல நோய்களிலிருந்து நாம் விடுபடலாம். இங்கு வள்ளுவர் விருத்த ஆஹாரம் என்னும் கருத்தைக் கூறியுள்ளார்.

மருந்தென வேண்டாவாம் யாக்கைக்கு அருந்தியது
அற்றது போற்றி உணின் (குறள் 942)

என்கிறது குறள். முன்பு உண்ட உணவு செரித்த பிறகு அதை உணர்ந்து, பிறகு தக்க அளவு உட்கொண்டால் உடம்பிற்கு மருந்து என்று ஒன்று வேண்டியதில்லை.

மிகினும் குறையினும் நோய் செய்யும் நூலோர்
வளிமுதலா எண்ணிய மூன்று (குறள் 941)

உணவும் செயல்களும் அதன் வாதம் பித்தம் கபம் என்ற மூன்று தோஷங்கள் மிகுந்தாலும் (விருத்தி) குறைந்தாலும் (க்ஷயம்) நோயை உண்டாக்கும் என்கிறார்.

அற்றால் அளவறிந் துண்க அஃதுடம்பு
பெற்றான் நெடிதுய்க்கு மாறு (குறள் 943)

உணவின் அளவு அறிந்து உண்ண வேண்டும். இதற்கு மாத்திரை என்று பெயர். அவ்வாறு உண்டால் நெடுங்காலம் ஒருவன் வாழலாம். இதில் ஆயுளுக்கும் அளவுடன் உண்பதற்கும் உள்ள தத்துவம் வலியுறுத்தப்படுகிறது. ஆஹாரம் அன்ன ரஸமாக ஆகி தாதுக்களாக மாறுகிறது. இதற்கு அளவு முக்கியமானதாகக் கருதப்படுகிறது.

இழிவறிந்து உண்பான்கண் இன்பம்போல் நிற்கும்
கழிபேர் இரையான்கண் நோய் (குறள் 946)

குறைந்த அளவு இன்னதென்று அறிந்து உண்பவனிடத்து இன்பம் நிலை நிற்பதுபோல மிகவும் அதிக அளவு உண்பவனிடத்து நோய் நிற்கும்.

தீயள வன்றித் தெரியான் பெரிதுண்ணின்
நோயள வின்றிப் படும் (குறள் 947)

பசித் தீயின் அளவின்படி அல்லாமல் மிகுதியாக உண்டால் அளவில்லாமல் நோய்கள் வரும் என்று குறள் உணவு கொள்ளும் முறையை வலியுறுத்துகின்றது.

கனமான உணவுகளை இரவில் அதிகம் சாப்பிடக் கூடாது. உண்ணும் அளவும் முக்கியம், உண்ணும் நேரமும் முக்கியம். இதனை ஆத்திச்சூடி மீதூண் விரும்பேல் என்று கூறுகிறது. காலத்தில் உண்ண வேண்டும். இதை கொன்றை வேந்தன் பாலோடு ஆயினும் காலம் அறிந்துண் என்று கூறுகிறது. மருந்தே ஆயினும் காலம் தவறி உண்ணக் கூடாது. அகாலம் ஒரு க்கியமான காரணம்.

சி நெல்லி இலைக்கறி பாகற்காய்
வெண்தயிர் கங்குல் அருந்திடில்
ஈ பூமகள் போயுடன் மூத்தவள்
சிக் கொஞ்சிக் குலாவி நடிப்பளே

என் வேக சிந்தாமணி.

நெல்லிக்காய், கீரை, பாகல், கஞ்சி, தயிர் இவற்றை இரவ ப்பிட்டால் மகாலெட்சுமி நீங்கிவிடுவாள் என்று இதற் பாருள். நீதிவெண்பா,

ஒரு போது யோகியே ஒண்தளிர்க்கை மாதே
இருபோது போகியே என்ப – திரிபோது
ரோகியே நான்குபோது உண்பான் உடல்விட்டுப்
போகியே என்று புகல்

என்கிறது.

ஒரு பொழுது சாப்பிட்டவன் யோகி, இரு பொழுது சாப்பிட்டவன் போகி, மூன்று பொழுது சாப்பிட்டவன் ரோகி, நான்கு பொழுது சாப்பிட்டால் அவன் இறந்து விடுவான் என்ற கருத்துடைய பாடல் காணக்கிடைக்கிறது. இங்கு சாப்பிடுவது, அதிகமாகச் சாப்பிடும் முறையைக் குறிக்கிறது. கொஞ்சமாக நிறைய உணவு இடைவெளியில் சாப்பிடவேண்டும் என்ற கருத்து தற்போது நிலவி வருகிறது. *Small frequent meals* சாப்பிடுவது சர்க்கரை நோயாளிகளுக்கு நல்லது என்பதையும் நாம் கருத்தில் கொள்ள வேண்டும்.

உணவு பிராண சக்தியும், இறைத் தன்மையும் வாய்ந்தது. இதனால்தான் மணிமேகலை சிறைக் கோட்டம், அரண் கோட்டம் ஆகிய காதைகளில்,

தெய்வம் தந்தது திப்பியம் ஆயது
யானைத் தீநோய் அரும்பசி கெடுத்தது
ஊன்உடை மாக்கட்கு உயிர்மருந்து இது

என்ற பாடல் வரிகள் மூலம் உணவே அருமருந்து என்று கூறுகிறார்.

உண்டி சுருங்குதல் பெண்டிர்க்கு அழகு என்று கொன்றை வேந்தன் கூறியது எத்தகைய ஒரு பெரிய விஷயம் என்பதை நாம் எண்ணிப் பார்க்க வேண்டும். இன்று நவீன மருத்துவத்தில் வயிற்றில் ஏற்படுகின்ற கொழுப்பு அல்லது தொப்பையைப் பற்றி அதிகமாகப் பேசுகிறார்கள். இதனால் கல்லீரலில் கொழுப்பு படியும் என்றும், கொழுப்பு அதிகமாகும்போது மாரடைப்பு, சர்க்கரை நோய், இடுப்பு வலி, பித்தப்பையில் கற்கள் போன்றவை வரும் வாய்ப்புகள் அதிகமாகும் என்றும் ஆராய்ச்சிகள் தெரிவிக் கின்றன. பொதுவாகப் பித்தப்பை கற்கள் கொழுத்த பெண்களுக்கு அதிகமாக வரும் வாய்ப்புண்டு. *Metabolic syndrome X* என்ற நவீன மருத்துவக் கண்ணோட்டத்தை அவர் சில நூற்றாண்டுகளுக்கு முன்பே எடுத்துக் கூறியுள்ளது பெரிய விஷயம் என்பதை நாம் நினைத்துப் பார்க்க வேண்டும். ஆண்களுக்கு இடுப்பு சுற்றளவு *90* செ.மீ.க்கு குறைவாகவும், பெண்களுக்கு *85* செ.மீக்கு குறைவாகவும் இருப்பது நலம்.

அண்டம் சுருங்கில் அதற்கோர் அழிவில்லை என்கிறது திருமந்திரம். இவ்வாறு உணவைப் பற்றிப் பல விஷயங்கள் கூறப்பட் டுள்ளன. கபம் அதிகமாக உள்ள இடத்தில் உபவாசத்தைப் பற்றி யும் குறிப்பிடப்பட்டுள்ளது. ஆத்திச்சூடியில் நுண்மை நுகரேல் என்று ஔவையார் கூறுகிறார். இதற்கு அடிக்கடி நொறுக்குத் தீனிகளைச் சாப்பிடக் கூடாது என்பதே பொருள். சுவையான உணவுகள் துன்பத்தைக் கொண்டு வரும் என்பதை வள்ளலார்,

இன்புறும் உணவு கொண்டபோ தெல்லாம்
இச்சுகத் தால்இனி யாது
துன்புறுங் கொல்லோ என்றுளம் நடுங்கிச்
சூழ்வெறு வயிற்றொடும் இருந்தேன்

என்கிறார்.

இன்பத்தை அளிக்கும் நல்ல உணவை உண்டபோதெல்லாம் இவ்வுணவின் தன்மையால் இனி எவ்வகையான துன்பம் உண்டாகுமோ என மனம் நடுங்கி வெற்று வயிற்றுடன் இருந்தேன். அதாவது வாய்ச் சுவைக்கு முக்கியத்துவம் தந்து, வயிற்றை நிரப்பி வாழும் நாட்களைக் குறைத்துக் கொள்வதைக் காட்டிலும், வெறும் வயிற்றுடன் இருப்பதே சாலச்சிறந்தது.

மேலும் கனமான பொருட்களை அரை வயிற்றுக்கும், லகுவானப் பொருட்களை சற்று அதிகமாகவும் சாப்பிடலாம் என்று ஆயுர்வேதம் குறிப்பிடுகிறது. அளவுக்கு மீறிய உணவு எல்லா தோஷங்களையும் கோபிக்கச் செய்கிறது. இதனால் பலவிதமான வயிற்று நோய்கள் உருவாகின்றன. அஜீரண நோய் உள்ளவர்கள் கடுமையான வயிற்று வலியால் பாதிக்கப்பட்டால் மருந்து சாப்பிடாமல் லங்கணமாக இருக்க வேண்டும் என்ற கருத்து காணக் கிடைக்கிறது. அஜீரணத்தால் மலம், மூத்திரத் தடை, குடல் வாட்டம், அபான வாயு தடை, வயிற்று பொருமல் போன்றவை ஏற்படும்.

கோபம், மனத்துயரம் போன்றவற்றாலும் செரிக்கும் தன்மை பாதிக்கப்படுகிறது. பத்தியமான உணவுடன் அபத்தியமான உணவைச் சேர்த்துச் சாப்பிடுவது சமாசனம் என்றும், உணவைச் சாப்ட உடன் மறுபடியும் சாப்பிடுவது அத்யசனம் என்ற ாலத்தில் அதிக அளவு அல்லது குறைந்த அளவு சாப்ட விஷமாசனம் என்றும் இந்த மூன்று விதமானதும் கொ என்றும், நோயை உண்டுபண்ணக் கூடியவை என்று பட்டுள்ளது.

உண் றை

- கமான உணவுகளை உண்ண வேண்டும்.
- மான உணவுகளை உண்ண வேண்டும்.
- உரிய காலத்தில் உண்ண வேண்டும்.
- எளிதில் செரிக்கக்கூடிய நெய்ப்பு, உஷ்ணம், இனிப்பு உள்ளவற்றை உண்ண வேண்டும்.

- அறுசுவை உள்ள உணவுகளை உண்ண வேண்டும்.
- நன்றாக மென்று சாப்பிட வேண்டும். அப்படியே விழுங்கக் கூடாது.
- குளித்துவிட்டுச் சாப்பிட வேண்டும்.
- சாப்பிடும்போது மூதாதையர்களை, தேவதைகளை, பெரியோர்களை நினைத்துச் சாப்பிட வேண்டும்.
- பிராணிகளுக்கும் உணவு அளிக்க வேண்டும்.
- உணவு உட்கொள்ளும்போது பேசக் கூடாது.
- உணவு உட்கொள்ளும்போது கோபப்படக் கூடாது.
- உணவு உட்கொள்ளும்போது எழுந்திருக்கக் கூடாது.
- உணவை அளிப்பவர்கள் அன்பும் கருணையும் சுத்தமும் உடையவர்களாக இருக்க வேண்டும்.
- உணவு சற்றுத் திரவமாக இருக்க வேண்டும்.

இது போன்றவை அஷ்டாங்க ஹிருதயத்தில் கூறப்பட்டுள்ளன.

கூடாத உணவுகள்

தீய உணவுகள், கெட்டுப்போன உணவுகள், அதிகமான உப்பு சேர்ந்த உணவுகளை உட்கொள்ளக்கூடாது. தயிர், சமைக்காத முள்ளங்கி, பன்றி, செம்மறி ஆடு, பசு போன்றவற்றின் மாமிசம் போன்றவற்றைச் சாப்பிடக் கூடாது. உளுந்து, மொச்சை, சிறுகடலை போன்றவற்றை அளவுடன் பயன்படுத்த வேண்டும் என்ற குறிப்பும் காணக் கிடைக்கிறது.

தொடர்ந்து சாப்பிடக்கூடியவை

சம்பா அரிசி, கோதுமை, யவை, அறுபதாம் குருவை, ஆட்டு மாமிசம், ஆரைக் கீரை, இளம் முள்ளங்கி, நெல்லிக்காய், திராட்சை, புடலங்காய், வெல்லம், சிறுபயறு, சுத்தமான நீர், பால், நெய், மாதுளம்பழம், இந்துப்பு போன்றவற்றை சாப்பிடலாம்.

வாழைப்பழம், பலாப்பழம், மோதகம் முதலியவற்றை முதலில் சாப்பிட வேண்டும். புளிப்புள்ளவற்றை நடுவில் சாப்பிட வேண்டும். கசப்பாக உள்ளவற்றை கடைசியில் சாப்பிட வேண்டும். இரைப்பையின் பாதி அளவு கட்டியான உணவுகளாலும் கால் பாகம் திரவங்களாலும் நிரப்ப வேண்டும். மிகுதியான கால் பாகத்தை வாயுவிற்கும், அதன் அசைவிற்கும் விட்டுவிட வேண்டும்.

டாக்டர் எல். மகாதேவன்

அனுபானம்

அனுபானம் என்பது உணவை நன்றாகச் செரிக்கச் செய்து உடம்பில் கிரகிக்கச் செய்கிறது. கோதுமை உணவிற்கு குளிர்ந்த ஜலத்தை அனுபானமாக உட்கொள்ள வேண்டும். தயிர் சாதத்திற்குக் குளிர்ந்த ஜலம் அனுபானம் ஆகும். பயறு முதலிய வற்றிற்குத் தயிர்த் தெளிவு, மோர் முதலியவை அனுபானமாகும். நீருடன் தேன் சேர்த்துப் பருக உடல் இளைக்கும் என்ற நம்பிக்கை உள்ளது. மிகவும் சோர்வு அடைந்தவர்களுக்கு பால் சிறந்த அனுபானமாகும்.

கழுத்துக்கு மேற்பட்ட நோய்கள், சுவாச நோய்கள், உரக்ஷதம், பீனஸ நோய்கள், பாடுதல், பேசுதல், குரல் கம்மல் போன்ற நிலைகளில் அனுபானம் தவிர்க்கப்படுகிறது.

மேக நோய்கள், கண் நோய்கள், தொண்டை நோய்கள், நாட்பட்ட புண்கள் உள்ளவர்கள் அதிகமாக பானம் செய்வதில்லை. சாப்பிட்டபின் வெயிலில் இருத்தல், வண்டியில் பிரயாணம் செய்தல், வேகமாக வேலைகளைச் செய்தல் போன்றவற்றைத் தவிர்ப்பது நல்லது

நவீன மருத்துவம் கூறும் ஆரோக்கியமான உணவுப் பழக்கங்கள்

புறநானூறு போன்ற நூல்களில் உணவைக் குறிப்பிடும் பொழுது வெள்ளை சோளம், சிவப்புச் சோளம், கருஞ்சோளம், அ... பு, கருந்திணை, செந்திணை, பைந்திணை, பெருந்திணை, சிறு... , கேப்பை, வரகு, குதிரைவாலி, பெருஞ்சாமை, செ... சாமை போன்ற தானியங்கள் குறிப்பிடப்பட்டுள்ளன. இவ... ன்செய் தானியங்கள் என்று பெயர்.

...ழை, கரும்பு எல்லாம் நன்செய். மற்றவை புன்செய். பழை... ந்தில் புன்செய் உணவுகளாகிய கம்பு உருண்டை, உளுந்... கேப்பைக் களி உண்டனர். அது இன்று அறவே மறைந்... டது.

ப... காலத்தில் கிராமங்களில் கம்பை குத்திப் புடைத்து உண்பா...ர். சாமை, குதிரைவாலி, திணை, வரகு எல்லாம் காணாமல் போய்விட்டன. மராட்டிய மாநிலத்தில் இது இன்றும் உள்ளது. கர்நாடகத்தில் கிருஷ்ணராஜ சாகரம் அருகே கபினி அணை கட்டப்பட்டு புன்செய் நிலங்கள் சதுப்பு நிலமாக மாற்றப்பட்டு நெல்லும் கரும்பும் ஆக்கிரமித்து கொண்டுவிட்டன.

ஆரோக்கியமான உணவுகளை உண்ண வேண்டும் என்பதும், இது உடல்நிலையில் முக்கிய பங்கு வகிக்கிறது என்பதும், எல்லா கலாச்சாரத்திலும், எல்லா நாட்டிலும் காணப்படும் ஒரு கொள்கையாகும். உணவானது மனதிற்கு நிறைவையும் சக்தியையும், ஆரோக்கியத்தையும் தரும்படியானதாக இருக்க வேண்டும். நவீன மருத்துவர்கள் கலோரி என்ற கண்ணோட்டத்தில் உணவைப் பிரித்துப் பேசுகிறார்கள். ஆயுர்வேதம், அறுசுவை என்ற தத்துவத்தின் கீழ் உணவைப் பற்றிப் பேசுகிறது.

இருதய நோய்கள், புற்று நோய்கள், மதுமேஹ நோய்கள் போன்றவை தவறான உணவுப் பழக்கத்தினால் உண்டாகி அதிகப்படுகின்றன என்பது ஆராய்ச்சி கூறும் முடிவாகும். கீழே காணும் தத்துவங்களின் மூலம் நாம் தவறான உணவுப் பழக்கங்களைத் தெரிந்துகொள்ளலாம்.

ஒரு மனிதனுக்கு சராசரி 2000 கலோரி அளவு தேவைப் படுகிறது. கலோரி என்று சொன்னால் சக்தி என்று புரிந்து கொள்ளலாம். நாம் பலவிதமான உணவுகளை, தானியங்களை, பழங்களைக் கலந்து சாப்பிட வேண்டும். அதிகமாக ஹோட்டல்களில் சாப்பிடக்கூடாது. பழங்களையும் பருப்பு வகைகளையும் நார்ச்சத்துள்ள உணவுகளையும் அதிகம் சேர்த்துக் கொள்ள வேண்டும். ஒரு நாளைக்கு 2 முதல் 3 லிட்டர் வரை தண்ணீர் அருந்த வேண்டும். உப்பு உணவில் எவ்வளவு முடியுமோ அவ்வளவு குறைக்க வேண்டும். ரஸ விமானம் அத்தியாயத்தில் உப்பு அபிஷ்யந்தி என்றும், பாஹ்லீக (காஷ்மீர்) தேசத்தில் உள்ளவர்கள் உப்பு சாப்பிட்டு இளநரை போன்ற நோய்களைப் பெற்றார்கள் என்றும், உப்பானது சோபம் போன்ற நோய்களை ஏற்படுத்தும் என்றும் சரகர் குறிப்பிட்டிருப்பதை நினைவில் கொள்ள வேண்டும்.

ஒரு நாளைக்கு 2.5 கிராம் முதல் 3 கிராம் உப்பு ஒரு மனிதனுக்குப் போதுமானது. உணவைச் சாப்பிட்டால் மட்டும் போதாது, உடம்புக்கு அசைவு கொடுத்துக் கொண்டே இருக்க வேண்டும். வியாயாமம் (உடற்பயிற்சி) உடம்புக்கு மிகவும் முக்கியமானதாகும். உணவை நன்றாக மென்று சாப்பிட வேண்டும். உணவு சாப்பிடும்பொழுது மனப்பரபரப்பைத் தவிர்க்க வேண்டும். சிறிய உணவுகளைப் பல தடவைகளாக சாப்பிடுவது இப்பொழுது முக்கியத்துவம் அடைந்து வருகிறது. வெள்ளை தானியங்கள், வெள்ளை மைதா, வெள்ளை அரிசி, வெள்ளைச்சீனி போன்றவை மோசமான மாவுப் பொருட்களாகக் கருதப்படுகின்றன. இவை திடீரென்று இரத்தத்தில் சர்க்கரையின்

அளவைக் கூட்டி சர்க்கரை நோயை உண்டாக்குகின்றன. Complex carbohydrate என்று சொல்லக்கூடிய மாவுப்பொருட்கள் உடலுக்கு நன்மையைச் செய்கின்றன. தானியங்கள், பீன்ஸ், பழ வகைகள், காய்கறிகளில் சேனை, கைக்குத்தல் அரிசி போன்றவை Complex carbohydrate ஆக நாம் குறிப்பிடலாம். தானியங்களை உடைத்து தவிடு நீக்காமல் மொத்த தானியங்களைப் பயன்படுத்துவது சாலச்சிறந்ததாகும்.

நார்ச்சத்து உள்ள உணவுகளைத் தாராளமாக எடுத்துக் கொள்ள வேண்டும். பீன்ஸ், பழங்கள், ஓட்ஸ் போன்றவை நார்ச்சத்துள்ள உணவுகளுக்கு உதாரணமாகும். ஒரு நாளைக்கு 30 கிராம் நார்ச்சத்துள்ள உணவை எடுத்துக் கொள்வது சிறந்தது. பச்சைக் காய்கறிகளில் வைட்டமின், தாதுப் பொருட்கள் போன்றவை இருப்பதால் அவற்றை நன்றாகப் பயன்படுத்த வேண்டும். வெள்ளைச் சீனியை அறவே தவிர்ப்பது நல்லது. உரம்போடாத காய்கறிகள் கிடைத்தால் அதைவிட நல்லது. கொட்டைகளில் பாதாம் பருப்பு தினசரி 2 அல்லது 3 சாப்பிடலாம். பாத்திரத்தில் அடைக்கப்பட்ட உப்பு சேர்த்த வறண்ட உணவுகளாகிய பிஸ்கட் போன்றவற்றைத் தவிர்ப்பது நல்லது. தினமும் 10 நிமிடமாவது வெயிலில் நிற்பது நல்லது. உறைகின்ற எண்ணெய்களாகிய தேங்காய் எண்ணெய், நெய் போன்றவற்றை அளவுடன் பயன்படுத்துவது நல்லது. நல்லெண்ணெயே நல்ல எண்ணெய் ஆகும். பழச்சாறுகளை சீனி சேர்க்காமல் குடிக்க வேண்டும்.

வாத பித்த கபம் அடிப்படையில் உணவு வகைகள்

வாதம்

பழங்கள்

தவிர்க்கவும்	சாப்பிடவும்
ஆப்பிள் (பச்சையாக)	ஆப்பிள் (சமைத்தது), வாழைப் பழம், தேங்காய், பேரிச்சம் பழம், அத்திப்பழம் (புதிது), மாதுளை, தர்பூசணி, ஆரஞ்சு, பப்பாளி, அன்னாசி, உலர்ந்த திராட்சை, ஸ்ட்ராபெர்ரி, புளி, திராட்சை, எலுமிச்சை, மாம்பழம்

காய்கறிகள்

தவிர்க்கவும்	சாப்பிடவும்
கசப்பான முலாம் பழம், ப்ரோக்கோலி, முட்டைக் கோஸ் (பச்சையாக), காலி பிளவர், நவதானியம், மஸ் ரூம், கத்தரிக்காய், முள்ளங்கி	காலிபிளவர் (சமைத்தது), பச்சைப் பயறு, பூண்டு, பெருஞ் சீரகம், காரட், வெள்ளரிக்காய், கொத்தமல்லி, பச்சைத் தழைகள்

தானியங்கள்

தவிர்க்கவும்	சாப்பிடவும்
பார்லி, ரொட்டி (ஈஸ்ட் உடன்) நவதானியங்கள், நொறுக்குத் தீனி, ஓட்ஸ் உலர்ந்தது	ஓட்ஸ் (சமைத்தது), அரிசி வகைகள், கோதுமை.

பால் பொருட்கள்

தவிர்க்கவும்	சாப்பிடவும்
	வெண்ணெய், மோர், பசும்பால், நெய், ஆட்டுப்பால்

அசைவ உணவுகள்

தவிர்க்கவும்	சாப்பிடவும்
ஆட்டு மாமிசம், பன்றி மாமிசம், முயல் கறி, வான்கோழி (வெள்ளை)	கோழிக்கறி, முட்டை

டாக்டர் எல். மகாதேவன்

அவரையினம்	
தவிர்க்கவும்	சாப்பிடவும்
கறுப்பு பீன்ஸ், சுண்டல், சிறுநீரக பீன்ஸ், பட்டாணி (உலர்ந்தது), சோயா பீன்ஸ், சோயா பொடி	சிவப்பு பருப்புகள், மூங் பயிறு பயத்தம் பருப்பு, உளுந்து

பலசரக்கு	
தவிர்க்கவும்	சாப்பிடவும்
சாக்லேட்	நல்ல மிளகு, கொத்தமல்லி இலை, எலுமிச்சை, மாங்காய் ஊறுகாய், கடுகு, உப்பு, வினிகர்

கொட்டைகள்	
தவிர்க்கவும்	சாப்பிடவும்
	வாதுமை, முந்திரிப் பருப்பு, தேங்காய், வேர்கடலை, பாதாம்

விதைகள்	
தவிர்க்கவும்	சாப்பிடவும்
சோளம்	பூசணிக்காய் விதை, எள், சூரியகாந்தி விதை

எண்ணெய்கள்	
தவிர்க்கவும்	சாப்பிடவும்
ஆ... த எண்ணெய்	எள், நெய், தேங்காய், அவகாடோ, ஆலிவ்

பானங்கள்	
...கவும்	சாப்பிடவும்
ஆப்பி... ஸ், பால் இல்ல... லை, காபி போன்... னங்கள் (கஃபே... ாக்லேட் காப்பி, ...ளிர் பானங்கள், ஐஸ் டீ, ஐஸ் சேர்த்த குளிர் பானம், சோயா பால்	பாதாம் பால், ஓமம், டீ (சூடான, பால் சேர்த்தது), லவங்கம், திராட்சை ஜூஸ், மாம்பழ ஜூஸ், ஆரஞ்சு ஜூஸ், பப்பாளி ஜூஸ், மாதுளை ஜூஸ், பால்

பலசரக்கு	
தவிர்க்கவும்	சாப்பிடவும்
வெந்தயம்	ஏலம், லவங்கம், கிராம்பு, சீரகம், மல்லி, கறிவேப்பிலை, பாதாம், சோம்பு, பெருங்காயம், ஓமம், பூண்டு, இஞ்சி, திப்பலி, குங்குமப்பூ, உப்பு, எள், ஜாதிக்காய்
இனிப்பு சேர்ப்பவை	
தவிர்க்கவும்	சாப்பிடவும்
சீனி	இறுகிய பழச்சாறு, வெல்லம் (கருப்பட்டி), வெல்லப்பாகு

பித்தம்

பழங்கள்	
தவிர்க்கவும்	சாப்பிடவும்
புளித்த ஆப்பிள், வாழைப் பழம், புளித்த பெர்ரி, (புளிப்பு), திராட்சை கிவி, எலுமிச்சை, மாங்காய், பிச், அன்னாசி (புளிப்பு), பச்சை திராட்சை, ப்ளம் (புளிப்பு), ஸ்ட்ராபெர்ரி, புளி, ஆரஞ்சு (புளிப்பு)	இனிப்பு, ஆப்பிள், திராட்சை (ஊதா), தேங்காய், செர்ரி பேரிச்சம் பழம், பழம், அன்னாசி பழம், எலுமிச்சை, முலாம் பழம், நார்த்தை,
காய்கறிகள்	
தவிர்க்கவும்	சாப்பிடவும்
பீட்ரூட் இலைகள், பீட்ரூட் (பச்சை), நவதானியம் (பச்சை), பூண்டு, பச்சை மிளகாய், சிவப்பு முள்ளங்கி, ஆலிவ் கீரை, கீரை, நல்ல மிளகு, முள்ளங்கி (பச்சை), வெங்காயம்	கீரை, பீட்ரூட் (சமைத்தது) முலாம்பழம் (கசப்பு), ப்ரோக்கோலி பிரஸ்ஸல்ஸ் முளைகள், முட்டைக் கோஸ், முள்ளங்கி (சமைத்தது) வெள்ளரிக்காய், சோம்பு, அவரை, சீவரிக்கீரை, பச்சை பீன்ஸ், காலிபிளவர்.

தானியங்கள்

தவிர்க்கவும்	சாப்பிடவும்
நவதானியம், கம்பு, ஓட்ஸ்(உலர்ந்தது), சம்பா அரிசி	நவதானியம் (உலர்ந்தது), ஓட்ஸ் தவிடு, ஓட்ஸ் (சமைத்தது), பாஸ்மதி அரிசி, முளைவிட்ட கோதுமை, ரொட்டி

பால் பொருட்கள்

தவிர்க்கவும்	சாப்பிடவும்
வெண்ணெய் (உப்பிட்டது), மோர், புளித்த வெண்ணெய்	வெண்ணெய், பால்கட்டி, பசும் பால், நெய், ஆட்டுப்பால்

அசைவ உணவுகள்

தவிர்க்கவும்	சாப்பிடவும்
மாட்டிறைச்சி, வாத்து, கோழிக்குஞ்சு (கறுப்பு), முட்டை (மஞ்சள்கரு), கடல் மீன், குட்டி ஆடு, பன்றி மாமிசம், கடல் உணவு, வான் கோழி (கறுப்பு)	காளை இறைச்சி, கோழிக் குஞ்சு (வெள்ளை), முட்டை (வெள்ளைக்கரு), ஆற்றுமீன், இறால் மீன், வான் கோழி (வெள்ளை)

அவரையினம்

தவிர்க்கவும்	சாப்பிடவும்
சோயா சாஸேஜ், துவரம் பரு[illegible] உளுந்தம் பருப்பு	பருப்புவகை (ஊதா, சிவப்பு), பட்டாணி (உலர்ந்தது), சோயா பீன்ஸ், பயறு, பயத்தம் பருப்பு, சிவப்பு பீன்ஸ், கறுப்பு பீன்ஸ், சுண்டல், அவரை

கொட்டைகள்

[illegible]கவும்	சாப்பிடவும்
பாதா[illegible]லுடன்), முந்திரி[illegible]ப்பு, வேர்க் கடலை[illegible]ல்நட்	பாதாம் (ஊறியது, தோலுரித்தது தேங்காய்

விதைகள்

தவிர்க்கவும்	சாப்பிடவும்
எள்	பாப்கார்ன் (உப்பில்லாமல், வெண்ணெய் சேர்த்தது),

	பூசணிக்காய் விதை, சூரியகாந்தி விதை.

எண்ணெய்கள்

தவிர்க்கவும்	சாப்பிடவும்
பாதாம், சோளம், சபோலா, எள்	சூரியகாந்தி, நெய் சோயா, ஆளிவிதை, வாதுமை கொட்டை, தேங்காய்

பானங்கள்

தவிர்க்கவும்	சாப்பிடவும்
சாராயம், பெரி ஜூஸ் (புளிப்பு), சோடா பானங்கள், கேரட் ஜூஸ், சாக்லேட் மில்க், காபி, ஐஸ் டீ, பைன் ஆப்பிள் ஜூஸ் தக்காளி ஜூஸ் **மூலிகைத் தேயிலை:** துளசி, லவங்கம், கிராம்பு, சுக்கு, யூகாலிப்டஸ், இஞ்சி (உலர்ந்தது), ஜின்செங்	பாதாம் பால், ஆப்பிள் ஜூஸ் ஆப்ரிகாட் ஜூஸ், தேயிலை கேரட் ஜூஸ், பால்படு குளிர் பானங்கள், திராட்சை ஜூஸ், மாதுளை ஜூஸ், சோயா ஜூஸ், அரிசி பால், பெருஞ்சீரகம், செம்பருத்தி, நன்னாரி, அதி மதுரம் **மூலிகைத் தேயிலை:** வெந்தயம் டீ

பலசரக்கு

தவிர்க்கவும்	சாப்பிடவும்
துளசி (உலர்ந்தது), சுக்கு ஜாதிபத்ரி, கடுகு, ஜாதிக் காய், திப்பலி, மிளகு, உப்பு (அதிகசுவை), வினிகர், சாக்லேட், சட்னி, ஊறுகாய், கெச்சப்	ஏலம், கொத்தமல்லி, சீரகம், கறிவேப்பிலை, வேப்பிலை, குங்குமப்பூ, புளி, மல்லி இலை முளை கட்டிய தானியங்கள்

கபம்

பழங்கள்

தவிர்க்கவும்	சாப்பிடவும்
அவகாடோ, வாழைப்பழம், தேங்காய், பேரிச்சபழம், அத்திப்பழம், மாங்காய், முலாம்பழம், ஆரஞ்சு, புளி, பப்பாளி, அன்னாசி, ப்ளம்	ஆப்பிள், அத்திப்பழம் (உலர்ந்தது) மாதுளை, உலர்ந்த திராட்சை

காய்கறிகள்	
தவிர்க்கவும்	**சாப்பிடவும்**
சர்க்கரைவள்ளிக் கிழங்கு பூசனிக்காய், உருளைக் கிழங்கு	வெள்ளரிக்காய், முட்டைக் கோஸ், காலிபிளவர், கத்தரிக் காய்
தானியங்கள்	
தவிர்க்கவும்	**சாப்பிடவும்**
அரிசி	கீரை விதை *(Amaranth)*, பார்லி, தானியங்கள் (பொரித்தது), ஓட்ஸ் (உலர்ந்தது), பாசுமதி அரிசி, கேழ்வரகு
பால் பொருட்கள்	
தவிர்க்கவும்	**சாப்பிடவும்**
வெண்ணெய், பால்கட்டி, பசும்பால், ஐஸ்க்ரிம்	மோர், ஆட்டுப்பால், வெண்ணெய், ஆட்டுப்பால்
அசைவ உணவுகள்	
தவிர்க்கவும்	**சாப்பிடவும்**
மாட்டிறைச்சி, எருமை இறைச்சி, பன்றி இறைச்சி குளத்து மீன், கடல் உணவு, செம்மறி ஆட்டுக்குட்டி	கோழிக்குஞ்சு, வான்கோழி (வெள்ளை) முட்டைகள் வான்கோழி (கருப்பு),
அவரையினம்	
தவிர்க்கவும்	**சாப்பிடவும்**
சோ[illegible]ட்டி, உளுந்து	கருப்பு அவரை, சுண்டல், அவரையினம் (சிவப்பு பழுப்பு நிற), பாசி பருப்பு, பீன்ஸ் (உலர்ந்தது) சோயா பால், துவரம் பருப்பு
பலசரக்கு	
தவிர்க்கவும்	**சாப்பிடவும்**
	மிளகு, மிளகாய் வத்தல், கொத்த மல்லி, முள்ளங்கி, எலுமிச்சை, கடுகு (வினிகர் சேர்க்காமல்), முளைகள் *(sprouts)*

கொட்டைகள்	
தவிர்க்கவும்	**சாப்பிடவும்**
பாதாம், முந்திரி, தேங்காய், வேர்க்கடலை, வால்நட்	

விதைகள்	
தவிர்க்கவும்	**சாப்பிடவும்**
எள்	பொரி (உப்பு, வெண்ணெய் இல்லாமல்), சூரியகாந்தி, ஆளி விதை

எண்ணெய்கள்	
தவிர்க்கவும்	**சாப்பிடவும்**
அவகாடோ, தேங்காய்	*Internal and external use in small amounts*

பானங்கள்	
தவிர்க்கவும்	**சாப்பிடவும்**
பாதாம் பால், குளிர்ந்த பொருள், திராட்சை ஜூஸ், குளிர் பானங்கள்	ஒயின் (சிவப்பு, வெள்ளை), பால் ஆப்பிள் ஜூஸ், ஆப்ரிகாட், ஜூஸ் டீ (சூடு, மசாலா சேர்ந்த பால்), பேரிக்காய் ஜூஸ், சோயா பால் (சூடாக, காரம் சேர்ந்தது), நன்னாரி, மூலிகை தேயிலை, சிக்கரி,

பலசரக்கு	
தவிர்க்கவும்	**சாப்பிடவும்**
உப்பு	பாதாம், துளசி (உலர்ந்தது), மிளகு, லவங்கம், கொத்தமல்லி, கிராம்பு, சீரகம், கறிவேப்பிலை, எள், பெருஞ் சீரகம், வெந்தம், பூண்டு, பெப்பர் மின்ட், திப்பலி, குங்குமப்பூ, இஞ்சி, ஜாதிபத்திரி

இனிப்பூட்டுபவை	
தவிர்க்கவும்	**சாப்பிடவும்**
பிரக்டோஸ், வெல்லம், மேப்பிள் சிரப், கருப்பட்டி, வெள்ளை சீனி	தேன் (இயற்கையான, பதப்படுத்தாதது)

காய்கனிகள், மூலிகைகள் போன்றவற்றில் இருந்து எடுக்கப் படும் சாற்றிற்கு ஸ்வரஸம் என்று பெயர். இவற்றை இயற்கை மருத்துவர்கள் பயன்படுத்தி வருகிறார்கள். இவற்றைக் குடிப்பதன் மூலம் கோஷ்டமானது அமைதியையும் ஓய்வையும் பெறுகிறது என்று அவர்கள் கருதுகிறார்கள். பலவிதமான சாறுகளையும் ஜூஸ் வகைகளையும் அவர்கள் பயன்படுத்துகிறார்கள். அவற்றுள் சில:

புளித்த ஏப்பம், குடல் புண்	கேரட் சாறு, திராட்சைப்பழச் சாறு, கீரை சாறு
கொழுப்புப் படிமானம்	கேரட் சாறு, திராட்சைப்பழச் சாறு, எலுமிச்சம்பழச்சாறு, அன்னாசிப் பழச்சாறு.
இரத்தக் குறைவு	பீட்ரூட் சாறு, கேரட் சாறு, சிவந்த திராட்சைச் சாறு, கீரை வகைகள்.
கை, கால் மூட்டு வலி	வெள்ளரிக்காய்ச் சாறு, திராட்சைப்பழச்சாறு, அன்னாசிப் பழச்சாறு
ஆஸ்துமா	முள்ளங்கிச் சாறு, எலுமிச்சம் பழச்சாறு, வெங்காயச் சாறு, தக்காளிச் சாறு
குடல் புண்	ஆப்பிள் சாறு, வெள்ளரிச் சாறு, பப்பாளிச் சாறு
மலச்	பீட்ரூட் சாறு, கேரட் சாறு, திராட்சைப்பழச் சாறு
ஹிரு ய்கள்	சிவந்த திராட்சையின் சாறு, எலுமிச்சம்பழச் சாறு
உறக் ம	ஆப்பிள் சாறு, கேரட் சாறு
மஞ்ச மாலை	பேரிக்காய்ச் சாறு
சிறுநீர ாய்	ஆரஞ்சுப்பழச் சாறு
உடல் ன்	எலுமிச்சம்பழச் சாறு, பப்பாளிச்சாறு
ப்ராஸ்டேட் சுரப்பி	தண்ணீர் விட்டான் கிழங்குச் சாறு

பஞ்சகர்மா

எத்தனையோ விதமான சிகிச்சைகள் இருக்கின்றன. அதில் இந்த ஐந்து சிகிச்சைகள் மட்டும் ஒரு தத்துவத்தின் கீழ் தொகுக்கப்பட்டு பஞ் சகர்மா என்று பெயரிட்டு அழைக்கப்படுகின்றன. உடலில் இருக்கின்ற மலங்களைச் சுத்திசெய்து வெளியேற்றுவதில் இந்த ஐந்து சிகிச்சை முறைகளும் தனித்தன்மை பெற்று விளங்குவதால் இதற்கு பஞ்சகர்மா என்று பெயர் ஏற்பட்டது.

மலரூபமாக இருக்கின்ற தோஷங்களை வெளியேற்றுவதில் இந்த ஐந்தும் தனித்தன்மை யுள்ளதாக விளங்குகின்றன. எனவே இந்த ஐந்தும் ஒரு தத்துவத்தின் கீழ் தொகுக்கப்படுகிறது என்கிறார் சக்ரபாணி.

ஒரு மனிதனுடைய உடலில் இருக்கின்ற முக்குற்றங்களை நீக்குவதற்கு முக்கியமாக ஆறு குணங்கள் – குரு குணம், லகு குணம், ஸ்நேஹ குணம், ரூக்ஷ குணம், சீத குணம், உஷ்ண குணம் சிகிச்சையில் பயன்படுத்தப்படுகிறது என்று முன்பே பார்த்தோம்.

இந்த ஆறு குணங்களைக் கொண்டே சரகர் ஷட்வித உபகிரமம் என்ற அத்தியாயத்தைத் தொகுத்தார். ஆறு குணத்தைச் சார்ந்த கஷாயாதிகளினால் நாம் ஒரு தோஷத்தை தணிப்போமேயானால் அந்த சிகிச்சைக்கு சமனம் என்றும், இந்த ஆறு குணங்களைக் கொண்டு உடலில் தங்கி இருக்கின்ற மலத்தை வெளியேற்றினால் இதற்கு சோதனம் என்றும் பெயர். பஞ்சகர்மா சிகிச்சை

ஒரு சோதன சிகிச்சையாகக் கருதப்படுகிறது. ஆனால் அஷ்டாங்க ஸங்ரஹத்தில், பஞ்ச சோதனம் தனியாகவும், பஞ்ச கர்மம் தனியாகவும் குறிப்பிடப்பட்டுள்ளது.

பஞ்ச கர்மம் என்று சொன்னால் வமனம், விரேசனம், ஆஸ்தாபன வஸ்தி என்று சொல்லக்கூடிய நிரூஹ (கஷாய) வஸ்தி, அனுவாஸனம் என்று சொல்லக்கூடிய எண்ணெய் வஸ்தி, மற்றும் நஸ்யம் முதலியவை ஆகும். ஸுசுருதர் கூற்றுப்படி வஸ்தி ஒன்றாக ஆக்கப்பட்டு அசுத்த இரத்தத்தை வெளியேற்றுதல் என்ற ஸிராவ்யதம் சேர்க்கப்பட்டு உள்ளது. இதை நாம் ஆராய்ந்து பார்த்தோமானால் மூக்கிலே செலுத்துகின்ற எண்ணெய் சிகிச்சையாகிய நஸ்யமும், ஆசனவாயில் செலுத்துகின்ற அனுவாஸனம் என்கின்ற எண்ணெய் வஸ்தியும் உடலிற்கு போஷாக்கு அளிக்கும் தன்மை உடையன. இவற்றை சோதனம் என்று கூற இயலாது.

உடலில் எண்ணெய்ப் பசையை அதிகரிக்கச் செய்து வாதத்தின் வறட்சியைக் குறைப்பவை. இவை ஒரு தத்துவத்தின் கீழ் பஞ்சகர்மா சிகிச்சையின் கீழ் சேர்க்கப்பட்டுள்ளன. ஒருவருக்கு எவ்வாறு பஞ்சகர்மா சிகிச்சை செய்ய வேண்டும், எங்கு செய்ய வேண்டும், எந்த தத்துவத்தின் கீழ் செய்ய வேண்டும் என்பதெல்லாம் ஜ்வர சிகிச்சையில் விளக்கப்பட்டுள்ளது. இதனால்தான் ஜ்வரம் ஒரு ஸம்பூர்ண (முழுமையான) சிகிச்சையாகக் கருதப்படுகிறது. வாதத்திற்கு வஸ்தியும், பித்தத்திற்கு விரேசனமும், கபத்திற்கு வமனமும் முக்கியமான சிகிச்சைகளாகக் கருதப்படுகின்றன. குளிர்ச்சியான கால கட்டங்களில் சேர்ந்திருக்கின்ற கபம், வசந்த ருதுவில் வமனம் மூலம் வெளியேற்றப்படுகிறது. வெயில் காலம் [illegible] ந்தபிறகு வஸ்திமூலம் வாயு சீரமைக்கப்படுகிறது. இலை [illegible] காலம் முடிந்தபிறகு பித்தம், விரேசனத்தினால் ஒழுங் [illegible] படுகிறது. இவ்வாறு நோயற்றவனுக்கும் பஞ்சகர்மா சிகிச் [illegible] படுத்தப்படுகிறது. இன்றும் வட இந்தியாவில் வசந்த [illegible] டிந்தபிறகு அங்கு ஆயுர்வேத கல்லூரிகளில் படிக்கி [illegible] னவர்கள் வமன சிகிச்சையை செய்து வருகிறார்கள். சிரோ [illegible] சிரோ தாரா, தர்ப்பணம் போன்ற சிகித்சைகள் எல்லாம் [illegible] கர்மத்திற்கு முன்பு ஒத்துழைக்கும் சிகிச்சைகளாகக் கூறப்பட் [illegible] ன. ஆனால் இந்த பஞ்சகர்மா என்ற சிகிச்சை இவை [illegible] த்தையும் உட்கொண்ட ஒரு சிகிச்சை பிரிவைக் குறிப்பத [illegible] அமைந்துள்ளது. பஞ்சகர்மத்திற்கு முன்பு நாம் செய்கின்ற சிகிச்சையை பூர்வகர்மம் என்று அழைப்போம். இந்த பூர்வ கர்மத்தில் ஸ்நேஹ சிகிச்சை, ஸ்வேதசிகிச்சை என இரண்டு பிரிவுகள் உண்டு. ஸ்நிஹ் என்று சொன்னால் எண்ணெய்ப் பசை ஏற்படுத்துதல் என்று பொருள். இங்கு ஸ்நேஹ

குணம் உள்ள எண்ணெயோ, நெய்யோ, வஸையோ, உடலின் உள்ளும் புறமும் செலுத்தப்பட்டு உடலுக்கு நெய்யுப்புத் தன்மை ஏற்படுத்தப்படுகிறது.

ஸ்வேதம் என்று சொன்னால் உடலில் வியர்வையை அதிகப்படுத்தி வியர்வை மூலம் மலத்தை வெளிப்படுத்துதல் ஆகும். இவ்விரண்டு சிகிச்சைகளின் மூலம் தோஷங்கள் மென்மையாக்கப்பட்டு, உருகிக் குடலை வந்து அடைகின்றன. இவ்வாறு குடலை வந்து சேர்ந்த தோஷமானது வாந்தி மூலமாகவோ, பேதிக்கு மருந்து கொடுக்கின்ற விரேசன சிகிச்சை மூலமாகவோ உடலில் இருந்து அப்புறப்படுத்தப்படுகிறது. ஆமம் என்ற நச்சு சேர்ந்து இருக்கின்ற நிலையிலும் வாந்தி கொடுக்கலாம். ஆமம் சேர்ந்து இருக்கின்ற நிலையில் விரேசனம் செய்யக்கூடாது. எனவே சோதனம் என்று சொன்னால் அது வமனத்தையும் விரேசனத்தையுமே குறிக்கும். வஸ்தியை சோதன சிகிச்சை என்று குறிப்பிட முடியாது. வஸ்தி மூலம் பல செயல்களைச் செய்யலாம். அதில் சோதனமும் ஒன்றாகும். வஸ்தியைக் கொண்டு ஊட்டச்சத்து அளிக்கலாம்; போஷாக்கு அளிக்கலாம்; ரஸாயனம் செய்யலாம்; ஆண்மையைப் பெருக்கலாம்; சோதனமும் செய்யலாம்.

நஸ்யம் என்று சொல்லக்கூடியது கழுத்துக்கு மேற்பட்ட பகுதியில் செய்கின்ற ஒரு பஞ்சகர்மமாகும். நஸ்யத்தின் மூலம் கழுத்துக்கு மேற்பட்ட பகுதிகளில் சோதனமோ சமனமோ பிரம்மணமோ (புஷ்டி அளிக்கும் சிகிச்சை) செய்யலாம். ஆகவே பூரண சோதனம் என்கின்ற வார்த்தை வமனத்தைக் குறிக்கும். அதைவிட மிக முக்கியமாக விரேசனத்தைக் குறிக்கும்.

இப்பொழுது நாம் பூர்வ கர்ம சிகிச்சைகளாகிய ஸ்நேஹ சிகிச்சையை ஆராய்வோம்.

பஞ்சகர்மா என்ற வார்த்தைக்கு ஐந்துவகை செயல் என்று பொருள். இங்கு கர்மா என்ற சொல் சிகிச்சையைக் குறிக்கிறது. இன்று உலகம் முழுவதும் பேசப்படும் ஒரு சொல்லாகவும், விளம்பரக் காரணியாகவும், வெளிநாட்டு மக்களை ஆகர்ஷணம் செய்கின்ற ஒரு மோஹ வார்த்தையாகவும் இது பயன்படுத்தப்பட்டு வருகிறது. சுற்றுலாத் துறைகளில் பஞ்சகர்மா என்ற வார்த்தை இடம்பெற்றுள்ளது. பலதரப்பட்ட மக்களும் ஏதோ எண்ணெயைத் தேய்த்துக் குளித்தல், ஆவி பிடித்தல், தலைக்குத் தாரை செய்துகொள்ளுதல் என்று நினைக்கிறார்கள். விளம்பரத்திற்காக வைக்கப்பட்டுள்ள பல வண்ணப் படங்கள் மற்றும் வார்த்தைகள் அவர்களை அவ்வாறு நினைக்கவைக்கின்றன.

சோதன சிகிச்சை

சோதனம் என்ற வார்த்தைக்கு சுத்தி செய்தல் என்று பெயர். இங்கு நாம் மலவடிவமாக இருக்கின்ற தோஷங்களை சுத்தி செய்கிறோம். பித்தமும், கபமும் ஸ்நேஹ குணத்தினால் உத்கிலேசனம் ஆகி (தன்னிலையில் இருந்து கூடி) மலவடிவத்தில் இருக்கின்றன. இவற்றை உடலிலிருந்து வெளியேற்றுவது சோதன சிகிச்சை ஆகும். இந்த சிகிச்சைக்கு உபக்ரமம் என்றும் பெயர் உண்டு. சோதன சிகிச்சைகள் பொதுவே அபதர்ப்பண சிகிச்சை (தாதுக்களின் பலகீனத்தைக் குறைத்து கபத்தைக் குறைக்கின்ற சிகிச்சை) என்றும் அழைக்கப்படுகின்றன. இவை ஆகாயம், வாயு, அக்னி பூதங்களால் உருவானவை. லங்கனம் என்று சொன்னாலே லகு குணத்தை அதிகரிப்பது என்று பொருள். வாதம் லகு குணம் உடையது. பித்தமும் லகு குணம் உடையது. எனவே லங்கன சிகிச்சையால், வாதபித்தங்கள் கூடி கபம் குறையும் என்பதை நினைவு வைத்துக்கொள்ள வேண்டும். வாதம் கூடுவதால் உடலுக்கு லகு தன்மையும், பித்தம் கூடுவதால் அக்னி தீப்தியும் ஏற்படும். இதை சோதன லங்கனம் என்றும், சமன லங்கனம் என்றும் இரண்டாகப் பிரிக்கிறோம்.

பஞ்ச சோதனங்கள்

1. வமன சிகிச்சை

கபம் மற்றும் கபத்துடன் சேர்ந்த பித்த தோஷம் வயிற்றிலோ, உடலின் மேற்பகுதியிலோ சீர்கேடு அடைந்திருந்தால் வாந்தி மூல... அவற்றை வெளியேற்றுவதற்கு வமனம் என்று பெயர். வமன ...சை, பொதுவாக கபத்திற்குச் செய்யப்படுகிறது.

2. வி(   )ிகிச்சை

...தயோ பித்தத்துடன் சேர்ந்த கபத்தையோ
வாத   ா கீழ்குடல் மூலமாக பேதி மூலம் மலசுத்தி
செய்   விரேசனம் என்று பெயர்.

3. வ

        குடலில் தேங்கி நிற்கின்ற மலத்தைச் சுத்தி செய்வதற்கு
வஸ்   ச்சை என்று பெயர். இதில் ஆசனவாய் வழியாக
மருந்   குடலில் செலுத்தி சுத்தி செய்யப்படும்.

4. நஸ்ய சிகிச்சை

சூரணங்களைக்கொண்டு அல்லது மூலிகைச் சாறுகளைக் கொண்டு கழுத்துக்கு மேற்பட்ட பகுதிகளில் தங்கியிருக்கின்ற தோஷங்களை வெளியேற்றுவதற்கு நஸ்ய சிகிச்சை என்று பெயர்.

5. ஸிராவ்யதம்

அசுத்த இரத்தக் குழாய்களிலிருந்து இரத்தத்தை வெளியேற்றுவதற்கு ஸிராவ்யதம் என்று பெயர்.

இவ்வாறு நாம் செய்கின்ற ஐந்து சிகிச்சைகளுக்கு பஞ்ச சோதனங்கள் என்று பெயர்.

ஸ்நேஹம்

ஸ்நேஹம் என்ற வார்த்தைக்கு எண்ணெய்ப் பசை, ஸாரம், ஆசை, நிறம் என்று பல பொருட்கள் உள்ளன. எண்ணெய்ப் பசையை உண்டாக்குகின்ற வஸ்துக்கள் ஸ்நேஹம் என்று அழைக்கப்படுகின்றன. தோஷங்களைச் சோதனம் செய்வதற்கு முன்பு ஸ்நேஹபானம் செய்ய வேண்டும். ஸந்தர்ப்பண சிகிச்சை எனும் போஷாக்கு அளிக்கும் சிகிச்சை ஸ்நேஹத்தைச் சார்ந்து இருக்கின்றது.

குழந்தைகளுக்கான பால சிகிச்சையில் நெய்யும் பாலும் முக்கியப் பங்கை வகிக்கின்றன. உடல் ஸ்நேஹ ஸாரமாக இருக்கிறது. ஏழு தாதுக்களில் எலும்பைத் தவிர ஆறு தாதுக்கள் ஸ்நேஹத்தை சார்ந்து இருக்கின்றன. ராஜயக்ஷமா நோயில் ஸ்நேஹ ஸாரம் இழக்கப்படுகிறது. பித்தத்திற்கும் கபத்திற்கும் ஸ்நேஹம் என்ற குணம் இருக்கிறது. கபம், ஸ்தன்யம் (தாய்ப்பால்), ஓஜஸ் போன்ற உபதாதுக்கள் ஸ்நேஹத்தைச் சார்ந்து இருக்கின்றன. புரிஷம் (மலம்), ஸ்வேதம் (வியர்வை) இவற்றிலும் ஸ்நேஹ குணம் உள்ளது.

Adipose tissue, Muscular tissue, Omentum, Mesentery போன்றவை ஸ்நேஹத்தைச் சார்ந்து இருக்கின்றன. சோதன சிகிச்சையின்போது ஸ்நேஹத்தினுடைய கிலேதனக் குணத்தில் மலங்கள் தன்னை இழந்து உருகுகின்றன.

பிராணன் ஸ்நேஹ வடிவமாகவே உள்ளது. தேஹஸாரமும் ஸ்நேஹ வடிவமாகவே உள்ளது. இந்த ஸ்நேஹத்தினாலேயே உயிர் நிலைநிறுத்தப்படுகிறது.

ஸ்நேஹம் என்றால் என்ன?

பித்தத்திற்கும் கபத்திற்கும் ஸ்நேஹம் என்கின்ற குணம் உண்டு. பித்தமும், கபமும் எண்ணெய்ப் பசையுடன் கூடியது. பித்தம், உஷ்ண ஸ்நிக்தம் என்னும் தன்மை உடையது. கபம் சீத ஸ்நிக்தம் என்னும் தன்மை உடையது. பித்தத்தினுடைய நெய்ப்புத்தன்மை இறுகாது. கபத்தினுடைய நெய்ப்புத்தன்மை இறுகும். இதை ஆங்கிலத்தில் Unsaturated / saturated என்று குறிப்பிடுவார்கள். நல்லெண்ணெய் பித்தத்தினுடைய ஸ்நேஹத்தை பிரதிபலிக்கும் ஓர் எண்ணெய் ஆகும். இது உஷ்ண தன்மை உடையது. கட்டி

டாக்டர் எல். மகாதேவன்

பிடிக்காதது. இது இருதயத்திற்கு நல்லது. தேங்காய் எண்ணெய், நெய் போன்றவை சீத ஸ்நிக்தம் ஆகும். இது கபத்தின் ஸ்நேஹத்தைப் பிரதிபலிக்கிறது. எனவே இருதயத்திற்கு உகந்ததல்ல.

ஸ்நேஹத்தின் குணங்கள்

ஸூக்ஷ்மம் (நுண்ணியது)

ஸூக்ஷ்மம் வாயுவினுடைய குணம் ஆகும். ஸூக்ஷ்மமாக இருப்பதால் இது எல்லா ஸ்ரோதஸ்களிலும் ஊடுருவிச் செல்லும் தன்மையைப் பெறுகிறது. மனோவஹ ஸ்ரோதஸ்களில் (மனதின் இருப்பிடம்) கூட நாம் நெய்யைப் பயன்படுத்துகிறோம். அபஸ்மாரம், உன்மாதம் போன்ற நோய்களில் நாம் பஞ்சகவ்யம், கல்யாணகம் போன்ற கிருதத்தைக் கொடுக்கிறோம். இவ்வாறு அணு வடிவிலும் உள்ள ஸ்தானங்களில் ஊடுருவிச் செல்லும் ஆற்றல் ஸூக்ஷ்மம் எனும் குணத்தினாலேயே வருகிறது. ஸூக்ஷ்மம் வாதத்தினுடைய குணம் என்பதை அறிக.

ஸரம், ஸ்நிக்தம், திரவம்

ஸரம், ஸ்நிக்தம், திரவம் எனும் குணங்கள் பித்தத்தினுடைய குணங்களாகும். ஸரம் என்றால் நெகிழ்வது, அசைவது என்று பொருள். ஸ்நிக்தம் என்றால் எண்ணெய்ப் பசையுடன் கூடியது. திரவம் என்றால் நீர்த்தன்மை உடையது. இந்த மூன்று குணங்களும் பித்தத்தினுடைய குணங்களாகக் கூறப்பட்டுள்ளன.

குரு, சீதம், மந்தம், மிருது

குரு எனும் கனத்தன்மை, சீதம் எனும் குளிர்ச்சி, மந்தம் எனுப் ...த்தன்மை, மிருது எனும் மென்மை என்ற நான்கு குண... கபத்தினுடைய குணங்களாகும். ஸ்நேஹத்திற்கு சொல்... ...கின்ற குணங்கள் கபத்தை ஒத்த குணமுடைய தாகவே ...படுகின்றன. எனவே ஸ்நேஹம் கப பித்தத்தை வளர்... ...லில் நாம் மலம் என்று சொல்லுவது, மலரூபமாகிய கபத்தை ...த்தத்தையும் குறிக்கும் ஒரு சொல்லாகும். இந்த மலமாகி... ...த்தையும் பித்தத்தையும் இணைப்பது ஸ்நேஹம் என்கின்ற ...மே. மலமும் ஸ்நேஹ வடிவமாகவே உள்ளது.

ஸ்நேஹபானம்

வரலாறு ரீதியாக ரிக் வேதத்தில் நெய்க்கும் அக்னிக்கும் உள்ள தொடர்பு குறிப்பிடப்பட்டுள்ளது. மார்க்கண்டேய புராணத்தில் சதுர் ஸ்நேஹங்கள் குறிப்பிடப்பட்டுள்ளன (மார்க்கண்டேய புராணம் 165).

பிறந்த குழந்தைக்கு கிருதத்தில் தங்கம் சேர்த்து கொடுக்கின்ற குறிப்பு சங்கர பாஷ்யத்தில் காணக் கிடைக்கின்றது. குழந்தைகளுக்கு தாய்ப்பால் கொடுப்பதற்கு முன்பு இதைக் கொடுக்க வேண்டும் என்ற குறிப்பும் உள்ளது. சரக ஸம்ஹிதை என்று எடுத்துக் கொண்டால் ஸுத்ர ஸ்தானத்தில் மஹா ஸ்நேஹத்தைப் பற்றிய குறிப்பும், சதுர்வித ஸ்நேஹத்தின் குண கர்மங்களைப் பற்றிய குறிப்பும், இரண்டாவது அத்தியாயத்தில் ஸ்நேஹ ஸ்வேதம் மற்றும் பஞ்சகர்மாவின் குறிப்பும், பதின்மூன்றாவது அத்தியாயத்தில் ஸ்நேஹத்தைப் பற்றிய முழுமையான விவரணமும், விமான ஸ்தானம் ஆறாவது அத்தியாயத்தில் சிறுகுறிப்பும், சிகிச்சா ஸ்தானம் முழுவதும் பலவித நோய்களுக்கு ஸ்நேஹங்களும், ஸித்தி ஸ்தானம் முதல் அத்தியாயத்தில் ஸ்நேஹ பானத்திற்கான கால அளவும் குறிப்பிடப்பட்டுள்ளன.

பேல ஸம்ஹிதை ஸுத்ர ஸ்தானம் பதினான்காவது அத்தியாயத்தில் ஸ்நேஹ பானத்தைப் பற்றிய குறிப்பு காணக் கிடைக்கிறது. இதைப் போல் ஸுச்ருதத்திலும் ஸ்நேஹ உபயோகித அத்தியாயம் என்ற அத்தியாயம் சிகித்ஸா ஸ்தானத்தில் உள்ளது.

அஷ்டாங்க ஹிருதயம், அஷ்டாங்க ஸங்கிரஹம் போன்ற நூற்களிலும் குறிப்புகள் காணக்கிடைக்கின்றன. சாரங்கதர ஸம்ஹிதையில் உத்தம, மத்தியம, ஹீன மாத்திரைகள் பலம் (50 கிராம்) என்ற அளவிலும், கர்ஷம் (12.5 கிராம்) என்ற அளவிலும் குறிப்பிடப்பட்டுள்ளன. காச்யபர் கூறுகின்ற ஸம்யக்ஸ்நிக்த லக்ஷணம் சமன ஸ்நேஹத்திற்கான ஸம்யக்ஸ்நிக்த லக்ஷணத்தைப் போல காணக் கிடைக்கின்றது. கல்யாணக் காரகத்தில் சோதனத்திற்கான ஸ்நேஹபானம் வர்த்தமான மாத்திரையில் குறிப்பிடப்பட்டுள்ளது. வங்கசேனத்திலும் அற்புதமான குறிப்புகள் உள்ளன.

ஸ்நேஹங்கள் தாவரத்திலிருந்தும் விலங்கிலிருந்தும் பழங்களிலிருந்தும் கொட்டைகளிலிருந்தும் வேர்களிலிருந்தும் எடுக்கப்படுகின்றன. சரகத்தில் ஸ்நேகோப கணம் என்று ஒரு கணம் உள்ளது. ஸ்நேஹபானம் செய்கின்றபொழுது கஷாயம் காய்ச்சி அனுபானமாகக் கொடுக்கலாம். சுஸ்ருதர் விரேசனத்திற்கு பயன்படும் ஸ்நேஹம், வமனத்திற்கு பயன்படும் ஸ்நேஹம் என்றெல்லாம் 12 பிரிவுகளைக் குறிப்பிடுகிறார். பாகத்தில் மிருது பாகம், மத்யம பாகம், கர பாகம் என்று ஸ்நேஹம் பிரிக்கப்படுகிறது.

மிருது பாகம் நஸ்யத்திற்குப் பயன்படுத்தப்படுகிறது. எண்ணெய் வெளிப்ரயோகத்திற்கு கரபாகம் பயன்படுத்தப்படுகிறது. வஸ்தி சிகிச்சைக்கும், பானம் செய்வதற்கும் மத்யம பாகம் பயன்படுத்தப்படுகிறது.

இதல்லாமல் உள் உபயோகம், வெளிஉபயோகம் என்று ஸ்நேஹம் பிரிக்கப்படுகிறது.

ஸ்நேஹங்களின் சேர்க்கைகள்

மேலே குறிப்பிட்ட நான்கு ஸ்நேஹ வஸ்துக்களில் (அதாவது தாவரம், விலங்கு, பழம், கொட்டை) இரண்டு வஸ்துக்கள் சேர்ந்தால் அதை யமளம் என்று குறிப்பிடுவோம். சுகுமாரகிருதத்தை யமளம் என்று குறிப்பிடலாம். இங்கு பசுவின் நெய்யும் ஆமணக்கு எண்ணெயும் சேர்க்கப்படுகிறது. சியவனப்பிராசத்தில் நல்லெண்ணெயும் நெய்யும் சேர்க்கப்படுகிறது. நெய், விலங்குகளி லிருந்து பெறப்படும் ஒரு நெய்ப்பு வஸ்து. எண்ணெய்த் தாவரங்களில் இருந்து பெறும் நெய்ப்பு வஸ்து. இவற்றின் சேர்க்கைக்கு யமளம் என்று பெயர். மூன்று ஸ்நேஹங்கள் சேர்வதற்கு திரிவிருதம் (முக்கூட்டு) என்று பெயர். அபபாஹுக சிகிச்சையில் நாம் பயன்படுத்தும் பஞ்சஸ்நேஹம் த்ரிவிருதம் ஆகும். இங்கு ஆமணக்கு எண்ணெய், நல்லெண்ணெய், தேங்காய் எண்ணெய், நெய், பன்றியின் வஸை சேர்க்கப்படுகிறது. இதல்லாமல் நான்கு சிநேக வஸ்துகளும் சேர்கின்ற கூட்டுப் பொருளுக்கு மகான் என்று பெயர். அஷ்டாங்கஹிருதயம், வாதவியாதியில் கூறப்பட்டுள்ள மஹாஸ்நேஹம் இதற்கு ஒரு உதாரணம் ஆகும். இது அல்லாமல் தயிர், பால் போன்றவை எல்லாமே எண்ணெய்த் தன்மை உடையவைதான்.

ஸ்நேஹத்தை அச்சபானம் என்றும், விசாரணம் என்றும் இரு வகையாகப் பிரிக்கலாம்.

அச்[illegible]

[illegible] னத்தில் ஸ்நேஹமானது அதிகமான அளவில் ஒவ்[illegible] ளும் கூட்டிக் கொடுக்கப்பட்டுப் பின்பு சோதனம் செய்[illegible] றது. ஜடராக்னி பலம் உள்ளவர்களுக்கு இது செய்[illegible] து. அச்சபானம் கொடுக்கும்பொழுது ஸ்நேஹ மானது [illegible] ணவுப் பொருட்களுடன் சேர்க்கப் படுவதில்லை. அச்சம் [illegible] சுத்தமானது, தெளிவானது என்று அமரகோசம் பேசுகிற[illegible] ச்சம் என்ற வார்த்தைக்கு கேவல ஸ்நேஹம் என்று [illegible] கொள்ள வேண்டும். இது ஸம்ஸ்கிருதமாகவோ, அஸம்ஸ்[illegible] மாகவோ செய்யப்பட்டது (மருந்துடன் சேர்த்து காய்ச்சுவ[illegible] ய்ச்சாதது). மேலும் ஸ்நேஹம் சோதனம் என்றும் சமனம் [illegible] றும் இருவகையாகப் பிரிக்கப்படும்.

உதாரணம் இந்துகாந்த கிருதத்தை, ஒரு சுவாஸ நோயாளிக்கு எந்த உணவுப் பொருட்களுடனும் சேர்க்காமல் மூன்று நாட்களோ, ஐந்து நாட்களோ, ஏழு நாட்களோ குடலின் தராதரத்தை அறிந்து

கொடுத்து, அதற்குப்பின் விரேசனம் செய்கிறோம் என்று வைத்துக் கொள்வோம். இந்த முறைக்கு அச்சபானம் என்றுபெயர்.

விசாரண ஸ்நேஹம்

சோதனம் முடிந்த நோயாளிக்கு (விரேசனம் முடிந்தபிறகு) இந்துகாந்த நெய்யைத் தினமும் 20 மிலி நோய் தீரும்வரை அல்லது பாலில் கலந்து ஒருமாதம்வரை கொடுக்கிறோம் என்று வைத்துக் கொள்வோம். இதற்கு விசாரண ஸ்நேஹம் என்று பெயர்.

விசாரண ஸ்நேஹத்தில் ஸ்நேஹமானது சாதத்துடனும் பொங்கலுடனும் மாம்ஸ ரஸத்துடனும் பாலுடனும் தயிருடனும் கஞ்சியுடனும் மோருடனும் கறிகளுடனும் பொடிமாவுடனும் பலவிதமான உணவுகளுடன் சேர்த்துக் கொடுக்கப்படுகிறது. அப்யங்கம், வஸ்தி, உத்தரவஸ்தி போன்றவையும் விசாரண ஸ்நேஹத்தின் கீழே வருகின்றன.

ஸ்நேஹ திரவ்யங்கள்

நெய் – இதை ஸர்பி என்று அழைப்பார்கள்.

மஜ்ஜை – இது எலும்புகளில் இருக்கின்ற ஒரு பொருள் (ஊன்)

வஸை – தசை கொழுப்பு

எண்ணெய் – நல்லெண்ணெய்.

நெய்

நெய் மிக உத்தமமானது. நெய்க்கு ஸம்ஸ்காரஸ்ய அனுவர்த்தனம் எனும் குணம் உண்டு (மூலிகைகளைச் சேர்த்துப் பதப்படுத்தும்பொழுது தன் குணத்தை இழக்காமல் சேர்த்துக் காய்ச்சுகின்ற மருந்தின் குணங்களைத் தன்னுள்ளே பெற்று குணம் மேலோங்குதல்). ஸம்ஸ்காரம் செய்வதால் அனுவர்த்தனம் அடைகிறது. ஸம்ஸ்காரம் என்று சொன்னால் பக்குவப்படுத்துதல் என்று பொருள். அனுவர்த்தனம் என்றால் தன்னுடைய குணத்தில் மேலும் மேன்மையடைதல் என்று பொருள். இதுமட்டுமல்லாமல் நெய் லகுவானது.

நெய்யானது பிற பொருள்களுடன் சேர்த்து காய்ச்சப்படும் பொழுது, தன்னுடைய குணத்தை இழக்காமல் மேலும் பல குணங்களைக் கிரகித்து மேன்மையடைகிறது. இதை யோகவாகி என்றும் குறிப்பிடுவார்கள். பலவிதமான நெய்களை நாம் பயன்படுத்துகிறோம். குக்குலுதிக்தக கிருதம், இந்துகாந்த கிருதம், கல்யாணக கிருதம் போன்ற நெய் யோகங்கள் ஆயுர்வேதத்தில் உள்ளன. இங்கெல்லாம் நெய் தன்னுடைய குணத்தை இழக்காமல்

சேர்க்கப்பட்ட மூலிகைகளின் குணத்தை கிரகித்து மேலும் பன் மடங்கு நற்குணம் பெறுகிறது.

வாத பித்த சமனமானது, தாகத்தை தணிப்பது, ஜ்வரத்தை சமனம் செய்வது, ரஸத்தையும் சுக்ரத்தையும் ஓஜஸையும் கூட்டுவது, தீ (மெய் அறிவு) த்ரிதி (வீதரியம்), ஸ்மிருதி (நினைவாற்றல்) மற்றும் அக்னியைக் கூட்டுவது. கண்களுக்கு நல்லது. ஆயுளை நிலைநிறுத்துவது. புண்களை ஆற்றுவது. சரத் ருதுவில் சிறந்தது. குழந்தைப் பேற்றை உண்டாக்குவது.

புத்தியை வளர்ப்பதில், நினைவாற்றலை வளர்ப்பதில் நெய் சிறந்தது. பல நற்குணங்களைப் பெற்றது. ஆண்மையைப் பெருக்குவது. உடலுக்கு மென்மை அளிப்பது. குரலை வளர்ப்பது. உள் காயங்களை ஆற்றுவது. மங்களகரமானது. ஆயிரம் குணங்கள் உடையது.

- ஒரு வருடம் பழக்கமான நெய்க்கு புராணம் என்று பெயர் (பாவ மிஸ்ரர்).
- பத்து வருடம் பழக்கமான நெய்க்கு கும்பம் என்று பெயர் (சக்ரபாணி).
- நூறு வருடம் பழக்கமான நெய்க்கு மஹாகிருதம் என்று பெயர்.

இவையெல்லாம் அபஸ்மார நோய்க்கு (காக்காய் வலிப்பு) பயன்படுத்தப்படுகின்றன. இவ்வாறு பழக்கமான நெய் யோனி புற்றுகளுக்கும், நாள்பட்ட புண்களை ஆற்றுவதற்கும் சிறந்ததாகக் கருதப்படுகிறது.

வெ[illegible]ணய், நெய்யைப் போன்ற குணமுடையது. சிறிதளவு கஷாய[illegible] உடையது. நெய்யை விட குரு குணமுடையது. முக வ[illegible]ரு சிறந்தது. சிறிதளவு மலச்சிக்கலை ஏற்படுத்தும். வெண்[illegible] உருக்கி நாம் நெய்யை எடுக்கிறோம்.

தைலம்

அ[illegible]டிவமானது, உஷ்ணமானது, தீக்ஷ்ணமானது, மதுர வி[illegible] உடையது. வியவாயி (பரவும் தன்மை), ஸூக்ஷ்மம் (நுண்ணி[illegible] விகாசி (ஜீரணமாவதற்கு அதிக நேரம் எடுப்பது) போன்ற [illegible]ங்களை உடையது. வாத கபஹர குணங்களை உடையது[illegible]ால் நோய்களை அதிகரிக்கும். கிருமிக்னம் (பூச்சிக் கொல்லி) யோனி ரோகங்களுக்கு சிறந்தது. காது வலியைப் போக்கும். சரீர மார்த்தவகரம் (உடலை மென்மையாக்கும் தன்மை) எனும் குணமுள்ளது. சீத காலத்திலும் மழைக் காலத்திலும் கொடுக்கலாம்.

கண்களுக்குக் கெடுதல் செய்யும். ஆயுர்வேதத்தில் இந்த கூற்று உள்ளது. காய்ச்சாமல் பதப்படுத்தாமல் பயன்படுத்தும் பொழுது இந்த நிலை ஏற்படலாம். மூலிகைகளைச் சேர்த்து காய்ச்சும்பொழுது குண மாற்றம் ஏற்படுகிறது. கண் பித்த ஸ்தானமாக இருப்பதாலும், தைலம் உஷ்ணமாக இருப்பதாலும் நல்லெண்ணெயைக் கண் நோய்களுக்குப் பயன்படுத்துவதில்லை. சித்த மருத்துவத்தில் வேறொரு கண்ணோட்டத்தில் இந்த கருத்து காணக் கிடைக்கிறது. Poly unsaturated fatty acid ஆக நல்லெண்ணெயைக் குறிப்பிடுகிறோம். நல்லெண்ணெய் தன்னுள் உஷ்ணத்தைக் கொண்டிருப்பதால் கட்டி ஆவதில்லை. அதனால் கொழுப்பை உண்டாக்குவதில்லை.

உடலில் இருக்கின்ற கொழுப்பை மாற்றுவது. மெலிந்தவர்களை புஷ்டி அடையச்செய்யும். மலச்சிக்கல்களை ஏற்படுத்தும். கிருமியை நாசம் செய்யும். இதையும் பக்குவம் செய்தால் பல நோய்களைக் குணப்படுத்தும்.

வஸா

இது மாம்ஸ தாதுவின் உபதாதுவாகும். வாத சமனமானது. சற்றே ரூக்ஷமானது (வறட்சியானது).

மிகவும் பலகீனமானவர்கள், வாதப் பிரகோபம் உள்ளவர்கள், நன்றாக அக்னி பலம் உள்ளவர்கள் போன்றவர்களுக்கு வஸா சிறந்தது. மூட்டுவலி, எலும்பு வலி, தீப்புண், யோனி பிரம்சம், காது நோய்கள் போன்றவற்றிற்கும் இவற்றைக் கொடுக்கலாம். வஸாவைச் சாப்பிட்டு பழகியவர்களுக்கே கொடுக்க வேண்டும்.

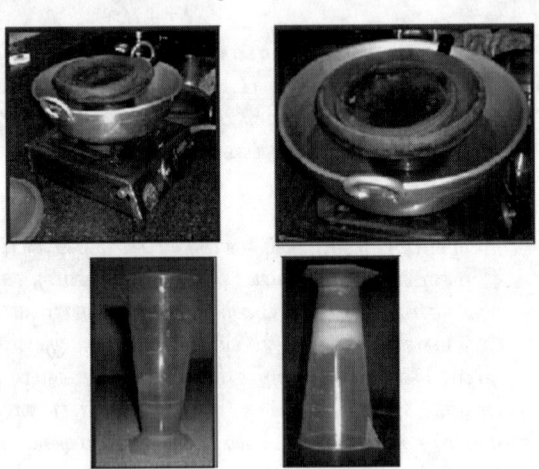

வஸாவைப் பிரித்தெடுக்கும் முறை.

வஸாவைப் பிரித்தெடுக்கும் முறை

வஸா, ஆட்டின் மாமிஸம் மற்றும் வயிற்றின் உட்பகுதியில் மூடியிருக்கும் துணி போன்ற கொழுப்புப் படிமத்திலிருந்து சுரண்டி எடுக்கப்படுகிறது. பின் அதனை ஒரு பாத்திரத்திலிட்டு தண்ணீர் விட்டு சூடாக்கப்படுகிறது. அப்பொழுது வஸா எண்ணெய் போன்று தனியாக மிதக்கும். இதனுடைய ஈரப்பதத்தை அகற்றுவதற்கு அதைத் தனியாக ஒரு பாத்திரத்தில் சேகரித்து மீண்டும் சூடாக்க வேண்டும். இப்பொழுது நீர் அம்சம் இல்லாத வஸா கிடைக்கும். பின்பு அதனைக் காற்று புகாத பாத்திரத்தில் சேமித்து வைக்க வேண்டும்.

மஜ்ஜா

அஸ்தியின் உள்ளே உள்ளது. குருவானது (கனமானது), பலத்தை அதிகரிப்பது. அஸ்தி ரோகங்களுக்கு சிறந்தது. யோனி ரோகம் மற்றும் கல் குடல் உள்ளவர்களுக்கும், தீபாக்னி உள்ளவர்களுக்கும் கொடுக்கலாம்.

வாத பித்த பிரக்ருதிகளுக்கு கிருதம் கொடுப்பதுண்டு. வாத கப பிரக்ருதிகளுக்கு தைலம் கொடுப்பதுண்டு. கிருதத்திற்கு திரிதோஷஹரம் (திரிதோஷத்தைக் குறைப்பது) என்கின்ற குணம் உண்டு. மத்யம ரோக மார்க்கங்களில் வஸா, மஜ்ஜாவே சிறந்தது. ராஜயக்ஷ்மாவில் நாம் அதைச் செய்கிறோம். ராஜயக்ஷ்மாவில் மாம்ஸம் கொடுக்கிறோம். மாம்ஸத்தில் வஸா உள்ளது. கிருதம் சரத் ருதுவில் கொடுக்கப்படுகிறது.

மஜ்ஜாவைப் பிரித்தெடுக்கும் முறை

ஆ[illegible] பெரிய எலும்புகளை நொறுக்குதல் மூலம் மஜ்ஜா [illegible]யாகப் பிரிக்கப்படுகிறது. முதலில் மஜ்ஜாவை ஒரு

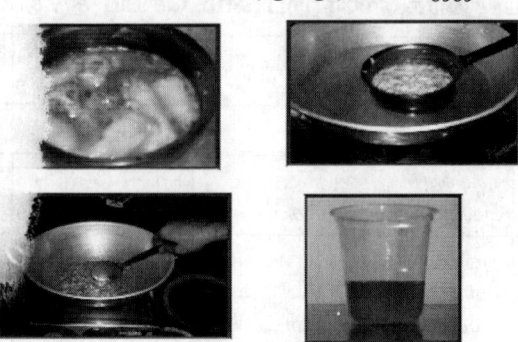

தைலம் மழைக் காலத்தில் கொடுக்கப்படுகிறது.
வஸா, மஜ்ஜா வசந்த காலத்தில் கொடுக்கப்படுகிறது.

பாத்திரத்தில் இட்டு நன்கு வேக வைக்க வேண்டும். பின்னர் அதனை ஒரு சட்டியில் இட்டு மீண்டும் நன்றாக சூடாக்க வேண்டும். அப்பொழுது நெய் போன்று மஜ்ஜா தனியாகப் பிரிந்து வரும். அதைப் பத்திரப்படுத்தி காற்று புகாத பாத்திரத்தில் சேமித்து வைக்க வேண்டும்.

ஸ்நேஹ யோக்கியன்

வமனம், விரேசனம் போன்ற சோதன சிகிச்சை செய்வதற்கு முன் ஸ்நேஹ சிகிச்சை செய்ய வேண்டும். மத்ய பானத்தினால் உடல் இளைத்தவர்களுக்கு ஸ்நேஹம் செய்ய வேண்டும். அதிகமான உடற்பயிற்சி, பெண் சேர்க்கையில் ஈடுபட்டவர்களுக்கு ஸ்நேஹ சிகிச்சை செய்ய வேண்டும்.

ஸ்நேஹ பான காலம்

- உணவுக்கு முன் உட்கொள்ளும் ஸ்நேஹ பானம் தொப்புளுக்கு கீழ் பகுதியிலுள்ள தொடைகள், கால்கள், இடுப்பு போன்றவற்றிற்குப் பலம் தருகிறது.
- மதிய உணவுக்கு இடையில் சாப்பிடும் ஸ்நேஹ பானமானது அக்னி பலத்தைக்கூட்டி உடலுக்கு ஈரப்பசையையும் போஷாக்கையும் அளிக்கிறது. உணவுக்குப்பின் அளிக்கப்படும் ஸ்நேஹ பானமானது ஊர்த்வஜத்ரு (கழுத்துக்கு மேற்பட்ட) ரோகங்களுக்கு பலனளிக்கிறது.

அஸ்நேஹ்யன் (ஸ்நேஹ சிகிச்சை செய்யக்கூடாத) நிலைகள்

பொதுவாக ஸ்நேஹபானம் செய்ய தகுதி அற்றவர்கள்

வ. எண்		ச	சு	அ. ச	அ. ஹ்	சா	வ. சே	கா
I	அவஸ்தைகள்							
1.	*ரூக்ஷணம் (செய்யக்கூடியவர்கள்)*	+	–	–	–	–	–	–
2.	*அபிஷ்யந்த குதம் (கபம் கலந்த மலப் போக்கு உடையவர்)*	+	–	–	–	–	–	–
3.	*பலமில்லாதவர்கள்*	–	+	–	–	+	–	–

4.	பிரஸூதி (குழந்தை பெற்ற முதல் 40 நாட்கள்)	−	−	−	−	−	−	+
5.	கர்ப்பிணி	+	−	−	−	−	−	+
6.	அதிக சிரமத்தில் குழந்தை பெற்றவர்	−	+	+	+	+	+	−
7.	பலமில்லாதவர்	+	+	+	+	+	+	−
8.	பால் அருந்துபவர்	−	−	−	−	−	−	+
9.	வயோதிகர்	−	−	−	−	−	−	+
10.	மது அருந்துபவர்	−	+	+	+	+	+	−
11.	சோர்வானவர்	−	+	−	−	−	+	−
12.	மயக்கமடைந்தவர்	−	−	−	−	−	−	+
13.	உடல் பருத்தவர்	−	+	+	+	+	+	−
14.	விஷம் உண்டவர்	+	−	+	+	−	−	−
15.	ஆமம்	−	−	+	+	−	−	+
II	அன்னவகை (உணவுக் குழாய்) மற்றும் புரீஷவகை (மலக்குழாய்), ஸ்ரோதங்கள் (நாளங்கள்) சம்பந்தப் பட்டவை							
16.	[illegible]ாக்னி	+	−	+	+	−	−	+
17.	[illegible]ாக்னி	−	−	+	+	−	−	−
18.	[illegible] [illegible]டையவர்	+	−	−	−	−	−	−
19.	வ[illegible]டுப்பவர்	+	+	+	+	−	+	+
20.	ஆ[illegible]	+	−	−	−	−	−	−
21.	அ[illegible]ம்	−	+	−	−	+	+	−
22.	சு[illegible]றியமுடியாதவர்	−	+	+	+	+	+	+
23.	உதர[illegible] நாய்	−	−	+	+	+	−	−
24.	அதிஸாரம்	−	−	+	+	−	−	−
III	காலங்களைப் பொறுத்து							

25.	அகாலம்	–	+	–	–	–	–	–
26.	துர்தினம் (சுப தினங்கள் அல்லாத தினங்கள்)	–	+	–	–	+	–	–
27.	வஸ்தி முடித்தவர்கள்	+	+	+	+	+	+	+
28.	நஸ்யம் முடித்தவர்கள்	+	–	+	+	–	–	+
29.	விரேசனம் முடித்தவர்கள்	–	+	+	+	+	+	–
30.	வமனம் முடித்தவர்கள்	–	+	–	–	+	–	–
IV	உதக வகை ஸ்ரோதஸ் (உடலில் நீர் ஆதார நிலைகள்) சம்பந்தப் பட்டவை							
31.	தாகம் உடையவர்	+	+	–	+	+	+	+
32.	வாய் வறண்டு காணப்படுபவர்	+	–	–	–	–	–	–
33.	வறட்சி மிகுந்தவர்	+	–	–	–	–	–	–
V	நோய்களைப் பொறுத்து.							
34.	தருண ஜ்வரம்	–	+	–	–	+	+	+
35.	ஊருஸ்தம்பம்	–	–	+	+	–	–	–
36.	கலரோகம்	–	–	+	+	–	–	+
37.	கப விகாரங்கள்	–	–	+	+	–	–	+
38.	பித்த ரோகங்கள்	–	–	–	–	–	–	–
39.	சோர்வுற்றவர்கள்	+	–	–	–	–	–	–
40.	மயக்கம்	+	+	+	+	+	+	+
41.	ஜாட்யத்வம்	–	–	–	–	–	–	+

ச – சரக ஸம்ஹிதை
சு – ஸுச்ருத ஸம்ஹிதை
அ. ச – அஷ்டாங்க ஸங்கிரஹம்
அ. ஹ் – அஷ்டாங்க ஹ்ருதயம்
சா – சாரங்கதர ஸம்ஹிதை
வ. சே – வங்கசேன ஸம்ஹிதை
கா – காஸ்யப ஸம்ஹிதை

+ கூறப்பட்டுள்ளது
– கூறப்படவில்லை

காலமும் ருதுக்களும் ஸ்நேஹமும்

தோஷங்கள்	குளிர்காலம்		கோடை காலம்	
	பகல்	இரவு	பகல்	இரவு
வாதம்	–	–	–	+
பித்தம்	–	–	–	+
கபம்	+	–	–	–
வாத பித்தம்	–	+	–	+
வாத கபம்	+	–	+	–

– ஸ்நேஹம் கொடுக்கக் கூடாது

+ ஸ்நேஹம் கொடுக்க வேண்டும்

*மழைக் காலங்களில் நல்லெண்ணையைப் பயன்படுத்துவது நல்லது. மழைக் காலம் முடிந்ததும் நெய்யைப் பயன்படுத்துவது நல்லது. வசந்த காலங்களில் வஸையும் மஜ்ஜையும் பயன்படுத்துவது நல்லது. வாத கபம் அதிகரித்தநிலையில் **(Bronchial asthma)** பகல் வேளைகளில் ஸ்நேஹ பானம் செய்தல் வேண்டும். வாத பித்தங்கள் அதிகரித்த நிலையில் **(Duodenal ulcer)** இரவு நேரங்களில் ஸ்நேஹ பானம் கொடுப்பதில் தவறில்லை. ஆனால் இதை மாற்றிச் செய்யக் கூடாது.*

வாதத்தினால் பாதிக்கப்பட்டவர்களுக்கு கிருதபானம் கொடுக்கும்பொழுது சிறிது இந்துப்பு சேர்த்துக் கொடுக்க வே[illegible] பித்தவாதங்களில் கொடுக்கும்பொழுது க்ஷாரங்கள் சேர[illegible]காடுக்க வேண்டும். கபத்தில் சுக்கு, மிளகு, திப்பிலி என்[illegible]வை சேர்த்துக் கொடுக்க வேண்டும். பித்தத்திற்கு ஸ்நே[illegible]ற குணம் இருப்பதால், பித்தத்திற்கு ஸ்நேஹ பானம் செய்[illegible]ழுது பித்தம் அதிகரிக்கும் தன்மை ஏற்படுகிறது. ஆதல[illegible] சிகிச்சை (உடலில் நீர்ப்பதத்தைக் குறைக்கும் சிகிச்[illegible] பித்தத்தைக் குறைக்கும் சிகிச்சை) செய்துவிட்டு, பித்தத்[illegible]ாதபித்தமாக மாற்றி ஸ்நேஹ பானம் செய்தால் அந்த [illegible]ானது பித்தத்தை நன்றாகச் சமனம் செய்கிறது.

ம[illegible] காஷ்டம் உள்ளவர்களுக்கு மூன்று நாட்களும், மத்யம கோஷ்[illegible] உள்ளவர்களுக்கு 5 நாட்களும், கடின கோஷ்டம் உள்ளவ[illegible]ளுக்கு 7 நாட்களும் ஸ்நேஹ பானம் செய்யப்படுகிறது. 7 நாட்களுக்குப் பிறகு செய்கின்ற ஸ்நேஹமானது, உடலுக்கு ஸாத்மியமாகி (ஒத்துக்கொள்ளுதல்) உத்கிலேசனம் (மருந்துத் தன்மையை இழந்து உணவுப்பொருளாக மாறி ஒத்துப்போகின்ற

நிலை) எனும் தோஷத்தை இளக்கி விடுகின்ற தன்மையை இழக்கிறது.

பொதுவாக கிருதபானம் செய்தவர்களுக்கு வெந்நீர் அனுபானமாக கொடுக்கப்படுகிறது. துவரக தைலம் (நீரடிமுத்து எண்ணெய்), சேராங்கொட்டை சேருகின்ற குக்குலு திக்தகம், நரசிம்ம இரசாயனம் போன்றவற்றிற்கு வெந்நீர் அனுபானமாக கொடுக்கப்படுவதில்லை. கொதித்து ஆறிய தண்ணீரே கொடுக்கப்படுகிறது. ஸ்நேஹ பானம் செய்த பிறகு நோயாளியை ஒரு போர்வையினால் நன்றாக மூடவேண்டும். சற்றும் காற்று இல்லாத இடத்தில் அவர்கள் அமர வேண்டும். நீர்வேட்கை ஏற்பட்டால் சிறிது வெந்நீர் பருகலாம்.

பிரும்ஹண ஸ்நேஹம்

பிரும்ஹண ஸ்நேஹமானது குறைந்த அளவில் மாம்ச ரஸம் சேர்த்தோ, மதுபானத்துடன் சேர்த்தோ, உணவுப் பண்டங்களுடன் சேர்த்தோ கொடுக்கப்படுகிறது. குழந்தைகளுக்கு, வயதானவர் களுக்கு, நீர்வேட்கையால் பாதிக்கப்படுபவர்களுக்கு, ஸ்நேஹ பானத்தில் வெறுப்பு உள்ளவர்களுக்கு, என்றுமே மது அருந்தும் பழக்கம் உள்ளவர்களுக்கு, உணவில் என்றும் நெய்விட்டுச் சாப்பிடுபவர்களுக்கு, மந்தாக்னி உடையவர்களுக்கு, சுக வாழ்க்கை வாழ்பவர்களுக்கு, மென்மையான குரல் உடையவர் களுக்கு, தோஷம் சிறிதளவே பிரகோபம் உடையவர்களுக்கு மற்றும் கோடைக்காலங்களிலும் பிரும்ஹண ஸ்நேஹமே கொடுக்கப்படுகிறது.

ஸ்நேஹபானத்தின் வகைகள்

இருபத்திநான்கு மணி நேரத்தில் ஸ்நேஹம் சீரணமானால் அது பிரதான மாத்திரை என்றும், உத்தம மாத்திரை என்றும், மகத் மாத்திரை என்றும், ஜேஷ்ட மாத்திரை என்றும் அழைக்கப்படுகிறது.

பன்னிரெண்டு மணி நேரத்தில் ஸ்நேஹம் சீரணமானால் அது மத்யம மாத்திரை என்று அழைக்கப்படுகிறது.

ஆறு மணி நேரத்தில் சீரணமானால் அது ஹ்ர்ஸ்வ மாத்திரை, கனிஷ்ட மாத்திரை என்று அழைக்கப்படுகிறது.

ஸுச்ருதர் மேலும் இரண்டு மாத்திரைகளைக் குறிப்பிடுகிறார். அவை:

பதினெட்டு மணி நேரத்தில் சீரணமாவதற்கு எடுத்துக்கொள்ளும் ஒரு அளவு (ஒரு ஆசிரியரின் கருத்து)

மூன்று மணி நேரத்தில் சீரணமாவதற்கு எடுத்துக்கொள்ளும் ஒரு அளவு ஹ்ரஸீயஸீ மாத்திரை (25 மிலி) என்று ஒன்று உள்ளது. இது ஹீன மாத்திரையைவிட குறைவானது. இதை *Test dosage* என்று குறிப்பிடலாம்.

உதாரணமாக ஒருவருக்கு நாம் குக்குலுதிக்தக கிருதம் கொண்டு ஸ்நேஹ பானம் செய்யவேண்டும் என்று முடிவு எடுத்தால், ஸ்நேஹ பானத்தைத் தொடங்குவதற்குமுன் சிறிய அளவில் குக்குலு திக்தகத்தை கொடுத்து அது அவருக்கு ஒத்துக்கொள்கிறதா இல்லையா என்பதைப் பார்க்க வேண்டும்.

அருணதத்தர் ஹ்ரஸீயஸி மாத்திரை ஒரு பலம் (50 கிராம்) என்று குறிப்பிடுகிறார். ஒரு யாமத்தில் (மூன்று மணி நேரத்தில்) ஜீரணமாகும் என்று அர்த்தம். சாரங்கதரும் பாவப்ரகாசரும் இரண்டு, மூன்று, நான்கு தோலாகளை (1 தோலா = 12 கிராம்) அல்ப மாத்திரை, மத்யம மாத்திரை, உத்தம மாத்திரை என்று குறிப்பிடுகிறார்கள். சக்ரதத்தர் அரை பலம் (25 கிராம்), மூன்று கர்ஷம் (37.5 கிராம்), ஒரு பலம் (50 கிராம்) என்பதை அல்பம், மத்யமம், உத்தம மாத்திரையாக குறிப்பிடுகிறார். மாத்திரை அளவைக் கீழ்காணும் அட்டவணை மூலம் அறியலாம்.

வாக்படர் கூறும் அளவு முறை

வகுப்பு	தன்மை	தகுதியானவர்கள்
அல்ப மாத்திரை	6 மணி நேரத்தில் செரிமானமாகக் கூடியது	குழந்தைகள், வயோதிகர், இளையவர், மெலிந்தவர்கள்
மத்ய மாத்தி	2 மணி நேரத்தில் ரிமானமாகக் டியது	ஸ்போடம் (சிறுகட்டிகள்), பீடிதம் (அங்கம் சுருங்குதல்), அஸ்ருக் பிடிகா (இரத்தக் கட்டிகள்), அரிப்பு, குஷ்டம், நீரிழிவு, வாதரக்தம், மிருது கோஷ்டம் மத்தியமான பலம் உடையவர்கள்.
உத்தம மாத்திரை	மணி நேரத்தில் ரிமானமாகக் டியது	குஷ்டம், அபஸ்மாரம் உன்மாதம், பாம்புக்கடி மூத்திரகடுப்பு, விஸர்ப்பம் (பரவும் தோல்நோய்), குன்மம், மலம் இறுகியவர்கள், அதிக தோஷம் உடையவர்கள், அக்னி பலம் அதிகம் உடையவர்கள்.

ஸுச்ருதர் கூறும் அளவு முறை

அளவு	செரிமானத்திற்கான நேரம்	தகுதியானவர்கள்
பிரதம மாத்திரை	3 மணி	அல்பதோஷம்
த்விதீய மாத்திரை	6 மணி	மத்யதோஷம்
த்ருதீய மாத்திரை	9 மணி	பகுதோஷம்
சதுர்த்த மாத்திரை	12 மணி	மதம், மூர்ச்சை
பஞ்சம மாத்திரை	24 மணி	குஷ்டம், உன்மாதம், விஷம், கிரஹ தோஷம், அபஸ்மாரம்

பிருஹத்ரயியில் வர்த்தமான கிரமம், சோதனத்திற்காகக் குறிப்பிடப்படவில்லை.

வங்கசேனத்தில் குறிப்பிடப்பட்டுள்ள , மத்தியம மாத்திரை, உத்தம மாத்திரை							
மாத்திரை	**முதல் நாள்**	**இரண்டாம் நாள்**	**மூன்றாம் நாள்**	**நான்காம் நாள்**	**ஐந்தாம் நாள்**	**ஆறாம் நாள்**	**ஏழாம் நாள்**
அல்ப மாத்திரை	*37.5* கிராம்	*43.75* கிராம்	*50* கிராம்	*56.25* கிராம்	*62.5* கிராம்	*68.75* கிராம்	*75* கிராம்
மத்தியம மாத்திரை	*75* கிராம்	*87.5* கிராம்	*100* கிராம்	*112.5* கிராம்	*125* கிராம்	*137.5* கிராம்	*150* கிராம்
உத்தம மாத்திரை	*150* கிராம்	*175* கிராம்	*200* கிராம்	*225* கிராம்	*250* கிராம்	*275* கிராம்	*300* கிராம்

நடைமுறையில் *12.5, 112.5* போன்ற அளவுகள் எடுப்பதற்கு சிரமமாகையால் அதை *15* கிராம், *115* கிராம் என்ற அளவுகளில் எடுத்துக்கொள்ளலாம்.

உத்தம அளவு ஸ்நேஹபானம் பருகத் தகுதியுடையவர்கள் (உத்தம மாத்ரா ஸ்நேஹபான யோக்யா)

	ச	சு	அ. ஹி	கா
தினமும் நெய் சாப்பிடுபவர்	+	–	–	+
பசியுள்ளவர்	+	–	+	–
தாகமுள்ளவர்	+	–	+	–
தீக்ஷ்ணாக்னி	+	–	+	+
பலவான் (உடல் வன்மை உடையவர்)	+	–	+	+
குன்மம்	+	–	+	+
பாம்புக் கடி	+	–	+	+
விஸர்ப்பம் (பரவும் தோல் நோய்கள்)	+	–	+	+
உன்மாதம் (மனச்சிதைவு நோய்கள்)	+	+	+	+
மூத்திரக் கடுப்பு	+	–	+	+
க்ரூரகோஷ்டம் (மலம்போகா கல்குடல்)	+	–	–	+
குஷ்டம்	–	+	–	+
விஷம்	–	+	–	–
கிரஹதோஷம்	–	+	–	–
அபஸ்மாரம் (காக்காய்வலிப்பு நோய்)	–	+	–	–
அதிக வேலைப் பளுவைத் தாங்கும் சக்தி உடையவர்கள்	–	–	+	–
உதாவர்த்தம் (வாயுவின் மேல்முக நோய்கள்)	–	–	+	–
தைரியம் உடையவர்கள்	–	–	–	+
வறண்ட தேகம் உடையவர்கள்	–	–	–	+

மத்யம அளவில் ஸ்நேஹபானம் பருகத் தகுதி உடையவர்
(மத்யம மாத்ர ஸ்நேஹபான யோக்யா)

	ச	சு	அ. ஹி	கா
அருஷ்கர (கனத்த தோல் நோய்கள்)	+	–	–	–
ஸ்போடம் (வெடிக்கும் கட்டிகள்)	+	–	–	+
பிடகா (தோல் கட்டிகள்)	+	–	+	–
கண்டு (அரிப்பு)	+	–	–	+
பாமா (ஒருவகை தோல் நோய்)	+	–	–	–
குஷ்டம் (தோல் நோயின் பொதுப்பெயர்)	+	–	+	+
நீரிழிவு	+	–	–	+
வாதரக்தம் (சுகி போன்ற நோய்கள்)	+	–	+	+
மந்தாக்னி	+	–	–	+
இளகிய கோஷ்டம்	+	–	–	+
மத்யம பலம் உடையவர்	+	–	–	+
விருஷ்யா (ஆண்மை சிகிச்சை எடுப்பவர்)	–	+	–	–
ப்ரு...னி (போஷாக்கு அ...ர்)	–	+	–	–
மத்...ஷங்கள் (நடுத்தர அள... பமடைந்த தோ...)	–	+	–	–
உரு... (ஒருவகை தொ...ாய்)	–	–	+	–
அரு...வ அறிய முடியாதவர்				
விசர்... (நீர்ப்போக்கு உள்ள தோ...ாய்கள்)	–	–	–	+
மிருது அக்னி (மென்மையான அக்னிபலம் உடையவர்)	–	–	–	+

குறைந்தபட்ச அளவு ஸ்நேஹபானம் செய்யக்கூடியவர்கள் (ஹ்ரஸ்வ மாத்ரா ஸ்நேஹபான யோக்யர்)

	ச	சு	அ. ஹி	கா
விருத்தர் (வயோதிகர்)	+	–	+	+
பாலர் (குழந்தைகள்)	+	–	+	+
சுகுமாரர் (மென்மையான உடல் மனம் உடையவர்)	+	–	–	–
மந்தாக்னி (குறைந்த அக்னிபலம் உடையவர்)	+	–	+	+
ஜ்வரம்	+	–	+	+
அதிஸாரம்	+	–	+	+
காஸம் (இருமல்)	+	–	+	+
ஜீரண சக்தி அதிகம் இல்லாதவர்	+	–	+	+
அல்பதோஷம் (குறைந்த அளவில் உடலில் தேங்கியுள்ள தோஷங்கள்)	–	+	–	–
அக்னிதீபனம்	–	–	+	–
துர்பலன் (பலமில்லாதவர்)	–	–	+	–
அபத்யா (பத்திய முறைகளைக் கடைப்பிடிக்க முடியாதவர்கள்)				
மெலிந்தவர்	–	–	–	+

ச – சரக ஸம்ஹிதை

சு – ஸுச்ருத ஸம்ஹிதை

அ. ஹி – அஷ்டாங்க ஹிருதயம்

கா – காஸ்யப ஸம்ஹிதை

+ – தகுதி உடையவர்

– – தகுதி அற்றவர்

ஸ்நேஹபானம் செய்வதற்கு முன்பு தீபன பாசனங்களைக் கொடுத்து அக்னியை தீபனம் செய்கிறோம். ஸ்நேஹபானத்திற்கு முன்பு கீழ்காணும் ஆகாரங்களைக் கொடுக்கிறோம்.

ஸ்நேகனகர்மம் செய்வதற்குத் தேவையான ஆஹார நியமங்கள்

கொடுக்கக்கூடியவை	சரகர் வாக்படர்
திரவ ஆஹாரம்	+
உஷ்ண ஆஹாரம்	+
பிரமாணயுக்தம் (சரியான அளவில் உண்ணுதல்)	+
கொடுக்கக்கூடாதவை	**சரகர் வாக்படர்**
அபிஷ்யந்தி (கபத்தை அதிகரித்து நாளங்களை அடைக்கும் உணவுகள். தயிர் போன்றவை)	+
அசங்கீர்ணம் (அபத்யமானது, சரிவர தயாரிக்கப்படாதது)	+
திஸ்நிக்தம் (அதிக எண்ணெய்ப் பசையுடன் கூடிய உணவுகள்)	+

ஸ்நேஹபான முறை

கா லையில் எழுந்திருக்க வேண்டும். இறைவனை வணங்க வேண் சூரியன் உதயமான சமயத்தில் ஸ்நேஹபானம் கொடு பண்டும். சோதனார்த்த ஸ்நேஹம் (உடலை சுத்தி செய்ய ுன்பு கொடுக்கப்படும் நெய்ப்பு பொருள்) சூரியன் உதய ப்பது நிமிடங்கள் வரை கொடுக்கலாம். தோஷ உத்கி (தன்னிலை விட்டு விலகி கிளர்ச்சியடைந்த தோஷ இந்நேரத்தில் சாத்தியமாகு ம். முந்திய நாள் சாப்பி ்ணவு ஜீரணமாகி இருக்க வேண்டும். பின்பு ஸ்நேஹ த்தைக் கொடுக்க வேண்டும்.

ஹி ாசம் (வாந்தி எடுக்கும் உணர்வு), அருசி (ருசியின்மை), உத்காரம மல் ஏப்பம்), சர்தி (வாந்தி) போன்றவை வரலாம். இவை ப ககமில்லாததால் வரலாம். எலுமிச்சைப்பழத்தை மணக்கச் செய்வதால் இவற்றைத் தடுக்கலாம். துவரக தைலம் (நீரடிமுத்து எண்ணெய்), பல்லாதக தைலத்தில் (சேரான்கொட்டை எண்ணெய்) உஷ்ணோதகம் (சூடு தண்ணீர்) அனுபானமாக கொடுப்பதில்லை. தைலத்திற்கு யுஷம் (சிறுபயறு கஞ்சி)

அனுபானமாக கொடுக்க வேண்டும். வஸா, மஜ்ஜாவிற்கு மண்டம் எனும் கஞ்சியின் நீர்த்தெளிவு அனுபானமாகக் கொடுக்க வேண்டும். அஷ்டாங்க ஸங்கிரஹத்தில் ஜீரணமாகும்பொழுது உள்ள லக்ஷணம், ஜீரணமான பிறகு உள்ள லக்ஷணம் போன்றவை குறிப்பிடப்பட்டுள்ளன.

ஜீரணமாகும் சமயம் உள்ள லக்ஷணம்

ஸ்நேஹத்தின் குரு, மந்த குணத்தினால் தலைவலி வருகிறது. ஜீரணமான பிறகு தலைவலி மாறுகிறது. சிரமம், மூர்ச்சை, தாகம் போன்றவையும் காணப்படும்.

அதிகமான எச்சில் சுரக்கும். கப உத்கிலேசத்தால் இவ்வாறு ஆகிறது. அங்கஸாதம் (உடல் அசதி) ஏற்படும். கிலமம் எனும் அசதி, நீர்வேட்கை ஏற்படும். இதற்கு சிகிச்சை எதுவும் தேவையில்லை.

அறிகுறிகள்	ச	சு	அ ச	சா	கா	ச த	வ சே	க. கா
வாதானுலோமனம் (வாயுவின் சீரான இயக்கம்)	1	–	1	–	–	1	1	–
அக்னிதீப்தி (சீரான பசி)	2	3	2	2	5	2	2	–
புரிஷ ஸ்நிக்ததா (மலத்தில் எண்ணெய் பசை)	3	–	3	3	–	3	3	–
அஸம்ஹத வர்ச்சஸ் (இளகிய பிரிந்த மலம்)	4	2	4	4	–	4	4	–
புரிஷ மிருதுத்வம் (மலத்தில் மிருது தன்மை)	–	–	–	–	2	–	–	–
அதஸ்தாத் ஸ்நேஹதர்சனம் (மலமாக எண்ணெய் வெளிவருதல்)	–	7	–	–	–	6	–	–
காத்ர மார்தவம் (உடலின் மிருது தன்மை)	5	4	–	5	–	–	5	–
காத்ர ஸ்நிக்தத்வம் (உடலின் எண்ணெய்த் தன்மை)	6	–	–	6	–	–	6	–
த்வக் ஸ்நிக்தத்வம் (தோலில் எண்ணெய்ப் பசை)	–	1	–	1	–	–	–	–
அங்க லாகவம் (உடலின் இலகு தன்மை)	–	6	–	9	–	–	–	–

அங்க ஸாதம் (அசதி)	–	–	–	–	–	–	–	3
கிலமம் (சோர்வு)	–	–	6	–	–	–	–	–
கிலானி (தளர்ச்சி)	–	5	–	7	–	–	–	–
ஸ்நேஹோத்வேகம் (எண்ணெய்ப் பசையுடன் கூடிய ஏப்பம்)	–	8	5	8	–	5	–	2
விமலேன்திரியதா (புலங்களின் தெளிவு)	–	–	–	10	–	–	–	–
மேதா (அறிவாற்றல்)	–	–	–	–	3	–	–	–
புஷ்டி (பலம் பெறுதல்)	–	–	–	–	4	–	–	–
திருதி (தைரியம்)	–	–	–	–	1	–	–	–
காலே சரீரவிருத்தி (காலத்தில் உடல் போஷாக்கு அடைதல்)	–	–	–	–	7	–	–	–
தேஜோ விருத்தி (தேஜஸ் எனும் ஒளி அதிகரித்தல்)	–	–	–	–	6	–	–	–

1 என்றால் வரிசைப்படுத்துவதில் முதலில் கூறுகிறார் என்று பொருள்

5 என்றால் வரிசைப்படுத்தலில் ஐந்தாவது கூறுகிறார் என்று பொருள்

ச = சரக ஸம்ஹிதை   க. கா = கல்யாண காரகா
அ.ச = [illegible]ஷ்டாங்க சங்கிரஹம்   சு = ஸ[illegible]ச்ருத ஸம்ஹிதை
கா = [illegible]யப ஸம்ஹிதை   சா = சாரங்கதர ஸம்ஹிதை
வ.சே [illegible]சேன ஸம்ஹிதை   ச. த = சக்ர தத்தம்

அஸ்நிக்த லக்ஷணம்
(குறை[illegible]நய்ப்பு உபயோகத்தால் உண்டாகும் தீங்கு)

அறிகு[illegible]	ச	சு	அ ச	கா	வ. சே	க. கா	சா ச
கிரதித[illegible]ம் (வறண்ட புழுக்கை[illegible]பான்ற மலம்)	1	1	–	7	1	2	–
ரூக்ஷ பு[illegible]ம் (வறண்ட மலம்)	2	2	–	–	–	1	–
சுஷ்க புரீஷம் (உலர்ந்த மலம்)	–	–	–	6	–	–	–
கிருச்ராத் மலப்ரவர்த்தனம் (குறைவான மலம் போதல்)	–	–	–	–	–	3	–

கஷ்டத்துடன் அக்னி மாந்த்யம் (பசி குறைவு)	4	–	–	5	4	9	–
அவிபாகம்/க்ருச்ராத் அன்னம் விபச்யதே (ஜீரண குறைவு)	–	3	–	–	–	4	–
அனில பூரித உதரம் (குடலில் வாயு சேர்ந்த நிலை)	–	–	–	–	–	7	–
வாயு பிரதிலோமம் (வாயுவின் மேல்முக போக்கு)	3	5	–	1	3	–	–
காத்ர ரூக்ஷதா (உடலில் வறட்சி)	5	–	–	2	–	10	–
காத்ர கரதா (கரகரப்பு)	4	–	–	3	5	–	–
உரோவிதாஹம் (நெஞ்சு எரிச்சல்)	–	4	–	–	–	5	–
தௌர்பல்யம் (பலமின்மை)	–	7	–	–	–	8	–
விவர்ண்யதா (நிறமாற்றம்)	–	6	–	–	–	6	–
அத்ருதி (அறிவில் குழப்பம்)	–	–	–	4	–	–	–

ச = சரக ஸம்ஹிதை

அ.ச = அஷ்டாங்க சங்கிரஹம்

கா = காஸ்யப ஸம்ஹிதை

வ.சே = வங்கசேன ஸம்ஹிதை

க. கா = கல்யாண காரகா

சு = ஸுச்ருத ஸம்ஹிதை

சா = சாரங்கதர ஸம்ஹிதை

அறிகுறிகள்	**ச**	**சு**	**அ ச**	**கா**	**சா**	**ச த**	**வ சே**	**க. கா**
பாண்டுத்வம்	1	–	1	7	7	1	1	–
கௌரவம் (கன நிலை)	2	–	–	1	–	–	–	–
ஜாட்யம் (ஜ்வரம் போன்ற நிலை)	3	–	–	2	–	–	6	–
புரிஷ அபக்வதா (செரிமானமாகாமல் மலம் வெளியேறுதல்)	4	–	–	5	–	–	4	–
புரிஷ அதிப்ரவிருத்தி (மலம் அதிகமாக உண்டாதல்)	–	5	–	–	6	–	–	2
பிரவாஹிகா (சளியுடன் முக்கி மலம் வெளியேறுதல்)	–	4	–	–	4	–	–	5

குத ஸ்ராவம் (ஆசன வாய் கசிவு)	—	—	4	—	—	4	—	—
கிராண ஸ்ராவம் (மூக்கு ஒழுகுதல்)	—	—	2	—	—	2	—	—
முக ஸ்ராவம் (வாயில் எச்சில் ஊறுதல்)	—	2	3	—	2	3	—	—
உத்க்லேசனம் (தோஷங்கள் எழுச்சி பெறுதல்)	7	—	—	3	—	—	5	4
அருசி (உணவில் ருசியின்மை)	6	—	—	6	—	—	7	3
பக்தத்வேஷம் (உணவில் வெறுப்பு)	—	1	—	—	1	—	—	—
தந்திரா (மயக்கம்)	5	—	—	8	5	—	3	—
அங்க ஸாதம் (உடலில் வலி)	—	—	—	—	—	—	2	—
ஆத்மானம் (வயிற்று உப்புசம்)	—	—	—	4	—	—	—	—
மோஹம் (குழப்ப நிலை)	—	—	—	—	—	—	—	7
அங்க தாஹம் (உடலில் எரிச்சல்)	—	—	—	—	—	—	—	6
குத தாஹம் (ஆசனவாயில் எரிச்சல்)	—	3	—	—	3	—	—	1

ற பானம் நன்றாக நடைபெற்ற நிலையில் அதன் குறி வாயு சம்பந்தப்பட்டதாகவும், அக்னி, மலம், தோல், உடல் ராக்கியம் போன்றவை சம்பந்தப்பட்டதாகவும், ஆச்சா ளால் கண்டுபிடிக்கப்பட்டு தொகுக்கப்பட்டுள்ளன. அவற் ் தனித்தனியாக ஆராய்வோம்.

ஸ்நே வாயுவும்

வ லோமனம் (வாதம் கீழ்முகமாக இயங்குதல்), அனில பூரித ம (வாயு நிரம்பிய குடல்), ஆத்மானம் (வயிற்று உப்புச வாத பிரதிலோமம் (நோய் தன்மையுடன் வாதம் மேல் ாக இயங்குதல்), இவை கோஷ்டத்தில் வாயுவின் கதியினை ப ஏற்படுகின்றன. வாயுவின் கதி அனுலோமனம் (கீழ்முகமாக இயங்கும் தன்மை) எனப்படும். ரூக்ஷத்தினால் வாதம் பிரகோபம் அடைகிறது. மலம் இறுகுகிறது. வாதம் பிரதிலோமம் (மேல்முகமாக இயங்கும் தன்மை) ஆகிறது. ஸ்நேஹத்தினால்

மலமானது ஸ்நிக்த தன்மையைப் பெறுகிறது. அனுலோமனம் ஏற்படுகிறது. ஸ்நேஹபானத்தில் இதுவே முதலில் கிடைக்கிறது. ரூக்ஷத்வம் இருந்தால் அஸ்நிக்த லக்ஷணம் (வறட்சித்தன்மை) காணக் கிடைக்கிறது. ஆத்மானம் அஸ்நிக்த லக்ஷணமாகக் காணக் கிடைக்கிறது. ஆவரணத்தினால் இது ஏற்படுகிறது. வாதானுலோமனம் ஸ்நேஹ பானத்தில் இன்றியமையாததாக லக்ஷணமாகிறது.

ஸ்நேஹமும் அக்னியும்

அக்னி தீப்தி (நன்றாகத் தூண்டப்பட்ட செரிமான நிலை)

அக்னி மாந்த்யம் (மந்தமாக இயங்குகின்ற நிலை)

அவிபாகம் (நெய் பாகமடையாமல் இருக்கின்ற நிலை), அருசி (ருசியின்மை) போன்றவை அக்னி சார்ந்த லக்ஷணங்களாக குறிப்பிடப்படுகின்றன. ஸம்யத்ஸ்நிக்த லக்ஷணத்தில் (எண்ணெய் சிகிச்சை சரியாக நிறைவேறியதன் குறியீடுகள்) அக்னி தீப்தி காணப்படுகிறது. ஸ்நேஹத்தில் உள்ள நீரம்சமுள்ள பொருட்கள் அக்னிக்கு எதிர்மறை குணம் உடையன. அக்னி மாந்த்யம் அஸ்நிக்த லக்ஷணமாகவே குறிப்பிடப்பட்டுள்ளது. அக்னி தீப்தி, சமன ஸ்நேஹத்தில் அதிகமாகக் காணப்படும். ஸ்நேஹம் ஒரு எரிபொருளாகப் பயன்படுகிறது. அக்னி சரியாக வேலை செய்யவில்லை என்றால் அவிபாகம் (உணவு செரிக்காத நிலை) போன்ற லக்ஷணங்களும் அருசி, பக்ததுவேஷம் (உணவில் வெறுப்பு) போன்ற லக்ஷணங்களும் காணக் கிடைக்கும்.

ஸ்நேஹமும் மலமும்

மலம் சார்ந்த லக்ஷணங்கள்

- புரீஷ ஸ்நிக்தம் (எண்ணெய்ப் பசையுடன் கூடிய மலம்)
- அசம்ஹத வர்சஸ் (உடைந்த உருவமில்லாத மலம்)
- அதஸ்தாத் ஸ்நேஹ தர்சனம் (மலம் நெய்யாகப் போதல்)
- பிரவாகிகை (முக்கி வலியுடன், சளியுடன் மலம் போதல்)
- புரீஷ அதிப்ரவர்த்தி (அதிக மலப்போக்கு)
- கிரிச்ர மல பிரவர்த்தனம் (மலத்தடை)

போன்றவை காணக் கிடைக்கின்றன.

ஸ்நேஹ குணத்தினால் புரீஷம் ஸ்நேஹமாகிறது. ஸர குணம் அதிகரிக்கிறது. இதனால் அசம்ஹதவர்சஸ், மலம் இறுகிய நிலையை இழந்து பிசுபிசு என்று போகிறது. மலத்தில் ஸ்நேஹம் காணக் கிடைக்கிறது.

டாக்டர் எல். மகாதேவன்

விஷ்யந்தனம் என்பதை *Diffusion* என்று கூறலாம். இது ஸ்நேஹத்தினுடைய குணமாக மலம் காணப்படுகிறது. கிலேதம் (நீர்ப்பதம்) அதிகரிக்கிறது. இதனால் கிலேதம் மலரூபத்தில் தெரிகிறது. ஸ்நேஹம் மஜ்ஜா தாதுவை அடைந்தால் கண்ணில் அழுக்கும், தோலில் எண்ணெய்ப்பசையும் காணப்படும். ஸ்நேஹம் கம்பீர தாதுவில் அடைந்த நிலையை நாம் அறியலாம். அஸ்நிக்த லக்ஷணத்தில் ரூக்ஷமாக மலம் போகிறது.

ஸ்நேஹமும் தோலும்

காத்ர மார்தவம் (உடல் மென்மையாதல்), காத்ர ஸ்நிக்தம் (உடல் எண்ணெய்ப் பசையைப் பெறுதல்), கரத்துவம் (வறண்ட சொரசொரப்பான நிலை), ரூக்ஷம் போன்றவை தோல் குறியீடுகளாகும். ஸ்நேஹம் மிருது குணம் உடையது. இது இல்லாவிட்டால் தோலில் வறட்சி காணப்படும். இது அல்லாமல் கிலமம் (அசதி), கிலானி (சோர்வு), கௌரவம் (உடல் கனம்), ஜாட்யம் (காய்ச்சல் அடிப்பது போன்ற உணர்வு), சைதல்யம் (தாதுக்கள் இளகிய நிலை), அங்கலாகவம் (உடல் லகுத்தன்மை பெறுதல்), பாண்டு, தந்த்ரா (தூக்கம் சேர்ந்த மதிமயக்கம்) போன்றவை காணக் கிடைக்கின்றன.

பிற குறியீடுகள்

கிலமம் என்று சொன்னால் அசதி, சோர்வு நிலை. கிலானி வேலை [illegible]ய்து ஏற்படுகின்ற அசந்த நிலை. மனமகிழ்ச்சியற்ற தன்மை [illegible]நஹத்தின் குரு குணத்தினால் இது வருகிறது. ஸ்நேஹ[illegible]ணமாகும் பொழுது கிலமம் ஏற்படலாம்.

- [illegible]யம் என்றால் உடல் இளகிய நிலை.
- [illegible] என்றால் தூக்கம் கலந்த மந்த நிலை
- [illegible]ம் என்றால் ஜ்வரம் போன்ற நிலை

இது [illegible]ாமல் ஸ்நேஹத்தோடு வெறுப்பு எனும் ஸ்நேஹ துவேஷமு[illegible]ாணக் கிடைக்கிறது. சயக் காரண துவேஷம் (கொடுக்கப[illegible]ம் எண்ணெய் அல்லது நெய்யின் மேல் வெறுப்பு) என்ற தத்து[illegible]தின் கீழ் இதை ஆராயலாம். உத்கிலேசமானது முகத்திலும் [illegible]தத்திலும் கிராணத்திலும் சிராவமாக வெளிப் படுகிறது. தீ திருதி (அறிவு வளம் பெறுதல், தைரியம் மேலோங்குதல்), தேஹ விருத்தி (உடல் போஷாக்கு அடைதல்) போன்றவை சமன ஸ்நேஹத்திலோ, பிரம்மண ஸ்நேஹத்திலோ (போஷாக்கு அளிக்கும் எண்ணெய் சிகிச்சை) காணலாம்.

ஸ்நேஹ வியாபத்து

நெய்யையோ எண்ணையையோ உள்ளுக்குக் கொடுக்கும் பொழுது அது சரியாக ஜீரணமாகாமல் வெளிப்படும் நோய்க் குறியீடுகளுக்கு ஸ்நேஹ வியாபத்து என்று பெயர்.

ஸ்நேஹ வியாபத்து மூன்று விதநிலைகளில் வருகிறது. ஸ்நேஹத்தின் தவறான அளவில் வருகிறது. மாறுபட்ட நேரத்தில் கொடுப்பதால் வருகிறது. தவறான மருந்து தவறான நோயாளிக்கு கொடுப்பதால் வருகிறது. வியாபத்து இரண்டு விதமாகப் பிரிக்கப்படுகிறது. அவை ஆசுகாரி வியாபத்து, சிரகாரி வியாபத்து (Chronic manifestation of disease) எனப்படும்.

ஆசுகாரி என்றால் உடனடியாக வெளிப்பட்டு சிகிச்சை தேவைப்படுவது என்று பொருள்.

ஆசுகாரி வியாபத் (Symptoms which need emergency care)

- அஜீரணம் (ஜீரணக் குறைபாடுகள்)
- திருஷ்ணா (நீர் வேட்கை)
- தந்த்ரா (உறக்க நிலை)
- உத்கிலேசம் (தோஷங்கள் அதிகப்பட்டு வெளியேறாத நிலை)
- ஆனாஹம் (வயிறு உப்புசம், மலம் அடைபடுதல்)
- ஜ்வரம் (ஆமத்துடன் சம்பந்தப்பட்ட ஜ்வரம்)
- ஸ்தம்பம் (கைகால் வலி, தசை இறுக்கம்)
- அருசி (ருசியின்மை)
- சூலம் (அஜீரண வயிற்றுவலி)
- ஆம பிரதோஷம் (ஆமம் தேங்கிய நிலை)

போன்றவை

சிரகாரி வியாபத்து

ஸ்நேஹபானம் செய்து சில நோய்கள் நாள்பட்டு வரும். நீண்ட நாட்கள் நிலைத்திருக்கும். குஷ்டம் போன்ற நோய்கள் இதில் காணும். சிரகாரி என்றால் நீண்ட நாட்கள் நிலைத்திருப்பது என்று பொருள்.

அஜீரணம்

ஸ்நேஹத்தினால் விஷ்டம்பம் (அஜீரணத்தில் வாயுவின் நிலை அதிகரித்து வயிற்று உப்புசம் உண்டாக்கும் நோய்) ஏற்பட்டு

அஜீரணம் ஏற்படுகிறது. வமனம் இதற்கு சிகிச்சையாக செய்யலாம். தீபன பாசனமான மருந்துகள், பஞ்சகோலாஸவம், ஹிங்குவசாதி குளிகா போன்றவற்றைக் கொடுக்கலாம்.

திருஷ்ணா

ஷடங்கப் பானீயம் (கோரைக்கிழங்கு, சந்தனம், சுக்கு, இருவேலி, பற்படப்புல், வெட்டிவேர் இந்த ஆறு மருந்துகளின் சேர்க்கை) கொடுக்கலாம். திருஷ்ணாவுடன், மூர்ச்சா போன்றவையும் காணப்படும். உஷ்ண நீரே பலருக்கும் போதுமானது. தக்ராரிஷ்டம், திரிபலை போன்றவை காலம் அறிந்து பயன்படுத்தலாம். திப்பிலி சூரணம் சிறந்தது. லங்கன, ரூக்ஷணங்களே (வறண்ட தன்மை உடைய உணவுகள்) செய்ய வேண்டும்.

சிரகாரியாக குஷ்டம், கண்டு, பாண்டு, சோதம், உதரம், கிரஹணி, அர்சஸ், வாக்கிரஹம் (பேச்சில் தடுமாற்றம்) போன்றவை ஏற்படும்.

ஸ்நேஹ உபத்ரவ, வியாபத்து சிகிச்சை

ஸ்நேஹம் அதிகரித்துள்ளவர்களுக்கு ஆமத்தை பாசனம் செய்கின்ற சிகிச்சை செய்யவேண்டும். பிறகு உபவாஸம் இருக்கச் செய்யலாம். வாந்திக்கு மருந்து கொடுக்கலாம். ரூக்ஷ சிகிச்சை செய்யலாம். மோர் கொடுக்கலாம். வறட்சியான உணவுகளாகிய களம் (மோர் கொண்டு செய்யப்படும் உணவு வகை) ... ர்லி, கேழ்வரகு, திப்பிலி, திரிபலை, தேன், கடுக்காய், குக்கு ... ன்றவற்றைக் கொடுக்கலாம்.

... ங்களில் ஸ்நேஹமானது ஜீரணமாகாமல் அதிக நீர்வே ... ப ஏற்படுத்தும். அப்பொழுது முகத்தில் குளிர்ந்த நீரை ... ப்பது நல்லது. சிலநேரங்களில் இம்மாதிரி அவ ... ல் வாந்திக்கு மருந்து கொடுக்கலாம். ஸ்நேஹம் செய்து ... நள் கழித்து பேதிக்கு மருந்து கொடுக்கலாம். பேதிக்கு மருந்து ... க்கும் முன் பித்தத்தை அதிகரிக்கின்ற உணவுகளை முந்தை ... ா கொடுக்க வேண்டும். ஸ்நேஹம் செய்து ஒருநாள் இடை ... விட்டு வாந்திக்கு மருந்து கொடுக்கலாம். அந்த ஒருநா ... டைவெளியில் கபத்தை அதிகரிக்கின்ற உணவுகளைக் கொடுக்க வேண்டும்.

ஸ்நேஹம் செய்த பிறகு செய்ய வேண்டிய சிகிச்சைகள்

1	28	911	1214	15
வமனம் முதல் நாள்	ஸம்சர்ஜன கர்மம் (பத்திய உணவு முறைகள்)	ஆப்யந்தர ஸ்நேஹனம் (உள்ளுக்குக் கொடுக்கப்படும் நெய், எண்ணெய்) ஸ்வேதம்	அப்யங்கம்	விரேசனம்

வமனம் நடைபெறுகின்ற தினம்	2–8 ஸம்சர்ஜன கர்மம்	9ஆவது நாள் ஸ்நேஹம் கொடுக்க வேண்டும்.

வமனம் நடைபெறுகின்ற தினம்	6 நாட்கள் ஸம்சர்ஜன கர்மம்	6 நாட்கள் ஸ்நேஹனம்	3 நாட்கள் அப்யங்க ஸ்வேதம் பிறகு விரேசனம்.

	வமனத்திற்கு		**விரேசனத்திற்கு**	
ஸ்நேஹத்தின் பிரிவுகள்	ஸ்வேதனம் செய்ய வேண்டிய நாள்	ஸ்வேதனம் செய்ய வேண்டிய நாள்	ஸ்வேதனம் செய்ய வேண்டிய நாள்	ஸ்வேதனம் செய்ய வேண்டிய நாள்
அவர ஸ்நேஹம் (3 நாட்கள்) குறைந்த அளவு	4வது	5வது	4வது 5வது 6வது	7வது
மத்யம ஸ்நேஹம் (5 நாட்கள்) நடுத்தர அளவு	6வது	7வது	6வது, 7வது, 8வது,	9வது
பிரவர ஸ்நேஹம் (7 நாட்கள்) அதிக அளவு.	8வது	9வது	8வது, 9வது, 10வது,	11வது,

வமனம் செய்த பிறகு விரேச்சனம் செய்வதற்கு முன் ஸ்நேஹ ஸ்வேதங்கள் செய்ய வேண்டும். முதலில் வமனம் செய்ய வேண்டும்.

ஸ்நேஹம் முடிந்தபிறகு கவனிக்க வேண்டியவை

ஸ்நேஹம் முடிந்த பிறகு கவனமாக இருக்க வேண்டும். உஷ்ணமான நீரைக் குடிக்க வேண்டும். சீத நீரைப் பயன்படுத்தக் கூடாது. இல்வாழ்க்கையைத் தவிர்க்க வேண்டும். இரவில் நன்கு உறங்க வேண்டும். வேக தாரணம் செய்யக் கூடாது (மல மூத்திர வேகங்களைத் தடுக்கக் கூடாது). அதிகமாக சப்தமிட்டு பேசக் கூடாது. சோகம் தவிர்க்கப்பட வேண்டும். குளிர்காற்று, வியாயாமம் (உடற்பயிற்சி) தவிர்க்கப்பட வேண்டும். பிரயாணங்கள் தவிர்க்கப்பட வேண்டும்.

ஸத்ய ஸ்நேஹம் செய்யக்கூடியவர்கள்

குழந்தைகள், வயதானவர்கள், சுகுமாரிகள் ஸ்நேஹ சிகிச்சையின் விதி முறைகளைக் கடைபிடிக்க இயலாதவர்களுக்கு உடனடியாக நெய்ப்புத் தன்மையை ஏற்படுத்துகின்ற ஸத்ய ஸ்நேஹத்தைச் செய்யலாம். இவர்களுக்கு மாமிஸ சூப்களைக் கொடுக்கலாம். சூப்களில் நெய் அல்லது எண்ணெய் சேர்த்துக் கொடுக்கலாம். எள்ளு கஞ்சியில் எண்ணெய் சேர்த்துக் கொடுக்கலாம். பால் பாயாசம் வைத்துக் கொடுக்கலாம். பால் பாயாசத்தில் நெய் சேர்த்துக் கொடுக்கலாம். பாலைக் கறந்து காய்ச்சாமல் கற்கண்டு சேர்த்து கொடுக்கலாம். முழு உளுந்து பாயாசத்தில் நெய் சேர்த்துக் கொடுக்கலாம். அரிஷ்ட ஆஸவங்களில் எண்ணெய் சேர்த்துக் கொடுக்கலாம். புளித்த தயிர், நெல்லிக்காய், திராட்சை, திரிகடு இவற்றிலும் நெய் சேர்த்துக் கொடுக்கலாம். இந்நெய்யுடன் உப்பு சேர்த்து கொடுத்தாலும் உடனடியாக ஸ்நேஹத் தன்மை ஏற்படும். வெல்லம், ஆனுப (நீர்ப்பாங்கான பிரதேசங்களில் வாழும் பிராணிகளின்) மாமிஸம், பால், எ____ ளுந்து, மது, தயிர் போன்றவற்றை குஷ்ட நோய்கள், உதர ____கள், சர்க்கரை நோய்களில் கொடுக்கக்கூடாது. இவர்க____ நிரிபலா, திப்பிலி, கடுக்காய், குக்குலு போன்றவற்றால் காய்ச்___ ___ தான்வந்தரிகிருதம் அல்லது குக்குலு திக்தகம் போன்ற ___ றக் கொடுக்கவேண்டும்.

ஸ்வேத கர்மம்

இ___ ஸ்வேத விதி என்றும் அழைப்பார்கள். ஸ்வேதம் என்றால் வ___ர்வை என்று பொருள். உடல் சார்ந்த மும்மலங்களில் வியர்வையும் ஒன்று. வியர்வை வழியாக மலரூபமான பித்தம் வெளியேற்றப்படுகிறது. எனவே ஸ்வேதம் என்கின்ற கிரியை பித்தத்தையும் அக்னியையும் அதிகரிக்கச் செய்து கப வாதத்தைக் குறைக்கிறது.

ஆயுர்வேதத்தின் அடிப்படைகள்

ஸ்வேதத்தின் பலன்கள்

உடலின் குளிர்ச்சி எனும் சீதத்தைத் தடுக்கிறது. உடலில் கனத் தன்மையைப் போக்குகிறது. வியர்வையை உண்டாக்குகிறது. உடலை மிருதுவாக்குகிறது. ஸ்ரோதஸ்களை (நாளங்களை) சுத்தியடையச் செய்கிறது. இவை நான்கு வகைப்படும்.

1. தாப ஸ்வேதம் (ஒற்றடம்)
2. உபநாஹ ஸ்வேதம் (பற்றுக் கட்டு)
3. திரவ ஸ்வேதம் (நீர்ப்பொருள் ஊற்றல்)
4. ஊஷ்ம ஸ்வேதம் (பொருள் ஒற்றடம்)

தாப ஸ்வேதம்

இரு கைகளையும் சூடாக்கி வைத்தல், வெண்கல பாத்திரங்களை சூடாக்கி, துணியினால் பொதிந்து ஒத்தடம் கொடுத்தல், மணலை வறுத்துக் கிழி கட்டி ஒத்தடம் கொடுத்தல். இவற்றில் வாலுகா ஸ்வேதம் என்று சொல்லுகின்ற மணல் கிழி, கொள்ளு கிழி போன்றவை ஆம வாதத்தில் எண்ணெயில்லாமல் செய்யும் கிழிகளாகும்.

உபநாஹ ஸ்வேதம்

ஸால்வண உபநாஹம் என்றும் குறிப்பிடுவார்கள். உபநாஹம் என்பது ஒரு வகை பூச்சாகும். பலவகை மூலிகைகளினால் செய்யப்பட்ட பொடி மருந்துகளை தேவையான திரவத்துடன் சேர்த்துக் கொதிக்கவைத்து வலியுள்ள இடத்தில் பூசுவது. இலை முதலியவற்றை மேலே வைத்து துணியினால் கட்டி வைத்திருந்து சற்று நேரம் கழித்து அவிழ்த்து விட வேண்டும். இதற்கு அரிசி, கோதுமை, கடுகு, அரிஷ்டத்தின் மண்டி, வசம்பு, தேவதாரு, சிற்றரத்தை, ஆமணக்குமூலம், சதகுப்பை, யவ தான்யம் போன்றவற்றை பயன்படுத்துவார்கள். ஸுரஸாதிகணம் (துளசி முதலான மருந்துகளின் சேர்க்கை), வாத கப நோய்களுக்கு பூச்சுமருந்தாகச் சொல்லப்பட்டு இருக்கிறது. ஆனால் ஏனோ நிறைய பேர் இதைப் பயன்படுத்துவதில்லை. பித்தம் அதிகமாக உள்ள இடங்களில் பத்மகாதிகணத்தை (அஷ்டாங்க ஹ்ருதயத்தில் கூறப்பட்டுள்ள மூலிகைகளின் தொகுப்பு) பயன்படுத்துவார்கள். இந்தப் பொடிகளுடன் இடத்திற்கு ஏற்றாற்போல் பாலோ, புளித்த மோரோ, உப்போ சேர்த்து அரைத்து, பசைபோல் சூடாக்கி வலிவீக்கம் உள்ள இடங்களில் பூசுவார்கள். பின்பு அதைக் கட்டிவிடுவார்கள். காலையில் கட்டினால் மாலையிலும், இரவு கட்டினால் மறுநாளும் இதை அவிழ்த்துவிடுவது வழக்கம்.

தேங்கியிருக்கின்ற மூட்டு வலிகளுக்கு சிறந்தது. வாதகபத்திற்கு கோலகுலத்தாதி, கொட்டம் சுக்காதி போன்ற சூரணங்களும் பித்தானுபந்த வாதத்திற்கு எள்ளுந்நிசாதி போன்ற சூரணங்களும், அடிபட்ட நோய்களுக்கு நாகராதி போன்ற சூரணங்களும், கேவல வாதத்திற்கு ஆமணக்கு வித்தைப் பாலில் அரைத்துப் பூசுவதும் உத்தமமான உபநாஹங்களாக நடைமுறையில் கருதப்படுகிறது.

திரவ ஸ்வேதம்

இது இரு வகைப்படும். பரிஷேகம், அவகாஹம். பரிஷேகம் என்றால் பலவகையான மூலிகைகளைக் கஷாயமாகச் செய்து உடலில் தாரைப் போல் விட்டு வியர்வையை உண்டாக்குவதாகும். நமக்கு சாதாரணமாகக் கிடைக்கின்ற வாதஹரமான மூலிகைகளைப் பயன்படுத்திக்கொள்ளலாம். முருங்கை இலை, மாவிலங்கம், கடுகு, ஆடாதோடை, எருக்கு, புங்கு, ஆமணக்கு, தசமூலம் போன்றவற்றையெல்லாம் தாரையாகச் செய்யலாம். தசமூலத்தைப் பாலில் காய்ச்சி வலி குறைவதற்குத் தாரையாகச் செய்யலாம். வெப்புகாடியை (அரிசிக் காடி) எரிச்சல் குறைவதற்கு தாரையாகச் செய்யலாம். தொட்டியில் தாரை திரவ்யங்களை ஊற்றி நோயாளியை அமரச் செய்யலாம். இவையனைத்தும் திரவஸ்வேதத்திற்கு உட்பட்டதுதான்.

அவகாஹ ஸ்வேதம் (Sitz Bath)

இது இடுப்பு போன்ற பகுதிகளுக்கு இயற்கை மருத்துவத்தில் செய்து வரும் ஒரு குளியல் முறையாகும். இடுப்பு பகுதி, பின் பகுதி, [illegible] வாய் பகுதி முதலியவை தண்ணீரில் மூழ்கும்படியாக அமரு[illegible] சிட்ஸ் பாத் என்று பெயர். இங்கு நீரோ, உப்பு கலந்த தண்ண[illegible]யன்படுத்தப்படும். சிட்டிசன் என்ற ஜெர்மனிய சொல்[illegible]து இது உருவானது. *Sit* என்று சொன்னால் அமருவ[illegible]று பொருள். மூலம், மாதவிடாய் காலங்களில் ஏற்படும்[illegible] ஆண்குறியில் ஏற்படும் வலி, குடல்அழற்சி போன்ற[illegible]5 இது பயன்படும்.

குளி[illegible]ரினால் செய்யப்படும் சிட்ஸ் பாத்: ஆண்மைக் குறைவு, [illegible]டாய் காலங்களில் ஏற்படும் இரத்தப்போக்கு, சிறுநீர் க[illegible]ம்போது உள்ள எரிச்சல், வயிறு காந்துதல் போன்றவ[illegible]குப் பயன்படும்.

உஷ்ண [illegible]லத்தினால் செய்யப்படும் சிட்ஸ் பாத்: இடுப்பு வலி, மூலம், மூத்திரப்பை அழற்சி, மூச்சு முட்டு, கால் வலி, மலச்சிக்கல், மாதவிடாய் காலங்களில் ஏற்படும் வலி போன்றவற்றில் செய்யலாம்.

சம சீதோஷ்ண ஜலத்தினால் செய்யப்படும் சிட்ஸ்பாத்: இரவில் உறக்கத்தைத் தரும், வயிற்று வலியில் நிவாரணம் அளிக்கும், காய்ச்சலைக் குறைக்கும்.

ஊஷ்ம ஸ்வேதம்

இதை எட்டு வகையாகப் பிரிக்கலாம்.

பிண்ட ஸ்வேதம்

பிண்டம் என்றால் உருட்டி எடுக்கப்பட்டது என்று பொருள். இங்கு பலவிதமான இலைகள் எண்ணெய் சேர்த்து அக்னியில் பக்குவம் செய்யப்பட்டு, பலவிதமான தானியங்கள் மாமிச இரஸத்துடனோ, பாலுடனோ சேர்த்து ஒரு துணியில் உருண்டையாகக் கட்டப்பட்டு ஒத்தடம் கொடுக்க பயன்படுத்தப்படுகிறது. இதை ஸங்கர ஸ்வேதம் என்றும் குறிப்பிடுவார்கள். நடைமுறையில் இலைகிழி, நவரக்கிழி, ஜம்பீர பிண்ட ஸ்வேதம் போன்றவை இதற்குச் சிறந்த உதாரணங்களாக நாம் குறிப்பிடுகிறோம்.

ஷாஷ்டிக பிண்டஸ்வேதம்

ஷாஷ்டிகம் என்றால் நவரை அரிசி, அறுபதாம் குறுவை நெல் என்று பொருள். அறுபதாம் குறுவை நெல்லை வைத்துத் தான் செய்ய வேண்டும் என்று இல்லை. கோதுமை வைத்தும் செய்யலாம். இது தவிடுடன் கூடியதாக இருக்க வேண்டும். இது ஒரு ஸ்வேதன கிரியையாகும். இது பிரம்ஹண குணம் (சற்று போஷாக்கு) உடையது. பால் சேர்ந்தது. உடலுக்கு போஷாக்கு அளிப்பது. ஆம நிலைகளிலும் க்ஷய நிலைகளிலும் செய்கிறோம். ஆவரண நிலைகளில் இதைச் செய்வதில்லை. பலரும் இடுப்பு வலி போன்றவற்றிற்கு இதைச் செய்து வருகிறார்கள். இது அறியாமையும் பணம் சம்பாதிக்கும் எண்ணமுமேயாகும்.

இச்சிகிச்சை செய்வதற்குத் தேவையானவை: ½ கிலோ ஷாஷ்டிக அரிசி (அறுபதாம் குறுவை), குறுந்தோட்டிவேர் 750 கிராம். மூன்று லிட்டர் பசும்பால் தேவை. 45 முதல் 50cm நீளமுள்ள நான்கு துணிகள். 50 முதல் 75cm நீளமுள்ள பம்பரக் கயிறுகள் எட்டு.

முதலில் குறுந்தோட்டிவேரை கஷாயம் செய்து கொள்ள வேண்டும். 750 கிராம் குறுந்தோட்டி வேரை 12 லிட்டர் தண்ணீரில் போட்டு 3 லிட்டராக வற்றவைக்க வேண்டும். பின்பு 1½ லிட்டர் குறுந்தோட்டி கஷாயத்தில் 1½ லிட்டர் பால் விட்டு 500 கிராம் அறுபதாம் குறுவை அரிசி சேர்த்துக் கொதிக்க வைத்து சமைக்க

வேண்டும். சாதம் வெந்தவுடன் இதை இறக்கி வைத்துக்கொள்ள வேண்டும். கேரளா சம்பா அரிசி வேகின்ற அளவில் எடுத்துக் கொள்வது நலம். முழுவதுமாக வெந்து குழைந்துபோக வேண்டும் என்று இல்லை. இதை நான்கு பகுதிகளாகப் பிரிக்க வேண்டும். கைக்குட்டை அளவுள்ள நான்கு துணிகளில் சம அளவு அதை வைக்க வேண்டும். இதை நன்றாகப் பிண்டம் போல் கட்ட வேண்டும். அதனுடைய கையானது ஒரு கைப்பிடி போல் அமைய வேண்டும். இறுக்கம் நகராமல் கட்டுவது நல்லது. 250 கிராம் முதல் 300கிராம் வரை கிழி தயாரிப்பது சிறந்தது.

பின்பு நோயாளியை அமரச் செய்து எண்ணெய் தேய்த்து தேவையானால் தலையில் தளம்தடவி சிகிச்சையைத் தொடங்க வேண்டும். இரண்டு கிழிகள் பலா கஷாயத்தில் சூடாக்க வேண்டும். இதற்காக 1½ லிட்டர் கஷாயத்தை வைத்திருப்பது நலம். இரண்டு கிழிகள் நோயாளியின் உடலில் தேய்க்க வேண்டும். பழைய காலத்தில் நான்கு பேர் நின்று தேய்ப்பார்கள். இப்பொழுது 2 பேரை வைத்துத் தேய்க்கிறோம். துரோணி எனும் தேய்ப்புக் கட்டிலில் நோயாளியைப் படுக்கவைக்க வேண்டும். நடைமுறைக்குத் தேவையெனில் ரப்பர் ஷீட்டில் படுக்க வைக்கலாம். நோயாளி தாங்கும் அளவுக்கு சூடு இருக்க வேண்டும். நோயாளியிடம் இந்த சூட்டைத் தாங்கிக் கொள்ள இயலுகிறதா என்று கேட்டு சூட்டை சீர் செய்ய வேண்டும். சூடு குறைந்தால் பால் கஷாயத்தில் சூடாக்கி கொண்டிருக்கின்ற கிழியை எடுத்து நோயாளியின் உடலில் தேய்க்க வேண்டும். தேய் ழியை மீண்டும் பால் கஷாயத்தில் போட வேண்டும். வியர் க்ஷணங்கள் வரும்வரை இச்சிகிச்சையை செய்ய வேண் ரு நோயாளிக்கு 45 நிமிடம் முதல் 1 மணி நேரம் வரை கிச்சையைத் தொடர்ந்து செய்வார்கள். காலை 7 முதல் வரையோ, மாலை 4 முதல் 6 வரையோ இதைச் செய்ய பொதுவாக இந்தச் சிகிச்சை முடியும்பொழுது பால் முழு ிப்போய் இருக்கும். பின்பு நோயாளியை நன்றாகத் துடை ண்டும். தென்னை ஓலையினால் துடைப்பார்கள். நாம் பி க் பொருட்களால் மென்மையாகத் துடைக்கலாம். நன்றா டைக்க வேண்டும் என்பது அர்த்தம். இது முடிந்த பிறகு ானுலோபனமாக கந்தர்வஹஸ்தாதி கஷாயம் கொடு ர்கள். குளிப்பாட்டிவிட்டு தலையில் ராஸ்னாதி பொடி ு தேய்ப்பார்கள்.

பின்பு அரை மணி நேரம் வரை ஓய்வெடுக்கச் சொல்வார்கள். கிழி கட்டுவது அனுபவத்தில் வரும். சூடானது 45ºC முதல் 50ºC வரை இருக்கும். ஒரு சிலருக்கு கிழி செய்த பிறகு நடுக்கம் ஏற்படும். இந்த நிலையில் தசமூலாரிஷ்டம், தான்வந்தராரிஷ்டம்

போன்றவற்றைக் கொடுக்கலாம். ஆமநிலையில் (அஜீரண நச்சு நிலை) செய்யக் கூடாது. சிலருக்கு ஜ்வரம் வரும், சிலருக்கு மயக்கம் ஏற்படலாம். குளிர்ந்த நீரை முகத்தில் தெளித்ததும் திராக்ஷாதி கஷாயம் கொடுப்பது நடைமுறை வழக்கம். பித்தபிரக்ருதிகளுக்கு சிவப்பு நிறத்தில் வட்ட வடிவத்தில் தோல் மாறுபாடுகள் ஏற்படும். அந்த நேரத்தில் முறிவெண்ணெய் அல்லது சததௌத கிருதம் (பால் மர கஷாயங்களும் நெய்யும் சேர்ந்து கடைந்து உருவாக்கப்படும் ஒரு மருந்து) தடவுவது மரபு.

இலைக்கிழி எனும் பத்ர போடல ஸ்வேதம்

பத்ரம் என்றால் இலைகள். போடலம் என்றால் பொட்டலம் என்று பொருள். இது வாத கபஹரம் எனும் குணம் உடையது. ஊஷ்ம ஸ்வேதம் எனும் பிரிவில் வருவது. பொதுவாக நன்றாக கீரைபோல் நறுக்கப்பட்ட 1 கிலோ இலைகள் இதற்குத் தேவை. 100 கிராம் சுரண்டிய தேங்காய் துகள்கள் தேவை. நான்கு துண்டுகளாக வெட்டப்பட்ட இரண்டு எலுமிச்சம்பழங்கள் தேவை. மற்ற கிழிகளுக்குப்போல் துணி, கயிறு, பாத்திரம் போன்றவை தேவை. ஒரு சிலர் இந்துப்பும் இதனுடன் சேர்ப்பது உண்டு. விருப்பம்போல் நாம் சேர்த்துக்கொள்ளலாம். இலைகளைச் சிறுசிறு துண்டுகளாக வெட்டித் தேங்காய் சேர்த்து எலுமிச்சம் பழத்தையும் சேர்க்க வேண்டும். பின் இக்கலவையை இலுப்பைச் சட்டியில் 50 முதல் 100ml எண்ணெய் விட்டு நன்றாக வறுக்க வேண்டும். கன்னியாகுமரி மாவட்ட உணவு வகையான எருசேரி பதம் என்று சொல்வார்கள். தேங்காய் கருகும்வரை வறுக்க வேண்டும். பின்பு இதை நான்கு பகுதிகளாகப் பிரிக்க வேண்டும். ஒரு கிழி 300 முதல் 350 கிராம்வரை இருக்கலாம். மற்ற முறை எல்லாம் நவரகிழிக்கு செய்வதுபோல்தான். தலையில் தளம் வேண்டுமென்றால் வைத்துக் கொள்ளலாம். சூடானது 40ºC முதல் 46ºC வரை காணக் கிடைக்கிறது. ஏழு நிலைகளிலோ, எட்டு நிலைகளிலோ (இருந்த நிலை, படுத்த நிலை போன்றவை) அமரவைத்து செய்யலாம். வலியைக் குறைக்கும் தன்மை இதற்கு உண்டு. பிரம்ஹண குணம் அற்றது. இதுவே இதற்கும் மற்ற கிழிகளுக்கும் உள்ள வித்தியாசம். சூட்டில் கவனமாக இருக்க வேண்டும். நோயாளியிடம் ஒரு வார்த்தை கேட்டுக்கொண்டே சூட்டின் அளவை நிர்ணயிக்க வேண்டும்.

ஜம்பீர பிண்ட ஸ்வேதம் (எலுமிச்சை கிழி)

தசை நார் அடி, தசை வலிகள் போன்றவற்றிற்கு ஜம்பீர பிண்ட ஸ்வேதம் என்று ஒன்று உள்ளது. இது சோபஹரம் (நீர்த்தன்மையை குறைக்கும்), உஷ்ணத்தை அதிகரிக்கும் தன்மை

உடையது. இங்கு நான்கு துண்டுகளாக நறுக்கப்பட்ட எலுமிச்சம் பழம் 750 கிராம், இந்துப்பு 30 கிராம், மஞ்சள் பொடி 60 கிராம் தேவை. இதை நாம் வறுத்து கிழியாக செய்கிறோம். மற்ற முறைகள் எல்லாம் மற்ற கிழிகளுக்கு உள்ளது போலதான்.

நாடீ ஸ்வேதம் (ஆவி பிடித்தல்) (Steam Bath)

இதை பாஷ்ப ஸ்வேதம் என்றும் குறிப்பிடுவார்கள். தசமூலம் போன்ற மருந்துகளை நீரில் காய்ச்சி அதிலிருந்து உருவாகும் ஆவியைக் கொண்டு வியர்வை சிகிச்சை செய்தல்.

சில நேரங்களில் வாதமானது கொழுப்பினாலோ, கபத்தினாலோ, மயக்கப்பட்ட நிலையில் அக்னி தொடர்பு இல்லாமல் வியர்வையை வரவழைத்தல் வேண்டும். இங்கு காற்று புகாத ஒரு அறையில் அமர்ந்து கம்பளியால் உடலை போர்த்திக் கொள்ளுதல், மத்தியபானங்களைக் குடித்தல், உடற்பயிற்சியை நன்றாகச் செய்தல், பசியைத் தாங்குதல், சூரிய வெளிச்சத்தில் தன்னைக் காட்டிக் கொள்ளுதல், குத்துச்சண்டைகளுக்குப் போதல், கோபப்படுதல் போன்றவற்றினாலும் உடலில் உஷ்ணத்தன்மை நீட்டிக்கப்படும்.

அதிக காற்றோட்டம் இல்லாத அறையில் ஸ்வேதம் செய்வது நலம். நோயாளிக்கு எண்ணெய் சிகிச்சை ஸ்நேஹபான விதிப்படி செய்திருக்க வேண்டும்; அல்லது தகுந்தாற்போல் எண்ணெய் பூசி இருக்க வேண்டும். நோயாளியின் பலத்திற்கு ஏற்ப மென்மையாகவோ மத்தியமாகவோ கடுமையாகவோ
நாம் ... லாம். ஒரு நோயாளிக்கு வேறொரு நாட்டில்
சிகி ... ப்யும்பொழுது, அந்த தேசத்தினுடைய தட்பவெப்ப
நிலை ... கருத்தில் கொள்ளவேண்டும். வாத கப நோய்களில்
எண் ... சேர்க்காத வாலுகாஸ்வேதம் (மணலை வறுத்து
கிழி ...), தாபஸ்வேதம் (கையை சூடாக்கி ஒத்தடம்
கொ ... போன்றவற்றை செய்வது மரபு. வாயுவானது
ஆமா ... கூடியிருந்தாலும், கபமானது பக்வாசயத்தில்
கூடியி ... ம், ரூக்ஷஸ்வேதத்தை (எண்ணெய்ப்பசை இல்லாமல்
செய்ய ... வறண்ட கிழிகள்) செய்ய வேண்டும். ஆமாசயம்
கபத்தி ... தானம். இந்த கபத்தின் ஸ்நேஹத்தை முதலில்
குறை ... வண்டும். ஆதலால் அங்கு ரூக்ஷஸ்வேத சிகிச்சை
செய்ய ... கிறது. ஆமாசயத்தில் கபமும் உண்டு, பித்தமும் உண்டு. இரண்டுமே ஸ்வேதன குணமுடையது. ஆதலால் ஸ்நேஹத்தைக் குறைப்பதற்கும், தடையை மாற்றுவதற்கும் சூக்ஷமாக உள்ள ஸ்வேதம் ஆமாசயத்தில் பயன்படுத்தப்படுகிறது. இங்கு ஸ்தானிக தோஷமாகிய பித்த கபத்திற்கு முக்கிய இடம்

கொடுக்கப்படுகிறது. கபம் பக்குவாசத்தில் (பெருங்குடல்) சேர்ந்திருந்தாலும், பெருங்குடல் வாதத்தின் ஸ்தானம் என நாம் கருத்தில் கொள்ளவேண்டும். பொதுவாக வியர்வை சிகிச்சையை தொடை இடுக்குகள், கண்கள், இருதயம் ஆகிய பகுதிகளில் செய்யக்கூடாது. அவ்வாறு செய்ய வேண்டிய நிலை ஏற்பட்டால் மென்மையாகச் செய்ய வேண்டும். இப்பகுதிகளை தாமரை இலையாலோ பஞ்சினாலோ மூடி பாதுகாப்பு கொடுத்துவிட்டுச் செய்யலாம்.

முறையாக வியர்வை சிகிச்சை செய்தால் குளிர்ச்சி குறையும், உஷ்ணத்தன்மை ஏற்படும், வலி குறையும், அங்கங்கள் மென்மையாகும். இவ்வாறு ஸ்நேஹ ஸ்வேதம் செய்தபிறகு உடலைத் துடைத்துவிட வேண்டும். நறுமண சோப்புக்களால் குளிக்கச்செய்ய வேண்டும். சில நேரங்களில் உஷ்ணம் அதிகமானால் எரிச்சல், இரத்த கோபம், மயக்கம், பலகுறைவு, குரல் தளர்ச்சி, தலைச் சுற்று, மூட்டுக்களில் எரிச்சல், ஜுரம் ஏற்படுகின்ற தன்மை, தோல் செந்நிறமாக மாறிவிடுதல், தோல் நோய்கள் தோன்றுதல், வாந்திவருவது போன்ற உணர்வு போன்றவை ஏற்படலாம். இதற்கு ஸ்தம்பன சிகிச்சை செய்ய வேண்டும்.

பித்த சமன சிகிச்சைகளுக்கு ஸ்தம்பனம் என்று பெயர். பொதுவாக மகா திக்தக கஷாயத்தைக் கொடுத்தல், சீத திரவங்களைக் கொண்டு தாரை செய்தல், நீர் அம்சம் உள்ள கஷாயங்களை உள்ளுக்குக் கொடுத்தல், சுக்கு சேர்க்காமல் ஷடங்க பானீயம் கொடுத்தல் போன்றவை பயன்படுகின்றன.

ஸ்வேதன சிகிச்சைக்குத் தகுதியானவர்

முக வாத நோய்களினால் பாதிக்கப்பட்டவர்களுக்கு ஸ்வேதன சிகிச்சை செய்யலாம். இருமல், சளி, மூக்கடைப்பு, விக்கல், வாதபிரகோபம், மலச்சிக்கல், குரல்வளை நோய், வாதநோய்கள், பக்கவாதம், பலவிதமான வலிகள், கைகால் பிடித்தம், சதை பிடிப்பு, மூத்ரமார்க்கத்தில் கட்டிகள், ஊருஸ்தம்பம், உணர்ச்சிக் குறைவு, கைகால்களில் வலி போன்றவற்றில் செய்யலாம்.

மிகவும் பருமன் உள்ளவர்களுக்கும், உடல் வறண்டவர் களுக்கும் பலவீனமானவர்களுக்கும் புண் உள்ளவர்களுக்கும் அதிகமாக மதுபானம் செய்பவர்களுக்கும் பொதுவாக நாம் வியர்வை சிகிச்சை செய்வதில்லை.

மாதவிடாய் காலங்களிலோ, பிரமேகங்களுக்கோ நாம் செய்வதில்லை. வாதத்திற்கும் பிரமேகத்திற்கும் தேவைப்பட்டால் மிருதுவாகச் செய்ய வேண்டும். ஸ்நேஹ சிகிச்சை செய்கின்ற

அன்று நோயாளிக்கு லகுவானதாகவும் உஷ்ணமானதாகவும் உள்ள உணவுகளைக் கொடுக்க வேண்டும். இவ்வாறு முறையாக ஸ்நேஹ சிகிச்சை செய்தால் அக்னி பலப்படும். தோல் தெளிவடையும். உணவில் விருப்பம் ஏற்படும். நாளங்கள் மலத்தடையில் இருந்து விடுபடும். சோம்பேறித்தனம் மாறும். மூட்டுகளுக்குச் சரியான இயக்கங்கள் கிடைக்கும். இவ்வாறு ஸ்நேஹம் செய்து எண்ணெய் பசை ஏற்பட்டு ஸ்வேதத்தினால் உருக்கப்பட்ட தோஷங்கள் குடலை வந்து அடையும். அவற்றைச் சோதன சிகிச்சை கொண்டு வெளியேற்ற வேண்டும்.

வமனம்

தோஷங்களை உடலின் மேல் பகுதி மூலம் அதாவது வாயின் மூலம் வெளியேற்றிக் குடலை சுத்தி செய்வதற்கு வமனம் என்று பெயர். இதுவும் ஒருவகையில் மல விரேசனம்தான்.

ஔஷத குணம்

வமனம் உண்டாக்குகின்ற மருந்துகள் உஷ்ணம், தீஷ்மம், ஸுஷ்மம், வ்யவாயி, விகாசி எனும் குணமுடையதாக இருக்கும். வியவாயி என்றால் வேகமாகப் பரவுவது என்று பொருள். விகாசி என்றால் உடலை இளக்குவது என்று பொருள். ஸ்நேஹ ஸ்வேதம் செய்த ஒருவருக்கு வமனம் நன்றாக நிறைவேறும். வமனத்தில் ஒருவருக்கு உதான வாயு தூண்டப்படுகிறது. இதனால் அமாசயம் எனும் வயிற்றில் சேர்ந்த தோஷங்கள் மேல்முகமாக வெளியேற்றப்படுகிறது. வமன திரவ்யங்கள் எல்லாம் நீர் மற்றும் பூமியின் குணமுடையதாக இருக்கும். இதற்கு சரியான விளக்கம் கொடுக்க இயலவில்லை. வமனமானது கப துஷ்டியிலோ, பித்த கப துஷ்டியிலோ, கபஸ்தானத்திற்கு அடையும் பிற தோஷ துஷ்டியிலோ செய்யப்படுகிறது.

கீழ்காணும் நோய்களில் வமனத்தை நாம் செய்து வருகிறோம்.

1. விஷத்தன்மை
2. நாள்பட்ட தோல் நோய்கள்
3. ஜீரண நிலை
4. தமக சுவாஸம்

5. தைராய்டு சுரப்பி மந்தமாக சுரக்கும் நிலை
6. சளியுடன் கூடிய இருமல்
7. நீரம்ஸம் கூடிய தோல் நோய்கள்

கீழ்காண்பவர்களுக்கு நாம் வமனம் செய்வதில்லை (வமன அனர்கன்)

கர்ப்பிணி, மென்மையான உடல்வாகு உள்ளவர், வறண்ட தேகம் உள்ளவர், அதி அக்னி உள்ளவர், வாத ரோகி, துர்பலன், பாலன், பயந்த குணம் உடையவர், இருதய நோய் மற்றும் படபடப்பு உள்ளவர், காக்காய் வலிப்பு உள்ளவர்.

பொதுவாக வாதபிரகோபம் உள்ளவர்களுக்கும் நாம் செய்வதில்லை. இவ்வாறு செய்யும்பொழுது தொந்தரவுகள் வருவதற்கு வாய்ப்பிருக்கிறது. ஒரு சில நோய்களிலேயே வமனத்தை மீண்டும் மீண்டும் செய்துவருகிறோம். உதாரணமாக குஷ்டத்தில் ***(Psoriasis)*** இதை மீண்டும் மீண்டும் கொடுக்கலாம்.

சாதாரண ருதுவில் (ஜூன், ஜூலை, ஆகஸ்ட், செப்டம்பர் மாதங்கள் – கன்னியாகுமரி மாவட்டத்தில்) ஸ்நேஹ பானம் செய்வது நல்லது. வமனத்தற்கு முன் ஸ்நேஹ பானம் செய்து வியர்வை சிகிச்சை செய்யவேண்டும். ஸ்நேஹ பானம் முடிந்தபிறகு ஒருநாள் இடைவெளிவிட்டு அந்த இடைவெளியிலேயே எண்ணெய் தேய்த்து வியர்வையை உண்டாக்கும் சிகிச்சையை செய்யவேண்டும். அன்று இரவு கபத்தை உக்கிலேசனம் செய்கின்ற உ[illegible]ளைக் கொடுக்கவேண்டும். உளுந்து, கஞ்சி, தயிர்சாதம் போ[illegible]ற்றை நடைமுறையில் நாம் கொடுத்து வருகிறோம். அ[illegible] வேளையில் *(4.30 to 6.00 a.m.)* வமனம் செய்யவேண்டும். அ[illegible]லையில் உடலில் எண்ணெய் தேய்த்து வியர்வையை வர[illegible] வேண்டும். நோயாளியை ஒரு நாற்காலியில் அமர[illegible]லாம். துர்பலமானவர்கள், வயதில் பெரியவர்கள், க்ஷீண[illegible]களுக்கு கஞ்சி கொடுக்கலாம். கஞ்சியில் சிறிதளவு நெய்[illegible]க் கொடுப்பது வழக்கம். அதன்பிறகு, வயிறு நிறை[illegible]ச்சிய பசும்பாலைக் கொடுப்போம். அதிகாலை வேளை[illegible]பதால் மோர், மாம்ஸ ரஸம், மத்தியபானம் போன்[illegible]றைக் கொடுப்பதில்லை. கஞ்சியும் பாலுமே நமது மருத்து[illegible]ணயில் கொடுத்து வருகிறோம். தொண்டை நிரம்புவது வரை கொடுக்கிறோம். பின்பு

- மதனதிப்பிலி (மதனபலத்தின் வித்து) சூர்ணம் 5 கிராம்
- சுத்தி செய்த வசம்பு 2 கிராம்
- அதிமதுரம் 3 கிராம்

• இந்துப்பு 1 தேக்கரண்டி

சேர்த்து தேனில் கலந்து கொடுக்கிறோம்.

மதன திப்பிலி தயாரிக்கும் முறை

மதனபலத்தின் (மலங்காரைக் காயின்) வித்துக்களை நாம் வாந்தி எடுப்பதற்குப் பயன்படுத்தி வருகிறோம். இது வமன திரவியங்களில் சிறந்ததாகவும், பின்விளைவு அற்றதாகவும் கருதப்படுகிறது.

வஸந்த ருதுவில் (ஜனவரி, பிப்ரவரி) இது சேகரிக்கப்படுகிறது.

பொதுவாக இந்த விதைகளை நல்ல நாளில், பூசம், அஸ்வினி, மிருகசீருஷ நட்சத்திரங்களில் சேர்ப்பது மரபு.

ஆனால் நடைமுறையில் அவ்வாறு செய்வதில்லை.

நன்றாகப் பழுத்த பூச்சி அரிக்காத, மஞ்சள் நிறம் அடைந்த, அழுகாத பழங்களைச் சேகரிக்க வேண்டும். இவற்றை நன்றாகக் கழுவி, உலர்த்தி, தர்பையினால் பொட்டலம் செய்து கட்ட வேண்டும். இதை நெற்குவியலுக்கு அடியில் வைக்க வேண்டும். எட்டு நாட்கள் இவ்வாறு வைக்கலாம். இந்நிலையில் எட்டு நாட்கள் கழித்து பழம் நன்றாக மென்மையாகும். தேனைப்போன்ற மணம் வீசும். பின்பு தர்பை கட்டிலிருந்து இதனைப் பிரித்தெடுத்து உலர்த்தி அவற்றை நெய்யிலும் தயிரிலும் தேனிலும் பிண்யாகத்திலும் (பிண்ணாக்கு) தலா இரண்டு நாட்கள் வீதம் வைக்க வேண்டும். பின்பு அவற்றை நிழலில் உலர்த்தி ஒரு பாத்திரத்தில் சேமித்துப் பத்திரப்படுத்த வேண்டும். இவ்வாறு சேமித்த மதனபல வித்துக்களை வாந்தி எடுப்பதற்குப் (வமன சிகிச்சைக்கு) பயன்படுத்தலாம்.

மலங்காரைக்காய்

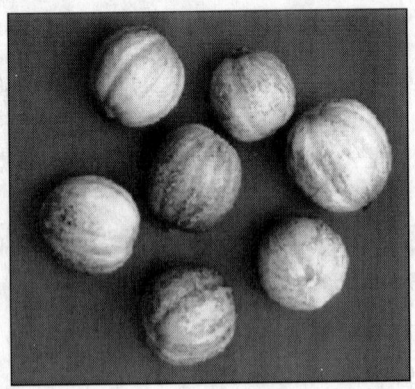

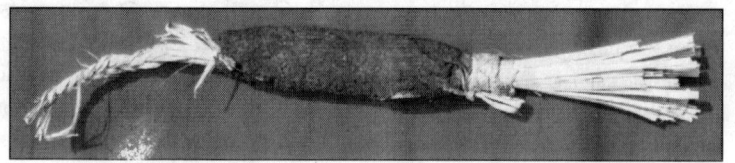

மலங்காரைக்காய் தர்பைப் புல்லில் பொதிந்தது

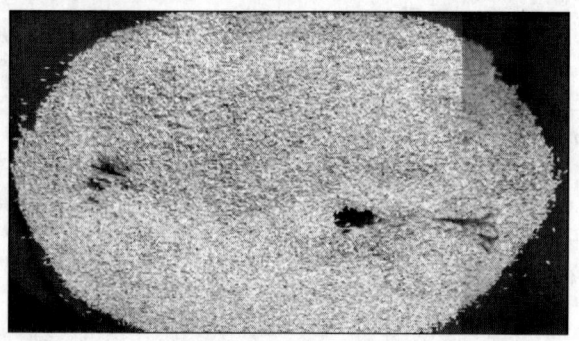

தர்பைப் புல்லில் பொதிந்த மலங்காரைக்காய் நெற்குவியலினுள் வைக்கப்பட்டது.

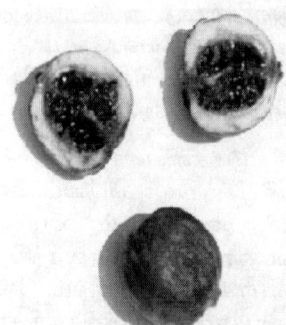

நெற் ள்ளில் இருந்து எடுத்தபின் மலங்காரைக்காயின் விதைகள்.

எ நந்தானாலும் இறைவனைப் பிரார்த்தனை செய்து விட்டு டுக்கின்ற வழக்கம் அன்றுமுதல் இன்றுவரை இருந்து வருகிற ருந்தைச் சாப்பிட்ட பிறகு நோயாளி வாந்தியை எதிர்பா த்துக் காத்திருக்க வேண்டும்.

நோயாளியின் மார்பகம், தோள் போன்றவற்றையும் மருத்துவர் கைகளை சூடாக்கி தாபஸ்வேதம் செய்யலாம். நோயாளிகளுக்கு வியர்ப்பதை நாம் உணரலாம். அவருக்கு

வயிறு நிரம்பியதுபோன்ற உணர்ச்சி காணப்படும். வாந்தி எடுக்கவேண்டும் என்று அவர் கூறுவார். பின்பு வாந்தி எடுக்கத் தொடங்குவார். அருகில் இருக்கின்ற மருத்துவரும் உதவியாளரும் அவருடைய நெற்றியை நன்றாகப் பிடித்துக்கொண்டு, முதுகின் கீழிருந்து மேலாக மிருதுவாகத் தடவவேண்டும். நம்பிக்கை ஊட்டுகின்ற வார்த்தைகளைப் பேசவேண்டும். மருத்துவர் பயப்படக்கூடாது.

வாந்தி வரும் வேகத்தைத் தூண்டுவதற்காக அடிக்கடி பாலைக் கொடுத்து வரலாம். வாந்தி எடுக்கக் கடினம் ஏற்பட்டால் நாக்கு வளித்தல், தொண்டையில் விரலை விடுதல் போன்றவற்றைச் செய்யலாம். மிகவும் கஷ்டப்பட்டு வாந்தி எடுக்கக்கூடாது. தேவையில்லாத பயம் வேண்டாம். முதலில் கபம் வெளிவரும் பின் மருந்து வரும் (இது மாறியும் வரலாம்). இறுதியில் பித்தம் வந்து வாந்தி நிறைவடையும். எத்தனை முறை வாந்தி எடுத்தார் என்பதற்கெல்லாம் பெரிய முக்கியத்துவமில்லை. வாந்தி வேகம் சரியாகயில்லையென்றால் திப்பிலிப்பொடி 5 கிராம், நெல்லிக்காய்ப் பொடி 5 கிராம், கடுகுப்பொடி, இவற்றுடன் இந்துப்பு 10 கிராம் சேர்த்து தண்ணீரில் கலந்து கொடுப்போம். சில நேரங்களில் வாந்தி பூரணமாக நடைபெறாவிட்டால் அன்று ஓய்வு கொடுத்துவிட்டு அடுத்தநாளும் மறுநாளும் கஞ்சி கொடுத்துவிட்டு, ஒரு ஸத்தியஸ்நேகம் செய்தபின் மீண்டும் வமனம் செய்வதுண்டு. ஒரு சில சோரியாஸிஸ் நோய்களில் நான் அவ்வாறு செய்திருக்கிறேன்.

வாந்தி சரியாக எடுக்கவியலாத நிலைக்கு அயோகம் என்று பெயர். வயிற்றில் பசியின்மை, உப்புஸம், கனம், தோல் அரிப்பு, அசதி, வயிற்று வலி, ஜலதோஷம், வாயில் எச்சில் ஊறுதல், ஜுரம் போன்றவை காணப்படும். வாந்தி சரியாக எடுத்தால் கபம், பித்தம் முறையாக வெளிப்படும். வேகம் சரியாக வரும், அதன் பிறகு பசி உண்டாகும். வாந்தி அதிகமாக எடுத்தால் சில நேரங்களில் இரத்தம் வரும், குரல் குறையும், தலைச்சுற்று ஏற்படும், மயக்கம் ஏற்படும், நீர்வேட்கை ***(Dehydration, Electrolytes imbalance)*** அதிகமாக இருக்கும்; மற்றபடி புத்தகத்தில் கூறுகின்ற முகவாதம், பேச்சுத் தடைபடுதல் போன்றவற்றை நான் கண்டதில்லை.

புத்திபூர்வமாக;கூீ செயல்படுவதன் மூலம் பின்விளைவைத் தடுத்துவிடலாம்.

வாந்தி எடுத்தபிறகு கை, கால்களை நன்றாகக் கழுவச்செய்து ஒரு மணி நேரம்வரை ஓய்வு எடுக்கச் செய்ய வேண்டும்; தூமபானம் செய்யவேண்டும். மூக்கின்வழியாகப் புகையை இழுத்துப் பின்பு

வாயின்வழியாக விடவேண்டும். தாம்பூலம் கொடுக்கலாம், பின்பு தூங்கச் செய்யலாம், அதில் எந்தத் தவறும் இல்லை. இதன்பிறகு மூன்று நாட்களுக்குக் கஞ்சி கலந்த ஆஹாரம், சிறுபயறு துவையல், ரஸம் சாதம் என்று கொடுத்து வரலாம். அதன்பிறகு நோய்க்கு நேர் எதிர்மறையான சிகிச்சைகளைத் தொடங்கலாம். வமனம் எவ்வளவு எடுத்திருக்கிறார் என்று அளக்கவேண்டியது இல்லை. வமனமானது அபக்குவமான தோஷங்களை வெளியேற்றுகிறது. விரேசனம் பக்குவமடைந்த தோஷங்களை வெளியேற்றுகிறது. வாந்திக்கு மருந்துகொடுத்தால் சில நேரம் பேதியாகும். பேதிக்கு மருந்து கொடுத்தால் சில நேரங்களில் வாந்தியாகும். பேதிக்கு மருந்து கொடுக்கின்ற இடத்தில் வாந்தி ஏற்பட்டால் கால்களைச் சுடுநீரில் வைத்துக்கொள்ள வேண்டும். முகத்தில் குளிர்ந்த நீரைத் தெளிக்க வேண்டும். வாந்திக்கு மருந்து கொடுத்துப் பேதி ஏற்பட்டால் கால்களைக் குளிர்ந்த நீரில் வைத்துக்கொள்ள வேண்டும். முகத்தில் உஷ்ண ஜலத்தைத் தெளிக்க வேண்டும். இதன்மூலம் sympathetic, para sympathetic செயல்பாடுகள் சமநிலையை அடையும். வாந்தி எடுக்கும் பொருள்களில் மலங்காரைக்காய், தேவதாளி இவையெல்லாம் சிறந்ததாகக் கூறப்பட்டுள்ளன.

விரேசனம்

விரேசனம் என்ற சொல் மல விரேசனத்தைக் குறிக்கும். மலம் என்ற வார்த்தை ஸ்நேஹத்தினால் துஷ்டியடைந்த கபத்தையும் பித்தத்தையும் குறிக்கும். தோஷங்களை ஆசன வாய்வழியாக கீழ்முகமாக மருந்தைக் கொடுத்து வெளியேற்றுவதற்கு விரேசனம் என்று பெயர். இது பித்த நோய்களுக்கும் கபத்துடன் சேர்ந்த பித்த நோய்களுக்கும் பித்த ஸ்தானத்தில் உருவாகின்ற நோய்களுக்கும் அளிக்கப்படுகிறது. வாத கப நோய்களிலும் விரேசனம் சில சந்தர்ப்பங்களில் செய்யப்படுகிறது. பூர்வ கர்மம் (முன்னேற்பாடுகள் அல்லது தயார்படுத்துதல்) செய்தபிறகு விரேசனம் எனும் மலசுத்தி செய்யப்படுகிறது. வாதத்திற்கு மிருது ஸ்நிக்த விரேசனம் எனும் மென்மையான எண்ணெய்ப் பசை உள்ள மலக்கழிவு செய்யப்படுகிறது.

விரேசனத்தை ஆச்சார்யர்கள் கீழ்காணும் வகையில் பிரிக்கிறார்கள்.

1. **சுக விரேசனம்:** அதிக சிரமம் இல்லாமல் ஒன்றோ அல்லது இரண்டு முறையோ மலம் இளகச் செய்வது. இதனால் வாதம் பிரகோபம் அடையாது. திரிபலா பொடி, சிவதைவேர் இவற்றை உதாரணமாகக் குறிப்பிடலாம்.

2. **மிருது விரேசனம்:** பித்த குடல் உள்ளவர்களுக்கு இதைச் செய்வார்கள். இதற்கு கல்யாணக் குளம் என்ற மருந்தை உதாரணமாகக் கூறலாம்.

3. **தீக்ஷ்ண விரேசனம்:** முக்குற்றங்களையும் வெளியேற்றுவது. நேர்வாளம் சேர்ந்த மருந்துகளை இதற்கு உதாரணமாகக்

குறி டலாம். புத்தகத்தில் பலவிதமான பழங்கள், மூலங்கள், வே ள், எண்ணெய்கள், பட்டைகள், வேர்கள், பால்கள், சாறுகள் ஆகியன மல இளக்கிகளாக குறிப்பிடப்படுகின்றன.

விரே னத்தையும் அதனுடைய செயல்பாட்டுத் திறன் கருதி கீழ் ணும் வகையில் பிரிக்கலாம்:

- **அனுலோமனம்:** பக்குவம் அடைந்த மலத்தை வெளியேற்றுவதற்கு அனுலோமனம் என்று பெயர். கடுக்காய் சேர்ந்த மருந்துகளை இதற்கு உதாரணமாகக் கூறலாம். தசமூலஹரிதகி, திரிபலாதி சூரணம் போன்றவை அனுலோமங்களாகும்.
- **ஸ்ரம்ஸனம்:** அபக்குவமான மலத்தை வெளியேற்றுவது ஸ்ரம்ஸனமாகும். ஆமணக்கு எண்ணெயினால் காய்ச்சப் பட்ட பல மருந்துகளை இதற்கு உதாரணமாகக் கூறலாம்.
- **பேதனம்:** மலத்தை உடைத்து வெளியேற்றுவதற்கு பேதனம் என்று பெயர். இதனால் உடலில் உள்ள நீரம்சமும் போவதற்கு வாய்ப்பிருக்கிறது. கடுகு ரோகிணியை இதற்கு உதாரணமாகக் குறிப்பிடலாம். பேதனீயம் என்று ஒரு கணம் சரகத்தில் கூறப்பட்டுள்ளதை நினைவில் கொள்க.
- **விரேசனம்:** பக்குவமாகவோ, அல்லது அபக்குவமாகவோ உள்ள மலத்தை உருக்கி வெளியேற்றுகிறது. இதற்கு நேர்வாளத்தை உதாரணமாகக் குறிப்பிடலாம்.

லோமனம் வாதத்திற்கும், ஸ்ரம்ஸனம் வாத கபத்திற்கும், பே ித்த கபத்திற்கும், விரேசனம் முக்குற்றங்களுக்கும் பய ப்படுகிறது.

த்தை மேலும் ஸ்நிக்த விரேசனம், ரூக்ஷ விரேசனம் என் டாகப் பிரிக்கலாம்.

ஸ்நி ரசனம் மற்றும் ரூக்ஷ விரேசனம்

விரேசனம் என்று சொன்னால் மூலிகைகளினால் காய் பட்ட எண்ணெய்களைக் கொண்டு வயிற்றை இள நாகும். மிஸ்ரக ஸ்நேகம், ஆமணக்கு எண்ணெய், சுகும ஏரண்டம் போன்றவற்றை இதற்கு உதாரணமாகக் குறிப்பிடலாம். ஆண்மைக் குறைவிற்குச் சிகிச்சை அளிப்பதற்கு முன்பும், இடுப்பு வலிகளிலும் இது பயன்படுத்தப்படுகிறது.

ரூக்ஷ விரேசனம் (கஷாயம், சூரணம் போன்றவற்றால் செய்யப்படும் விரேசனம்) பொதுவாக கப பித்த நோய்களில்

பயன்படுத்தப்படுகிறது. கபமும் பித்தமும் ஸ்நேஹமாக இருப்பதால் கப, பித்த கப நோய்களில் வறட்சித் தன்மையுடைய பொருட்களால் மலம் இளக்கப்படுகிறது. மேலும் விஷம், தோல் நோய்கள், மஞ்சள் காமாலை, கட்டிகள், அக்கிநோய், இரத்த சோகை போன்றவற்றில் ரூக்ஷ விரேசனம் செய்யப்படுகிறது. படோலாதி கஷாயம், படோலமூலாதி கஷாயம் போன்றவை ரூக்ஷ விரேசனத்திற்கான உதாரணங்களாகும்.

யாருக்கு விரேசனம் செய்யலாம்

பித்த நோய்கள், வயிறு உப்புசம், மூல நோய், உதர நோய், கிருமிகள், தோல் நோய்கள், கண் நோய்கள், நாள்பட்ட தலை வலி, மலச்சிக்கல், மஞ்சள் காமாலை போன்றவற்றிற்கு விரேசனம் செய்யலாம்.

விரேசனம் செய்யக்கூடாத நிலைகள்

அஜீரணம், வயிற்றுப்போக்கு, ஆமாவஸ்தை, ஆசன வாயில் இரத்தக் கசிவு, க்ஷய நோய், கல் குடல் உள்ளவர்கள், மிகவும் பலவீனமானவர்கள் இவர்களுக்கு விரேசனம் செய்யக்கூடாது.

விரேசன முறை

பொதுவாக ஸ்நேஹ பானம், ஸ்வேதம் மற்றும் வமனம் செய்துவிட்டு விரேசனம் செய்வதுண்டு. சில சந்தர்ப்பங்களில் ஸ்நேஹ பானம் செய்துவிட்டு விரேசனம் செய்யலாம். ஸ்நேஹ அனுபந்தம் இல்லாமல் ரூக்ஷ விரேசனம் அவஸ்தைக்கு ஏற்றாற்போல் நேரடியாகவும் செய்யலாம். மஞ்சள் காமாலை நோய்க்கு முதல் நிலையிலேயே ஆறு நாட்களுக்கு படோல மூலாதி கஷாயத்தைக் கொடுப்பது இதற்கு ஒரு உதாரணமாகும். விரேசனத்திற்கான மருந்து கப ஜீரண காலம் என்று சொல்லக்கூடிய காலையில் வெறும் வயிற்றில் 9 மணி அளவில் கொடுக்கப்படுகிறது. அளவானது கோஷ்டத்தையும் அக்னியையும் அனுசரித்து நிர்ணயிக்கப்படுகிறது. மருந்தைச் சாப்பிட்ட பிறகு நோயாளி மலப்பிரவர்த்தி வரும்வரை காத்திருக்க வேண்டும். மலப்பிரவர்த்தி உண்டானவுடன் அதை அதிகரிக்க சுடுதண்ணீரைச் சிறிது சிறிதாகப் பருக வேண்டும். இவ்வாறு நீர் பருகிக்கொண்டிருந்தால் மலம் பிரவிருத்தியாகும். உடல் சோர்வடையாது. மலப்பிரவர்த்தி நின்றபிறகு சுடு தண்ணீர் அருந்துவதை நிறுத்தலாம். ஒருவருக்கு மலம் வெளிச் செல்லவில்லையென்றால் இரண்டு நாட்கள் கழித்து மீண்டும் அளவைச் சற்றுக் கூட்டி முயற்சி செய்யலாம். அப்பொழுதும் மலம் போகவில்லையென்றால் அவருக்கு ஸ்நேஹ வஸ்தி செய்வதே சிறந்தது.

ஸம்யக் விரேசன லக்ஷணம் (ஒருவருக்கு மலம் நன்றாக சுத்தியானதற்கான குறியீடுகள்)

கோஷ்டத்தில் லகு தன்மை, ருசி, பசி, உணவில் ஆர்வம், மலம் போகும்போது இறுதியாக கபம் வருதல், நோயின் தன்மை குறைதல் போன்றவை காணப்படும். அதிகபட்சமாக 30, 20, 10 வேகங்கள் (மலம் போதல்) உத்தமமான மலம் இளக்கும் சிகிச்சையில் காணப்படும். விரேசனமானது முடியும்பொழுது இறுதியில் ஆசன வாய்வழியாக கபம் வரும்.

விரேசனம் சீராக நடக்காததன் அறிகுறிகள்

மலம் சரியாக போகாமை, வயிறு உப்புஸம், வாயு, பசியின்மை, மலச்சிக்கல், தலைக்கனம், குடல் கனம், தோல் அரிப்புகள் போன்றவை விரேசனம் சீராக நடக்காததன் அறிகுறிகளாகும்.

அதிகமாக மலம் போனதின் அறிகுறிகள்

குடலின் நீர்த் தன்மை குறைதல், ஆசன வாய் வெளிவருதல், தலைச்சுற்று, குடல் வலி, ஆசன வாய் வலி, மலம் மார்க்கம் வழியாக இரத்தம் போதல், குடலில் முறுக்குவதுபோன்ற வலிகள் காணப்படும். விரேசனம் முடிந்தபிறகு இரண்டு மூன்று நாட்களுக்குக் கஞ்சி உணவைக் கொடுப்பது சிறந்தது.

வஸ்தி சிகிச்சை

வஸ்தி ஆயுர்வேத சிகிச்சையில் பாதியாகக் கருதப்படுகிறது. இதை அர்த்த சிகிச்சை என்பார்கள். நமக்குப் பெரும்பாலான நோய்கள் வயிற்றுக் கோளாறுகளினாலேயே உருவாகின்றன. வயிற்றில் இருக்கின்ற அக்னி சக்திக்கு காயம் என்று பெயர். இந்த நோய்களைத் தீர்க்கும் ஒரு சிகிச்சை பிரிவுக்கு காய சிகிச்சை என்று பெயர். இந்த காய சிகிச்சையில் வஸ்தி 50% பங்கைப் பெறுகிறது. மீதி உள்ள 50%த்தில் தான் மற்ற சிகிச்சைகள் வருகின்றன. இதைப்போல் சல்ய தந்திரம் என்று சொல்லப்படுகின்ற ஆயுர்வேத அறுவை சிகிச்சைமுறையில் இரத்த மோக்ஷணம் அல்லது சிராவ்யதனம் 50% இடத்தைப் பெறுகிறது.

வாதத்தின் முக்கிய ஸ்தானம் குடல் ஆகும். நமது உடலில் ஸமான வாயு உணவைச் செமிப்பதற்கு உதவுகிறது. அபான வாயு மலத்தை வெளியேற்றுகிறது. குடலில் பிரவாஹினி, விஸர்ஜனி, ஸம்வரனி என்ற மூன்று மடிப்புகள் உள்ளன. குதம் 4½ அங்குலம் நீளம் உள்ளது. இதில் மூன்று பிளவுகள் உள்ளன. இது பார்ப்பதற்கு சங்கு போன்று இருக்கும். குதத்தின் வெளிப்பகுதி குதவோஸ்டம் என அழைக்கப்படுகிறது. இது ½ அங்குலம் நீளம் உள்ளது. வாக்படர் குதத்தை (ஆசன வாய்) தமனீமர்மம் என்கிறார். மற்றவர்கள் இதை மாம்ஸ மர்மமாக குறிப்பிடுகின்றனர். இது மூலாதார சக்கரத்தின் இடமாகும். வஸ்தியை நாம் செலுத்தும்பொழுது குதத்தில் அடிபட்டால் மரணம் வர வாய்ப்புண்டு. இதை மருத்துவர் உணர்ந்திருக்க வேண்டும்.

நாம் வஸ்தி கொடுக்கும்பொழுது எண்ணெய் வஸ்தியாகிய அனுவாஸனமும், கஷாயம் சேர்ந்த நிரூஹ வஸ்தியையும் மாற்றி மாற்றிக் கொடுப்பது வழக்கம். வஸ்தி என்று சொன்னால் மூத்திரப்பை என்று பொருள். பழைய காலத்தில் விலங்குகளின் மூத்திரப்பையை *(bladder)* பயன்படுத்தி ஆசன வாயில் மருந்தை செலுத்தினார்கள். இப்பொழுது பிளாஸ்டிக் கவர் பயன்படுத்தப்படுகிறது. உத்தர வஸ்தி செய்யும்பொழுது மருந்தானது வஸ்தி என்று சொல்லக்கூடிய மூத்திரப்பையையும் சென்றடைகிறது.

வஸ்தியின் முக்கியத்துவம்

சரகரும் வாக்படரும் வஸ்தியை அர்த்த சிகிச்சை அதாவது 'சிகிச்சையின் பாதிப் பங்கு' என்று அழைக்கின்றனர். வஸ்தியினால் பல நோய்கள் குணப்படுத்தப்படுகின்றன. பலவிதமான மருந்து சேர்க்கையை உடலுக்குள் செலுத்துவது இதன் மூலம் சாத்தியமாகிறது. இது நோய் எதிர்ப்புத் தன்மையை அதிகரிக்கிறது. இது பலவிதமான நோய்களுக்குப் பயன்படுத்தப் படுகிறது. வாத இரத்த நோய், தாதுபாக நோய் *(Auto immune diseases)*, பரிணாம நோய்கள், நிஜ நோய்கள் *(Metabolic diseases produced by tridosha)*, ஆகந்துஜ நோய்கள் *(Traumatic diseases)*, ஹார்மோன் தகராறுகள், நோய் எதிர்ப்பு தன்மை சம்பந்தப்பட்ட நோய்கள் போன்றவற்றிற்கு வஸ்தி உதவுகிறது. நோய் மீண்டும் வராமல் தடுக்கிறது. ஸம்ஸர்க்கம், ஸன்னிபாதம் என்று சொல்லுகின்ற இர[illegible] தோஷங்களின் சேர்க்கை, மூன்று தோஷங்களின் சேர் [illegible] போன்றவற்றிலும் இது பயன்படுகிறது. குழந்தை மரு[illegible]லிருந்து ரசாயன சிகிச்சைவரை பயன்படுகிறது. தோ[illegible]கத்தில் (தாதுக்கள்) பிரகோபம் அடைந்திருந்தாலும், திர்ய[illegible]ந்தில் (தாதுக்களிலும் மர்மங்களிலும் பரவும் நிலை) இருந்[illegible]கோஷ்டத்தில் இருந்தாலும் வஸ்தி பயன்படுகிறது. கடின[illegible]மவாதம் போன்ற நோய்களில்கூட க்ஷார வஸ்தி பயன் [illegible]படுகிறது. வஸ்தி கண்ணுக்கும் வலிமை அளிக்கிறது.

முக்[illegible]ங்களில் முக்கியமானது வாயுவாகும். வாயுவுக்கு யோக[illegible]றி எனும் தன்மையுண்டு. வாயுவானது பிற தோஷங்[illegible] இயங்கச் செய்கிறது. அது பிற தோஷங்களுடன் சேரும்பொ[illegible]ழுது தன்னுடைய குணத்தை இழக்காமல், எந்த தோஷத்துடன் சேருகிறதோ அந்த தோஷத்தின் குணத்தை உள்வாங்கிச் செயல்படுகிறது. இந்த வாயுவானது குடலிலிருந்தே தனது செயலை செயல்படுத்தி வருகிறது. குடலில் நேரே செய்கின்ற சிகிச்சையான வஸ்தி, வாயுவைக் கட்டுப்படுத்துவதில்

சிறந்ததாகிறது. எனவே வாத நோய்களுக்கு வஸ்தி சிறந்தது.

வாத நோய்கள் ஆவரணம், தாதுக்ஷயம் என்ற இரு தன்மையின்கீழ் வருகின்றன.

வாதம் தனிமையாக இல்லாமல் மற்ற தோஷங்களுடன் சேர்ந்து தடைப்பட்டாலோ, வேறு மார்க்கத்தில் சென்றாலோ ஏற்படுகின்ற நோயை ஆவரணம் என்று நாம் அழைப்போம். பித்தத்தினாலோ, கபத்தினாலோ தடுக்கப்படலாம். இது நடைபெறுகின்றபொழுது வாதத்தினுடைய செயல் ஒடுக்கப்படுகிறது. இது அல்லாமல் வாதமானது ரூக்ஷகுணம் அதிகரித்து பிரகோபம் அடைந்து உடலை நலிவடையச் செய்கிறது. இதற்கு தாதுக்ஷயம் என்று பெயர். ஆவரணம் என்று சொன்னால் நோயின் வெளிப்பாடு உடனடியாக காணும்படியாக இருக்கும். இதை *acute phase* என்று கூறலாம். தாதுக்ஷயம் என்ற நிலையில் வாதம் அதிகரித்து நோய் நாள்பட்டதாக இருக்கும். எனவே காசயபர் வாத வியாதியில் வஸ்தியை அர்த்த சிகிச்சை என்று கூறுகிறார். பொதுவாக விரேச்சன சிகிச்சை 10 வயதிற்கு கீழும் 70 வயதிற்கு மேலும் நாம் செய்வதில்லை. அந்தச் சந்தர்ப்பங்களில்கூட வஸ்தியை நாம் செய்யலாம்.

வஸ்தியின் பிரிவுகள்

- பக்வாசய வஸ்தி – ஆசன வாய் வழியாக செலுத்தப்படுகின்ற வஸ்தி.
- மூத்ராசய கத வஸ்தி – மூத்ரமார்க்கம் வழியாக செய்கின்ற வஸ்தி.
- கர்ப்பாசய கத வஸ்தி – பெண்ணின் கர்ப்பப் பையின் வழியாக செலுத்தப் படுகின்ற வஸ்தி
- விரண வஸ்தி – சுஸ்ருதர் கூறுகின்ற புண்ணினை சுத்தம் செய்வதற்காக பயன் படுத்தப்படுகின்ற வஸ்தி.

இது அல்லாமல் சிரோ வஸ்தி, கடி வஸ்தி, உரோ வஸ்தி, கிரிவா வஸ்தி, ஜானு வஸ்தி என்றெல்லாம்கூட வஸ்திகள் உள்ளன.

திரவ்ய பேதம்

அனுவாஸன வஸ்தி: இதில் தைலம், நெய், வஸை போன்றவை பயன்படுத்தப்படுகின்றன.

நிரூஹ வஸ்தி (ஆஸ்தாபன வஸ்தி): இங்கு கூட்டுக் கலவையாகிய தேன், உப்பு, எண்ணெய் வஸ்துகள், மூலிகை கல்க்கம் மற்றும் கஷாயம் ஆகியவை பயன்படுத்தப்படுகின்றன.

ஸங்க்யாபேதம்: சாங்க்யம் என்றால் எண்ணிக்கை.

கர்ம வஸ்தி, கால வஸ்தி, யோக வஸ்தி என்று மூன்று பிரிவுகள் உண்டு.

முப்பது, பதினாறு, எட்டு என்ற அளவில் இங்கு வஸ்தி செய்யப்படுகிறது.

இங்கு நிருக வஸ்தியும் ஸ்நேக வஸ்தியும் மாற்றி மாற்றிச் செய்யப்படுகின்றன. நோயின் கடுமையை அறிந்து கர்ம வஸ்தியா, கால வஸ்தியா, யோக வஸ்தியா என்று நாம் நிர்ணயம் செய்யலாம்.

காச்யபர் கர்ம, கால, யோக வஸ்திகளில் அனுவா ஸனத்தின் எண்ணிக்கையை அதிகரித்துக் கூறுகிறார்.

பாத ஹீன வஸ்தி

சராசரியாக ஒருவருக்கு 1.2 லிட்டர் அளவு வஸ்தி கொடுக்கப் படும். இதில் 300 மிலி குறைக்கின்றபொழுது 900 மிலி வஸ்தி நாம் கொடுப்போம். அன்றாடம் நாம் செய்கின்ற மாது தைலிக வஸ்தி (தேன், ஆமணக்கு எண்ணெய் போன்றவை சேர்த்து செய்யப்படுவது) எல்லாம் பாத ஹீன வஸ்தியாகும். பாதம் என்றால் கால். மொத்தத்தில் கால் பகுதி குறைதல் என்று இதற்கு பொருள்.

அனுவா... த்தின் உட்பிரிவுகள்

- ...க வஸ்தி: இங்கு 300 மிலி அளவில் எண்ணெய் ...க்கள் வஸ்தியாகச் செலுத்தப்படும். அனுவாஸனத் ...50 மிலி மருந்து செலுத்தப்படும்.
- ...ா வஸ்தி: 60 மிலி முதல் 75 மிலி செலுத்தப்படும். 10... லிவரை செலுத்தலாம்.

வஸ்தி யந்...

வஸ்தி ...ந்திரத்தில் இருஅமைப்புகள் உள்ளன. வஸ்தி நேத்ரம், வஸ்தி புடகம். வஸ்தி நேத்ரம் பித்தளையினால் செய்யப்படுகிறது. வஸ்தி புடகத்திற்கு பிளாஸ்டிக் கவர்களை நாம் பயன்படுத்தி வருகிறோம். வஸ்தி நேத்ரத்தை வஸ்தி புடகத்துடன் இணைத்து காற்று இல்லாமல் நன்றாகக் கட்ட வேண்டும்.

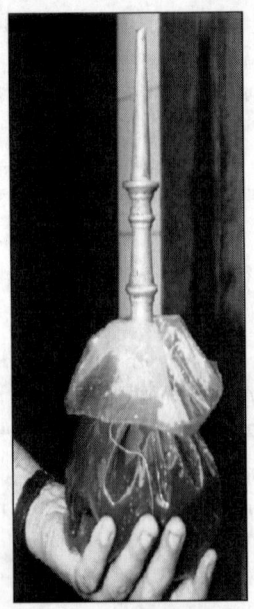
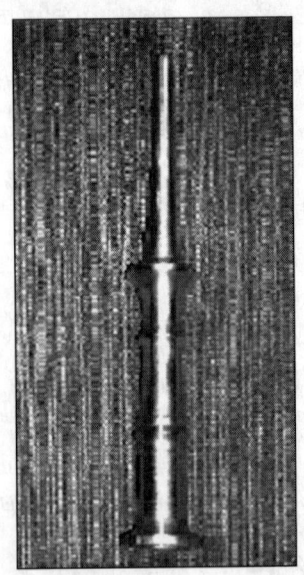

அனுவாஸன வஸ்தி

வயது	அளவு
3 முதல் 5 வரை	30 மிலி
6 முதல் 8 வரை	45 மிலி
9 முதல் 13 வரை	50 மிலி

நடைமுறையில் வஸ்தி செய்யப்படும் நோய்கள்

- நரம்பியல் நோய்கள் *(Neurological disorders)*
- முடக்குவாத நோய்கள் *(Rheumatoid disorders)*
- முதுகு வலி *(Low back ache)*
- இரத்த ஓட்டத் தடை *(Circulatory impairment)*
- நாள்பட்ட தும்மல் *(Chronic rhinitis)*
- குடல் புண் *(Gastritis)*
- தலைவலி *(Headache)*
- வாத கிரஹணி *(Irritable Bowel Syndrome)*
- குழந்தையின்மை *(Sub-fertility)*

பொதுவாக அஜீரணம், அக்னி மாந்தியம், ஆசன வாய் புண்கள், உதர நோய்கள், குஷ்டம் போன்ற நோய்களில் நாம் நிருஹ வஸ்தி செய்வதில்லை. ஒருவருக்கு கஷாய வஸ்தி தேவையா வேண்டாமா என்பதைப் பகுத்தறிவினால் நாம் அறியலாம். குஷ்டத்தில் எத்தனையோ சோதனை சிகிச்சைகள் செய்கிறோம். ஆனால் வஸ்தி செய்யப்படவில்லை. குறிப்பாக ஸ்நேக வஸ்தி செய்வதில்லை. அவஸ்தைக்கு தேவைப்பட்டால் பஞ்சதிக்த கஷாய வஸ்தி செய்வது உண்டு. இதைப்போல் அனுவாஸனம், பாண்டு, காமாலை, பிரமேஹம், பீனஸம், வயிற்றுப்போக்கு போன்ற நிலைகளில் நாம் செய்வதில்லை. இதைப்போல் உதரம், கிருமி, ஊருஸ்தம்பம், தொண்டை நோய்கள், சிலீபதம், விஷநோய்களில் அனுவாஸனம் செய்வதில்லை. அனுவாஸனத்தை 300 மிலி (அதிக அளவு), 150 மிலி (மத்யம அளவு), 75 மிலி (குறைந்த அளவு) என்ற அளவில் செய்யப்படுகிறது. அனுவாஸனம் உணவு உட்கொண்ட பிறகே செய்யப்படுகிறது. நிருஹ வஸ்தி வெறும் வயிற்றில் செய்யப்படுகிறது. மதியம் ஒருவர் 12 மணிக்கு சாப்பிட்டால், சாப்பிட்டவுடன் அனுவாஸனம் செய்யலாம். கஷாய வஸ்தி என்கின்ற நிருக வஸ்தியை காலை வெறும் வயிற்றில் 11 மணி முதல் 11.30க்குள் செய்யலாம்.

அனுவாஸன வஸ்திக்குப் பயன்படுத்தப்படும் எண்ணெய்கள்

- தான்வந்திர தைலம் – வாத பித்தங்களைத் தணிப்பது, அபானத்தைச் சீர்படுத்துவது.
- ...சராதி தைலம் – நரம்பியல் நோய்களுக்கும் நடுக்க வாதங்களுக்கும் உடல் சோஷத்திற்கும் (உடல் இழைத்தல்) சிறந்தது.
- ...டியாதி தைலம் – முடக்கு வாதத்திற்குச் சிறந்தது.
- ...்யாதி தைலம் – அபான வாயு தடைக்குச் சிறந்தது.
- ...ாஸ்நேஹம் – தசைகளுக்கு போஷாக்கு அளிப்பதில் சிறந்தது.
- சுகுமார க்ருதம் – குழந்தைப் பேறின்மைக்குச் சிறந்தது.

- க்ஷீரபலா தைலம் – வாதபித்த சமனம், குழந்தைப்பேறின்மை, இரத்த வாதம், புலன் நோய்களுக்குச் சிறந்தது.
- முறிவு எண்ணெய் – ஆசன வாய் வெடிப்புக்கு சிறந்தது.

விரேசனம் செய்து ஏழு நாட்கள் இடைவேளை விட்டு ஒருவருக்கு அனுவாஸன வஸ்தி தொடங்கலாம். அனுவாஸன வஸ்தியை ஒருவருக்குச் செலுத்தும்பொழுது அவர் இடது புறமாக சரிந்து படுத்துக்கொள்ள வேண்டும். வஸ்தி கொடுத்து முடிந்தபிறகு மூன்று நிமிடங்கள்வரை நேராக படுத்திருக்க வேண்டும். பிறகு அவருடைய வேலைகளைச் செய்யலாம். வஸ்தி கொடுத்து 1 மணி அல்லது 2 மணி நேரத்திற்குப்பிறகு எண்ணெயுடன் கூடி மலம் வெளியாகும். சில நேரங்களில் எண்ணெய் வெளியாவதில்லை. இதனால் பெரிய கேடு ஒன்றும் விளைவதில்லை. அனுவாஸனத்திலும் ஹிங்குவசாதி போன்ற சூரணங்களை 2 கிராம் அளவு கல்கமாக சேர்த்துக் கொடுத்தால் அபான வாயுவைக் கண்டிக்கும் தன்மை நன்றாக நடைபெறும். புத்தகங்களிலும் இதற்கான ஆதாரக் குறிப்புகள் உள்ளன. நமது மருத்துவமனையில் இதை மிகக் கட்டாயமாகச் செய்து வருகிறோம்.

நிரூஹ வஸ்தி

இதை ஆஸ்தாபனம் என்று கூறுவார்கள். தோஷ தாதுமலத்தை ஸ்தாபனம் நிலைநிறுத்துவதால் இதற்கு ஆஸ்தாபனம் என்று பெயர். ஜ்வர சிகிச்சையில் வஸ்தியைப் பற்றிக் குறிப்பிடப்பட்டுள்ளது. தோஷங்கள் ஆமாஅவஸ்தையில் இருந்து விடுபட்டுப் பக்குவமடைந்து பெருங்குடலில் சேர்ந்திருக்கின்றபொழுது கஷாயவஸ்தி மிக்க பலனளிக்கிறது. விரேசனம் பித்தத்தையும் கபத்தையும் பெருங்குடலிலிருந்து வெளியேற்றுகிறது. வஸ்தியோ முக்குற்றங்களையும் வெளியேற்றுகிறது.

நிரூக வஸ்திக்கு கீழ்கண்ட திரவ்யங்கள் தேவையாகின்றன

- மாக்ஷிகம் – தேன்
- சைந்தவம் – இந்துப்பு
- ஸ்நேகம் – காய்ச்சப்பட்ட எண்ணெய், நெய், வஸை போன்றவை.

• கல்க்கம் – மூலிகைகளின் கல்க்கம்.

• க்வாதம் – கஷாயம்

சில நேரங்களில் பசு மூத்திரம், மாம்ஸ ரஸம், புளிச்சாறு, மலங்காரக்காய், பால், வெல்லம் போன்றவை தேவைக்கு ஏற்ப சேர்க்கப்படுகின்றன. இந்தக் கலவையின் சூடு *99°F* முதல் *100°F* வரை காணப்படுகிறது. அனுவாஸன வஸ்தி கொடுத்து முடித்தப் பிறகு கால்களைத் தேய்த்தல், கால்களை உயர்த்துதல் போன்றவற்றை நாம் செய்கிறோம். இவ்வாறு செய்கின்றபொழுது எண்ணெய் நீண்ட நேரம் பெருங்குடலில் இருந்து செயலாற்றுகிறது.

கஷாய வஸ்திக்கு அவ்வாறு செய்வது இல்லை. நோயாளியை தொடக்கூட வேண்டியதில்லை.

கஷாய வஸ்தியை நாம் கொடுத்தவுடன் நோயாளி மலம் வருவதாகச் சொல்வார். உடனே அவரை மலம் போகச் செய்து குளிக்கச் செய்து உணவு கொடுப்பது நல்லது. உணவு கொடுத்தவுடன் பிறகு அடிக்கடி மலம் போகும். இதனால் பயப்படத் தேவையில்லை. ஆனால் உணவு கொடுக்காமல் இருக்கக்கூடாது.

வஸ்திகளும் அதன் பலன்களும்

- பலாகுடுச்யாதி வஸ்தி – வாத நோய்கள்
- திவி பஞ்ச மூலாதி வஸ்தி – பக்க வாத நோய்கள்
- பலாபடோலாதி வஸ்தி – கண் நோய்கள்
- ஏரண்டமூலாதி வஸ்தி – ஸ்தூல நோய் ரோகிகளுக்கு வரும் இடுப்பு பகுதிநோய்கள்.
- [illegible]டியாதி க்ஷீர வஸ்தி – சிறுகுடல், பெருங் குடல், குடல் புண் *(Ulcerative colitis)*
- [illegible]ா வஸ்தி – உடல் பருமன்
- [illegible]கரண வஸ்தி – ஆண்மைக் குறைவு
- [illegible] வஸ்தி – சினைமுட்டை உருவாகாத அல்லது வெளிவராதத் தன்மை

யாபன வஸ்தி

யாபனம் என்று சொன்னால் நீண்ட நாட்கள் பயன் படுத்துவது என்று பொருள். யாபனா வஸ்தியில் மாம்ஸ

ரஸம் சேர்கிறது. ஆயுர்வேதப் புத்தகங்களில் 216 யோகங்கள் குறிப்பிடப்பட்டுள்ளன. பலதும் நடைமுறையில் இல்லை. க்ஷீர வஸ்தி என்று சொல்லுகின்ற யாபனா வஸ்தியை நாம் மிகவும் அதிக அளவில் பயன்படுத்தி வருகிறோம். யாபனா வஸ்திக்கு ஸ்நேக வஸ்தி மற்றும் நிரூஹ வஸ்தி ஆகிய குணங்களும் உண்டு. ஆரோக்கியம் உள்ளவர்களுக்கும் தற்காப்புக்காக இதைக் கொடுக்கலாம். குழந்தைகளுக்கும் கொடுக்கலாம், பெரியவர் களுக்கும் கொடுக்கலாம். பூர்வ கர்மம் தேவையில்லை. அதியோகம், அயோகத்தைப் பற்றிப் பயப்படவேண்டிய தேவையில்லை. ரஸாயன குணம் உண்டு. கண்களுக்கு நல்லது. எல்லா ருதுக்களிலும் பயன்படுத்தலாம். காம இச்சை அதிகம் உள்ளவர்களுக்கும், விந்து நஷ்டம் உள்ளவர்களுக்கும் பயன்படுத்தலாம். குழந்தையில்லாதவர்களுக்கு குழந்தைப் பேறு ஏற்படும். தோல் நோய்களுக்கும் பயன்படுத்தலாம். ஆதலால் யாபனா வஸ்தி, சிகிச்சையில் ஒரு முக்கிய பங்கைப் பெறுகிறது. நாம் உதாரணத்திற்கு ஒரு யாபனா வஸ்தியைப் பார்ப்போம்.

மாது தைலிகை யாபனா வஸ்தி

- தேன் 200 *ml*
- லவணம் 15 *gm*
- எண்ணெய் 200 *ml*
- கல்க்கம் 30 *gm* (யஷ்டிமது அல்லது சதகுப்பை)
- ஏரண்டமூலகஷாயம் 450 *ml*

மொத்த அளவு 900 *ml*

இதை யுக்தரத வஸ்தி என்றும் கூறுவார்கள். குஷ்டத்திலும் பஞ்ச திக்த யாபனா வஸ்தியை அவஸ்தை அறிந்து கொடுக்கலாம். யாபனா வஸ்தி உதாவர்த்த நோயை மாற்றும். குல்மம், அர்சஸ் போன்ற நோய்களுக்கும் சிறந்தது. யாபனவஸ்தியின் ஒரு பிரிவான மாது தைலிகை வஸ்தியின் இரண்டுவகைகள் புத்தகங்களில் காணக்கிடைக்கின்றன. ஒரு மாது தைலிக வஸ்தியில் கஷாயம் குறிப்பிடப்படவில்லை. மற்றொன்றில் ஆமணக்கு வேர் கஷாயம் குறிப்பிடப்பட்டுள்ளது. பாலோ, மாம்ஸ ரஸமோ வைத்து இதை நாம் செய்கிறோம். மாது தைலிக வஸ்திக்கு முன்தினம் அனுவாஸனம் தேவையில்லை. சுகுமாரர்களுக்கும் அல்ப தோஷம் உள்ளவர்களுக்கும் மிருதுகோஷ்டம் உள்ளவர்களுக்கும் மாது தைலிக வஸ்தி சிறந்தது. அஜீரணம் உள்ளவர்களுக்கு இதைக் கொடுக்கக்கூடாது. இது உடலுக்குத் தகுந்த அளவு போஷாக்கு அளிக்கின்ற வஸ்தியாகும். இதனால் அதிக பின்விளைவுகள் இல்லை. இதை நீண்ட நாட்கள் பயன்படுத்தலாம்.

உத்தர வஸ்தி

உத்தரம் என்று சொன்னால் இறுதி என்று ஒரு பொருள் உண்டு. உத்தர மார்க்கம் என்று சொன்னால் ஆண் குறி, இனக்குறி என்றும் பொருள் உண்டு. ஸ்நேஹ வஸ்தி செய்து, கஷாய வஸ்தி செய்து சோதனங்கள் முடிந்த ஒருவருக்கு தேவைப்பட்டால் உத்தர வஸ்தி நாம் செய்கிறோம். உத்தர வஸ்தியில் ஆண்குறியின் வழியாக மருந்து செலுத்தப்படுகிறது. மருந்து பெண்ணின் கருப்பையிலும் (கர்ப்பாசயத்திலும்) செலுத்தப்படுகிறது. இதற்கென்று தனிப்புடகங்கள் தனி நேத்திரங்கள் உள்ளன. இதைச் செய்வதற்கு மிகுந்த அறிவும் அனுபவமும் தேவை. தமிழ்நாட்டில் ஒரு சில இடங்களிலேயே ஆண்களுக்கு உத்தர வஸ்தியைச் செய்து வருகிறார்கள். நமது மருத்துவமனையில் இது தொடர்பான ஆராய்ச்சிகள் செய்யப்பட்டு வருகின்றன. உத்தர வஸ்தி, அனுவாஸனம்போல் இரவு வேளைகளிலும் சாப்பிட்ட பிறகும் செய்யலாம்.

பெண்களுக்கான உத்தரவஸ்தியின் (தைலம்) அளவுகள்

	மூத்திர மார்க்கமாக	பெண்குறி வழியாக
பெண்கள் – முதிர்ந்தவர்	*50 மிலி*	*100 மிலி*
இளம் பெண்கள்	*25 மிலி*	*100 மிலி*

பெண்களுக்கான உத்தரவஸ்தியின் (கஷாயம்) அளவுகள்

	மூத்திர மார்க்கமாக	பெண்குறி வழியாக
பெண்கள் – முதிர்ந்தவர்	*100 மிலி*	*200 மிலி*
இளம் பெண்கள்	செய்வதில்லை	*200 மிலி*

ஆண்களுக்கான உத்தரவஸ்தியின் அளவுகள்

தைலம்	*50 மிலி*
கஷாயம்	*150 – 200 மிலி*

வஸ்தி கொடுக்கின்றபொழுது கொடுக்கின்றவர்களுக்கு படபடப்பு ஏற்படக்கூடாது. மெதுவாக வஸ்தியைச் செலுத்த வேண்டும். வஸ்தி செய்வதற்கு முன் ஆசன வாய் பரிசோதனை செய்யப்பட வேண்டும். நோயாளிகளுக்கு, இருதய நோய்கள் உள்ளதா என்பதைப் பார்க்க வேண்டும். நோயாளிக்கு *Hepatitis B* போன்ற இன்னபிற தொற்று நோய் உள்ளதா என்று அறிய வேண்டும். தொடர்ந்து வஸ்தி கொடுப்பவர்கள் HbsAg தடுப்பு ஊசி எடுத்துக்கொள்ள வேண்டும். வஸ்தி நேத்திரத்தை நன்றாகக்

கொதிக்க வைத்த தண்ணீரில் சுத்தி செய்ய வேண்டும். சரியான அளவில் மருந்தைக் கொடுக்க வேண்டும். மாத்ரா வஸ்தியை வீட்டிலேயே செய்யலாம். வெயில் காலங்களில் அனுவாஸனத்தை இரவு செய்யலாம். மாலை 6 மணிக்கு உணவு கொடுத்துவிட்டு 7 மணி அளவில் அனுவாஸனம் செய்யலாம். பத்து மணிக்கு நோயாளியை உறங்கச் சொல்லலாம்.

ஏரண்டமூலாதி நிரூஹம் க்ஷார வஸ்தி, மூத்ர வஸ்தி செய்தால் உடனே உணவு கொடுத்துவிட்டு பித்த சமனமாகிய அனுவாசனம் அன்றே கொடுக்கப்பட வேண்டும். நோயாளிக்கு வஸ்தியைக் குறித்து முந்தைய தினம் எடுத்துச் சொல்ல வேண்டும்.

கோமூத்ரம் நல்ல சுத்தமான கோமூத்திரமாக இருக்க வேண்டும். கோமூத்திரத்தில் சந்தேகம் ஏற்பட்டால் காடியை வைத்து செய்வது நல்லது. முடக்குவாதம் போன்ற நோய்களில் வஸ்தியே மிக்க பலனளிக்கிறது. உன்மாத நோய்களில் ராஜயாபன வஸ்தி மிக்க பலனளிக்கிறது.

நஸ்யம்

மூக்குத் துவாரங்களின் வழியாக மருந்துகளை உள்ளே செலுத்துவதற்கு நஸ்யம் என்று பெயர். இதை நாவனம் என்றும் நஸ்ய கர்மம் என்றும் அழைப்பார்கள். கழுத்துக்கு மேற்பட்ட பகுதிகளாகிய கண், மூக்கு, வாய், காது, தொண்டை, பற்கள், கழுத்து, மூளை நோய்களுக்கு இது ஒரு முக்கிய சிகிச்சையாக கருதப்படுகிறது. நோயைத் தடுப்பதற்கும், பிராணனின் உள்வெளிப் பயணத்தை அல்லது இயக்கத்தைச் சீரமைப்பதற்கும் அனு தைலம் என்கின்ற மருந்தைத் தினப்படி நஸ்யமாக அதாவது பிரதிமர்ச நஸ்யமாகச் செய்ய வேண்டுமென ஆயுர்வேதம் பரிந்துரைக்கிறது.

நஸ்யத்தின் வகைகள்

[illegible]**விரேசன நஸ்யம்:** தலையில் சேர்ந்திருக்கின்ற மல[illegible]ாகிய கபத்தை வெளியேற்றும் நஸ்ய வகை.

[illegible]**ம்ஹண நஸ்யம்:** கழுத்திற்கு மேற்பட்ட பகு[illegible]தில், அல்லது பிறபகுதிகளிலே உள்ள வ[illegible] பலஹீனத்தை மாற்றிப் போஷாக்கு அ[illegible]்ற சிகிச்சை.

[illegible]**எம்:** பித்தத்தைச் சமனம் செய்கின்ற சிகிச்சை.

வி[illegible] நஸ்யம்

[illegible]பாதுவாக விரேசன நஸ்யம் கபம் சார்ந்த நோய்களில் செய்யப்படுகிறது.

- மூக்கடைப்பு
- மூளையில் நீர்

- பீனஸ நோய், கழுத்துப்பிடிமானம்
- காக்காய் வலிப்பு
- மணம் அறிய இயலாமை
- கபம் சார்ந்த சுரபேதம்

போன்றவற்றில் விரேசன நஸ்யம் செய்யப்படுகிறது.

நஸ்யத்திற்கான மருந்துகள்:

விரேசன நஸ்யம் செய்வதற்கு சூரணங்கள், கஷாயங்கள், இலைகளின் சாறுகள் பயன்படுத்தப்படுகின்றன. மூக்கில் இரத்தம் வடிந்தால் ஆடாதோடாவின் இலை சாறும், நாள்பட்ட காய்ச்சல் மற்றும் மயக்க நிலைக்கு தும்பைச் சாறும், மூக்கில் ஏற்படும் கட்டிகளுக்கு வெற்றிலைச் சாறும் அல்லது அபாமார்க்க தைலமும் பயன்படுத்தப்படுகின்றன. மூக்குப்பொடியை வைத்து நஸ்யம் செய்தால் இதை பிரதமன நஸ்யம் என்று அழைப்பார்கள். இங்கு திரிகடுகு, ராஸ்னாதி போன்ற சூர்ணங்கள் பயன்படுத்தப் படுகின்றன.

இதை பொதுவாக அதிநித்திரை எனும் அதிகமான தூக்கம் உண்டாகின்ற நிலை, கபம் சார்ந்த மன நோய்கள், தலையில் ஏற்படுகின்ற கிருமிகள், விஷத்தினால் ஏற்படும் பாதிப்பு, நினைவின்மை போன்றவற்றில் செய்யப்படுகின்றன.

சாறுகளை வைத்துச் செய்கின்ற நஸ்யத்திற்கு அவபீடக நஸ்யம் என்று பெயர். துளசிச்சாறு, தும்பைச்சாறு போன்றவற்றை இதற்கு உதாரணமாகக் கூறலாம். சில சந்தர்ப்பங்களில் உப்புத் தூளைக் கொண்டோ, தேனைக் கொண்டோ நஸ்யம் செய்யலாம்.

பிரும்ஹண நஸ்யம்

- பொதுவாக வாத நோய்களில் செய்யப்படுகிறது
- அர்தாவ பேதம், சூர்யாவர்தம் எனும் *Migraine* வகை தலைவலிகள்
- கண் இமைகள் பலவீனமாகின்ற *Ptosis* எனும் நோய்
- காதில் முழக்கம்
- கர்ண நாதம்
- காது செவித்திறன் குறைவு
- பக்கவாதத்தில் அனுபந்தமாக வரும் பேச்சுத்திறன் குறைவு *(Aphasia / Dysarthria)*
- உறக்கமின்மை

- கழுத்தெலும்பு தேய்மானம்
- நடுக்கவாதம்

பொதுவாக பிரும்ஹண நஸ்யத்திற்கு க்ஷீரபலா தைலம், ஸஹசராதி தைலம், பால், மாம்ஸ இரஸம், கல்யாணக்கிருதம் போன்றவை பயன்படுத்தப்படுகின்றன.

சமன நஸ்யம்

சமன நஸ்யம் பொதுவாகப் பித்தத்திற்குச் செய்யப்படுகிறது. முடி சார்ந்த நோய்கள், முகத்தில் ஏற்படுகின்ற கரும் புள்ளிகள், மூக்கிலிருந்து வரும் இரத்தப்போக்கு போன்றவற்றிற்கு சமன நஸ்யம் செய்யப்படுகிறது. அணுதைலம், பால் போன்றவற்றை வைத்து சமன நஸ்யம் செய்யப்படுகிறது.

அணுதைலம்: பொதுவாக ஆயுர்வேத மருத்துவர்களால் நஸ்யத்திற்குப் பயன்படுத்தப்படும் ஒரு மருந்தாகும். இதைத் தினமும் பயன்படுத்தலாம். இது நல்லெண்ணெய், வெள்ளாட்டின் பால், கங்கோதகம் எனும் மழைநீர் மற்றும் பல மூலிகைகளினால் காய்ச்சப்பட்டது. இது முக்குற்றங்களைத் தணிப்பதாக இருந்தாலும் பித்த சமனம் எனும் குணமுடையது. ஆரோக்கியமாக உள்ள ஒருவர் இதைத் தினமும் இரண்டு துளி ஓரோரு மூக்கிலும் உள் செலுத்தலாம். இதற்கு நோய் தடுக்கும் ஆற்றல் உண்டு. நோயைக் குணமாக்கும் ஆற்றல் சற்று குறைவே. பலரும் தெரியாமல் பீனஸம் போன்ற நோய்களுக்குப் பயன்படுத்தி வருகிறார்கள்.

நஸ்யத்தின் பிரிவுகள்

...ளவைக் கொண்டு நஸ்யம் மர்சம், பிரிதிமர்சம் என்று இ... ...ப்படும். மர்ச நஸ்யத்தில் பிரிதிமர்ச நஸ்யத்தைவிட மரு... ...ளவு அதிகமாகப் பயன்படுத்தப்படும்.

பிர...

...சம் என்பது ஓரோர் மூக்கிலும் ஒரு துளியோ இரண... ...ளியோ எண்ணெய் தினமும் விடுவதாகும். இதை... ...ந்தைகளுக்கும் வயதானவர்களுக்கும் பலஹீனம் அடை... ...ர்களுக்கும் ஏன் மழைக்காலத்திில்கூட பயன் படுத்த... ...எப்பொழுது வாதபிரகோபம் உண்டாகின்ற ஒரு நிலை ஏற்பட... ...ும் அப்பொழுது பிரதிமர்சம் செய்யலாம். காலை உணவுக... ...பின், குளித்த பிறகு, மலம் கழித்த பிறகு, உடற்பயிற்சி செய்தபிறகு, இல்வாழ்க்கையில் ஈடுபட்டபிறகு, தூங்கி விழித்த பிறகு பிரதிமர்சம் செய்யலாம். ஆனால், குறிப்பாக பீனஸ நோய், தோஷம் மிகவும் உத்க்லேசனம் அடைந்த நோய்கள் முகத்தில்

இருக்கின்ற கிருமி நோய்கள் போன்றவற்றிற்கு பிரதிமர்ஸம் செய்யக்கூடாது.

மர்சன நஸ்யம் செய்யக்கூடாத நிலைகள்: ஜலதோஷம், இருமல், அசதி, தொண்டை வலி, மழைக்காலம், உணவு உண்டபின், குளித்தபின், கர்ப்பகாலம், குழந்தை பிறந்த காலம்.

நஸ்யம் செய்தால் வரும் தொந்தரவுகள்: இருமல், தலைவலி, மூச்சுமுட்டு, தீராத தும்மல், கழுத்துவலி, காய்ச்சல், மயக்க நிலை.

சிகிச்சை: ரூக்ஷமான ஸ்வேதம் கொடுத்தல், தூமபானம் செய்தல், கவளம் செய்தல்.

மர்ச நஸ்யத்தின் அளவு

குறைவான அளவு – 6 துளி
மத்திமமான அளவு – 8 துளி
அதிகமான அளவு – 10 துளி

பொதுவாக தைலமோ, கிருதமோ பயன்படுத்தும்போது இந்த அளவைப் பயன்படுத்திக்கொள்ளலாம். கஷாயத்தை வைத்து மர்ச நஸ்யம் செய்யும்பொழுது எட்டு துளி, ஆறு துளி அல்லது நான்கு துளி பயன்படுத்தினால் போதுமானது.

நஸ்யம் செய்ய வேண்டியதன் காலம்

கப நோய்களுக்கு காலை வேளையிலும், பித்த நோய்களுக்கு மதிய வேளையிலும், வாத நோய்களுக்கு மாலை அல்லது இரவு வேளையிலும் செய்யலாம். சில நாள்பட்ட கடினமான வாத நோய்களுக்குக் காலை மற்றும் மாலைவேளைகளில் இதைச் செய்யலாம். வசந்த காலங்களிலும் இலையுதிர் காலங்களிலும் நஸ்யம் காலையில் செய்யப்பட வேண்டும். குளிர் காலத்தில் சூரியன் இருக்கின்ற மதியவேளைகளில் செய்யவேண்டும். வெயில் காலங்களில் மாலைவேளைகளில் செய்யவேண்டும். மழைக் காலங்களில் பொதுவே நஸ்யம் செய்யக்கூடாது. அவ்வாறு செய்யவேண்டி வந்தால் சூரிய ஒளி இருக்கின்ற தினத்தன்று பிரதி மர்சமாக செய்யவேண்டும். மர்சமாகச் செய்யக்கூடாது.

நஸ்யம் செய்யும் முறை

நஸ்யம் செய்கின்றபொழுது நோயாளி மிகவும் பசியோடு இருக்கக்கூடாது. நஸ்யம் செய்வதற்கு முன்பு மூக்கினால் தூமத்தை இழுத்து வாயினால் வெளியிடவேண்டும். பின்பு நோயாளியை ஒரு கட்டிலில் படுக்கவைக்க வேண்டும். அந்த அறையானது

அதிகமான காற்றோட்டம் இல்லாததாக இருக்கவேண்டும். கழுத்தைச் சற்று பின்புறமாக நிமிர்த்திவைக்க வேண்டும். கைகளை இருபுறமும் நீட்டிவைக்க வேண்டும். காலை தலையணை மூலம் சற்று உயர்த்தி வைக்கலாம். நெற்றி, மூக்கின் இருபகுதிகள், கழுத்து, கை, மார்பகம் போன்ற பகுதிகளில் எண்ணையை சூடாக்கித் தடவி நன்றாக ஒத்தடம் கொடுக்க வேண்டும். பின்பு ஒரு மூக்கை அடைத்துக்கொண்டு, மற்றொரு மூக்கில் மருந்தை இடைவெளியில்லாமல் விட வேண்டும். பின்பு மற்றொரு மூக்கு துவாரம் வழி மருந்தை ஒழித்து இழுக்கவேண்டும். வாயில் வருகின்ற மருந்தை வலது புறமும், இடது புறமும் துப்ப வேண்டும். இந்த மருந்தை விழுங்கக் கூடாது. பின்பு நோயாளி இரண்டு அல்லது மூன்று நிமிடங்கள் அவ்வாறே படுத்திருக்க வேண்டும். பின்பு எழுந்து உட்கார்ந்து, வறட்டு மஞ்சளைக் கொளுத்தி அதில் வருகின்ற புகையை ஒரு பேப்பரில் சுற்றி மூக்கினால் இழுத்து வாயினால் விடவேண்டும். பின்பு உஷ்ண ஜலத்தினால் வாயை நன்றாகக் கொப்பளிக்க வேண்டும்.

இவ்வாறு தூம பானம் செய்கின்றபொழுது வெளியில் வராமல் அடைபட்டுப் போயிருந்த கபதோஷமானது நன்றாக உருகி வெளியே வந்துவிடும். சூரணங்களை மூக்குக்குள்ளே செலுத்த வேண்டுமானால் ஆறு அங்குலம் அளவுடைய, இருபுறமும் துளையுள்ள சிறிய இயந்திரத்தை மூக்கினுள்ளே வைத்து ஊதவேண்டும்.

நஸ்யம் நன்றாக நடந்ததற்கான அறிகுறிகள்

[illegible]தாரணமாக சிரமம் இல்லாமல் மூச்சு விடுதல், சிறிய[illegible]வில் தும்மல் உண்டாகுதல், புலன்களின் தெளிவு, நோயி[illegible]து விடுதலை, அன்று இரவு கிடைக்கும் சுகமான தூக்க[illegible]யை உணரும் தன்மை போன்றவை நஸ்யத்தினால் நமக்கு[illegible]க்கின்றன.

தூம பானம்

மருத்துவ ரீதியாகக் கபத்தைத் தணிப்பதற்குப் பயன்படுத்தப்படும் புகை சிகிச்சைக்குத் தூம பானம் என்று பெயர். இது கப நோய்களிலோ, கபம் சார்ந்த வாத நோய்களிலோ, விசேஷமாக கப வாத சம்பந்தமாக தலையில் வரும் நோய்களிலோ செய்யப்படுகிறது. நஸ்யம் செய்தபிறகும் தூமம் செய்யப்படுகிறது. அதிகமாகக் கபம் சேர்ந்து அவதிப்படுத்தும் தும்மல், ஜலதோஷம், மூக்கடைப்பு, தலைவலி, அதிக உறக்கம், தலைக் கனம் போன்ற வற்றில் இது செய்யப்படுகிறது. பித்த சம்பந்தமுள்ள, இரத்த சம்பந்தமுள்ள நோய்களிலும், அதிக உஷ்ணமான காலங்களிலும் இது செய்வது தவிர்க்கப் படுகிறது.

குணத்தை ஆதாரமாகக் கொண்டு தூமபானம், சமனம், பிரும்ஹணம், சோதனம், காஸஹரம், வமனம், வ்ரண தூபனம் என்று பிரிக்கப்பட்டுள்ளது. சமனத்தை பிராயோகிகம் என்று கூறுவார்கள். பிரும்ஹணத்தை ஸ்நேஹனம், மிருது என்று கூறுவார்கள். சிரோ விரேசனீய கணத்தினால் தூமபானம் செய்வதுண்டு. அது சோதன தூமபானம் ஆகும். சோதனத்தை விரேசனம், தீக்ஷணம் என்றும் குறிப்பிடுவார்கள்.

தூம வர்த்தி தயாரிக்கும் முறை

புண்ணுக்குக் கட்டுப்போடும் gauze துணியை ஒரு கைக்குட்டையின் அளவிற்கு கத்தரித்து வைத்துக் கொள்ள வேண்டும். ராஸ்னாதி சூரணத்தையோ,

சுக்கு சூரணத்தையோ சிறிது கற்பூரம் சேர்த்து தண்ணீரில் குழைத்து வைத்துக்கொள்ள வேண்டும். பின்பு இந்த துணியை அதில் முக்கி ஒரு திரி அல்லது ஊதுவத்தி செய்வது போல் உருட்டி நிழலில் காயவைக்க வேண்டும். உலர்ந்தபின் அதில் துருத்திக் [illegible]காண்டிருக்கும் நூல்களைக் கத்தரிக்கவும். இது ஊதுவத்திபோல் காட்சியளிக்கும். இதனை கொளுத்தினால் எரியும், அணைத்தால் புகையும். இதனை தூம வர்த்தி என்று குறிப்பிடுவார்கள்.

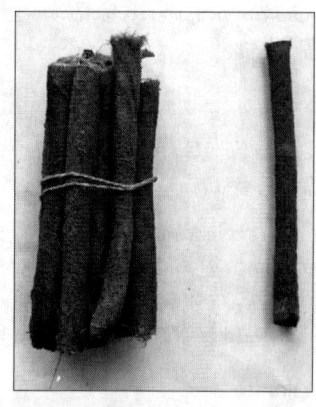

தூம வர்த்தி

தூம பான முறை

தூம பானத்திற்கான, தூம வர்த்தி கடைகளில் கிடைக்கும். இல்லையென்றால் நாமே அதைத் தயாரித்துக்கொள்ளலாம். அதில் சிறிது எண்ணெய் தோய்த்துக் கொளுத்த வேண்டும். அதில் [illegible]ன்ற புகையை ஒரு மூக்குவழியாக இழுக்க வேண்டும். அப்பெ[illegible]மற்றொரு மூக்கை அடைத்துக் கொள்ள வேண்டும். இழுத்[illegible]யை வாய்வழியாக வெளியே விடவேண்டும். இவ்வ[illegible]ற்றி மாற்றிச் செய்ய வேண்டும். சில நேரங்களில் வாய்வ[illegible] இழுத்து, வாய்வழியாகவே வெளியிடவேண்டும். வாய்வ[illegible] இழுக்கின்ற புகையை எக்காரணம் கொண்டும் மூக்கு[illegible]க விடக்கூடாது. கண் பார்வை குறைய வாய்ப்பு இருக்கி[illegible]பம் அதிகம் உள்ளவர்கள் பிரதிமர்சம் செய்துவிட்ட பிறகு [illegible]மையான தூம பானங்களைத் தினமும் செய்யலாம். ஒரு நா[illegible]ளக்கு இரண்டு அல்லது மூன்று முறை கபம் வெளியேறும் வரை இதைச் செய்யலாம். இதைச் செய்த பிறகு சூடு தண்ணீரால் வாய் கொப்பளிக்க வேண்டும்.

செய்யக்கூடாத நிலைகள்: இரத்தப்போக்கு உள்ள நிலைகள், கண்ணில் ஆபரேஷன் செய்த நிலைகள், தலையில் அடிபட்ட

நிலைகள் போன்றவற்றிலும், உணவு உண்டவுடனும் தூம பானம் செய்யக்கூடாது.

தூம பானத்தின் வகைகள்

சோதன தூமபானம்

கார்ப்பு சுவையுடைய மருந்துகளாகிய சுக்கு, மிளகு, திப்பிலி, கொடுவேலி, கடுகு போன்றவற்றால் தீக்ஷ்ண தூமபானம் (சோதன தூமம்) செய்யப்படுகிறது.

சமன தூம பானம்

பித்த சம்பந்தமான நோய்களிலும், ஆரோக்கியமான வர்களுக்கும் பயன்படுத்தப்படுகிறது.

சல்லகி (சாம்பிராணி/குக்குலு) தூமத்தை நெய்யில் முக்கிக் கொடுப்பதுண்டு. சந்தனாதி வர்த்தியை வைத்து சமன தூமனம் செய்வதுண்டு. இதைப்போல் துளசி போன்றவற்றை வைத்தும் இருமல் சளியைக் குறைக்கின்ற தூமங்கள் செய்வதுண்டு.

பிரும்ஹண தூம பானம்

வாதசம்பந்தமான நோய்களுக்கும், வாதத்தினால் உண்டாகும் தலைவலிக்கும் பயன்படுத்தப்படுகிறது. ராஸ்னாதி தூம வர்த்தியை நெய்யில் முக்கி தூமம் செய்வதை இதற்கு உதாரணமாகக் கொள்ளலாம். உம்: க்ஷீரபலா எண்ணெய், பசு நெய் போன்றவை.

கவளம் (வாய் கொப்பளித்தல்)

மூலிகைகளினால் காய்ச்சப்பட்ட கஷாயங்களைக் கொண்டோ, எண்ணெய்களைக் கொண்டோ வாய் கொப்பளிப் பதற்குக் கவளம் என்று பெயர். கொப்பளிக்காமல் மருந்தை வாயில் அடக்கிவைத்துக் கொண்டிருந்தால் அதற்கு கண்டூஷம் என்று பெயர். கண்டூஷம் செய்கின்றபொழுது நாம் வாயில் எந்த அசைவையும் கொடுப்பதில்லை. கவளம் என்பது பொதுவாக நஸ்யம் செய்தபிறகு பஸ்சாத்கர்மமாக செய்யப்படுகிறது. இது மட்டும் அல்லாமல் பல், முகம், தொண்டை நோய்களில் தனியாகவும் செய்யப்படுகிறது. கண்டூஷமும் கவளமும் நான்கு வகைப்படுகின்றன.

- ஸ்நேஹன கண்டூஷம் – எண்ணெய்களால் செய்யப்படுவது. இது வாதத்தைத் தணிப்பது.

- சமன கண்டூஷம் – பித்தத்தைத் தணிப்பது.
- சோதன கணடூஷம் – கபத்தை வெளியேற்றுவது.
- ரோபண கண்டூஷம் – வாயப்புண்ணை மாற்றுவது.

ஸ்நேஹன கண்டூஷம்: இது எண்ணெயைக்கொண்டோ, நெய்யைக் கொண்டோ, மாம்ச ரஸத்தைக் கொண்டோ, பாலைக் கொண்டோ, எள்ளை அரைத்துக் காய்ச்சிய தண்ணீரைக் கொண்டோ செய்யப்படுகிறது. நல்லெண்ணெய் கொண்டு வாய் கொப்பளித்தல் இப்பொழுது மிகவும் பிரஸித்தமாகி வருகிறது. பல் ஆட்டத்திற்கும், பல் கூச்சத்திற்கும் இது பயன்படுத்தப்படுகிறது. அரிமேதாதி தைலம் பல் நோய்களுக்குக் கவளம் செய்வதற்கு முக்கியமாக பயன்படுத்தப்படும் ஒரு மருந்தாகும்.

சமன கண்டூஷம்: கசப்பு, துவர்ப்பு, இனிப்பு போன்ற மூலிகைகளினால் காய்ச்சப்பட்ட கஷாயங்களைக் கொண்டும், சீத வீரியங்களால் ஆன மூலிகைச் சாற்றைக்கொண்டும் இது செய்யப்படுகிறது. இது செய்யும்பொழுது சர்க்கரை, தேன், நெய், கரும்புச்சாறு இவற்றையும் சேர்ப்பது மரபாகும். நாள்பட்ட வாய்ப்புண்ணிற்கும், வாயில் உண்டாகும் எரிச்சலுக்கும் இது மிகவும் நல்லதாகும். ஸப்தசதாதி கஷாயம், திரிபலா கஷாயம், தேன் சேர்த்த திரிபலா கஷாயம் போன்றவற்றைப் பயன்படுத்தலாம்.

சோதன கண்டூஷம்: காரம், புளிப்புபோன்ற மத்ய வர்க்கங் களினால் இது செய்யப்படுகிறது. இதனால் கெட்ட சுவை மாறுகி து. நறுமணம் ஏற்படுகிறது. வாயில் சேர்ந்திருக்கின்ற மலம் ...கிறது. கப நோய்களில் இது செய்யப்படுகிறது. உப்புக ...க் கொண்டோ, வெப்புக்காடி எனும் தான்யாம்லம் கொண் ...சோதன கண்டூஷம் செய்யலாம். இஞ்சியை கஷாயம் வைத்து சேர்த்துக் கொப்பளிக்க கப சோதனம் நன்றாகச் செயல் ...து.

ரோ... ...ண்டூஷம்: வாயில் உள்ள புண்ணை மாற்றுவதற்கு துவர்ப் ...பு, இனிப்பு சுவையுடைய கொழுப்பு சேர்த்தோ, கொழு ...க்காமலோ செய்யும் கண்டூஷம் ரோபன கண்டூஷம் ஆகும். ...ர கஷாயத்தை வைத்து வாய் கொப்பளிக்க வாய்ப் புண் ... திரிபலா கஷாயத்திற்கும் இந்தக் குணம் உண்டு.

சி... ...ண்டூஷம் செய்வதற்கு முன்பு முகத்திலே எண்ணெய் புரட்டி ...வி பிடிப்பார்கள். கழுத்து, புஜம், முகம் போன்றவற்றில் ஆவி பிடிப்பது வழக்கம். பின்பு கவளம் செய்ய சொல்வார்கள். ஒரு நாளைக்கு மூன்று முதல் ஏழுமுறைவரை இவ்வாறு செய்யலாம்.

ஆச்சோதனம் மற்றும் அஞ்சனம்

கண்ணுக்குச் சொட்டு மருந்து விடுவதற்கு ஆச்சோதனம் என்று பெயர்.

- Corneal ulcer
- Allergic eye
- Excess of lacrimation (Epiphora)
- Bacterial conjunctivitis
- Diabetic retinopathy
- Computer vision syndrome

போன்ற நோய்களில் இதைச் செய்யலாம்.

Epiphora என்றால் கண்ணீர் வடிதல் என்று பொருள். சில நேரங்களில் கண்ணீர் வரும் பாதையில் அடைப்பு ஏற்பட்டு இது உருவாகிறது. சிலருக்கு அதிகமாக கண்ணீர் உருவாகும். கண்ணீரானது கண்ணுக்கு எண்ணெய்ப் பசையைக் கொடுத்து ஊட்டச்சத்தையும் கொடுத்து தூசு, துகள்களில் இருந்து கண்ணைப் பாதுகாக்கிறது. சராசரியாக ஒரு மனிதன் எட்டு வினாடிகளுக்கு ஒருமுறை கண்ணை மூடித் திறக்கிறான். இதனால் கண்ணீர் கண் முழுவதும் பரவி கண் பாதுகாக்கப்படுகிறது. சில நேரங்களில் கண்ணீர் வறண்டுவிடும். சோகம் ஏற்பட்டாலோ, உணர்வு பூர்வமான நிலையிலோ கண்ணீர் அதிகமாகச் சுரக்கும். இந்த சுரப்பிகளுக்கு *Lacrimal glands* என்று பெயர். சிலருக்குக் கண்ணில் கண்ணீர் வடிந்துகொண்டே இருக்கும். இது திடீரென்று உருவானதா அல்லது நாட்பட்டதா என்பதைப் பார்க்க வேண்டும். சில நேரங்களில் அச்ருவஹ ஸ்ரோதஸ் (*Lacrimal glands*) அடைப்பு காணப்படும். இதற்கான காரணம் கண்டுபிடிக்கப்பட்டு சிகிச்சை அளிக்கப்பட வேண்டும். கருவிழியில் புண் இருந்தால்கூட கண்ணீர் வரலாம். முகவாதத்தில் கண் திறந்திருக்கின்ற நிலையில் கண்ணில் இருந்து கண்ணீர் அதிகமாக வரும். இதனால் நாளடைவில் கண் பாதை பாதிப்படைவதற்கு வாய்ப்பு உண்டு. இப்பொழுது எல்லாம் *artificial tear* என்று சொல்லக்கூடிய செயற்கை கண்ணீர் வகை வந்துள்ளது.

ஆச்சோதன சிகிச்சை முறை

இதை பகலில் செய்யலாம். நோயாளியை முதலில் படுக்க வைக்க வேண்டும். பிறகு மூலிகை கஷாயங்களை நன்றாகக் குளிரச் செய்து கண்களைக் கழுவவேண்டும். பத்து, பன்னிரண்டு மற்றும் எட்டுத் துளி மருந்துகளைப் பஞ்சில் நனைத்து கண்ணின்

உள்புறமாக மெதுவாக விடவேண்டும். கீழே விழுந்தவற்றைத் துடைத்துவிட வேண்டும். வாத, கப சம்பந்தமான நோய்களில் கண்ணின் சுற்றுப் பகுதிகளுக்கு மென்மையான மிருது உஷ்ணம், மிருது ஸ்வேதம் செய்யலாம். பித்த ரக்த விஷத் தன்மைகளுக்கு அவ்வாறு செய்வதில்லை. சீதளமான பிரயோகம் போதுமானது. மிகவும் உயரத்திலிருந்து மருந்துகளைவிட்டு கண்ணில் புண் ஏற்படுத்திவிடக் கூடாது.

- திரிபலா கஷாயம், மரமஞ்சள் கஷாயம், குடூச்சியாதி கஷாயம், வெள்ளிலோத்திரப் பட்டை கஷாயம் போன்றவற்றைப் பொதுவாக நாம் பயன்படுத்தி வருகிறோம்.
- கண்ணில் அழுத்தத்தைக் *(Glaucoma)* குறைப்பதற்கு முருங்கை இலைச் சாற்றைப் பயன்படுத்தி வருகிறோம்.

அஞ்சனம் (கண்ணுக்கு மை எழுதுதல்)

பழைய காலத்தில் கண்ணுக்கு மை இடுதல் முக்கியமானதாக இருந்தது. இது தினசரி செய்ய வேண்டிய கடமைகளில் ஒன்றாகும். கப பித்தத்தினாலோ, இரக்தத்தினாலோ கண் துஷ்டியடையும் போது மை இடுதல் இன்றியமையாததாகிறது. கண் தெளிவு பெறுகிறது. அரிப்பு குறைகிறது. பார்க்கும் சக்தி அதிகரிக்கிறது.

ஆச்சோதனம் செய்து விட்டு அஞ்சனம் செய்வது சிறந்தது. லேகன அஞ்சனம், ரோபண அஞ்சனம், ஸ்நேகன அஞ்சனம், பிரஸாதன அஞ்சனம் என்று இதை நான்காகப் பிரிக்கிறோம். இதில் லேகன அஞ்சனத்தை *Pterygium* என்று சொல்லக்கூடிய அர் [illegible] நோய்களில் நாம் பயன்படுத்தி வருகிறோம். ரோபண அஞ் [illegible] த்தை அபிஷ்யந்தம் *(conjunctivitis)* போன்ற நோய்களிலும் ஸ்நே [illegible] ஞ்சனத்தை *macular degeneration* போன்ற நோய்களிலும் பிரஸ [illegible] புஞ்சனத்தை *diabetic retinopathy* போன்ற நோய்களிலும் பயன்ட [illegible] வருகிறோம்.

க [illegible] நந்துகள் பிண்டம் என்றும், இரஸ கிரியா என்றுட [illegible] ணம் என்றும் பிரிக்கப்படுகின்றன. ஒன்றைவிட ஒன்று [illegible] மயானது. மிருது, மத்தியமம், தீக்ஷ்ணம் என்ற நிலைக [illegible] இதைப் பயன்படுத்தலாம். பிண்டத்தில் அரேணு மாத்தி [illegible] ய (சுமாராக 2.5 கிராம்) ஒரு வித்து அளவில் நாம் பயன்ப [illegible] துகிறோம். விடங்கம் என்ற வாயுவிடங்கம் அளவில் நாம் மருந்தைப் பயன்படுத்துகிறோம். கெட்டியான திரவமாக இருக்கும்போது ஒரு வாயுவிடங்கம் அளவிலும், மிருது குணம் உடையதாக இருந்தால் அதில் இருமடங்கிலும், சூரணமாக இருந்தால் இரண்டு சலாகை அளவிலும், மருந்து மென்மையாக இருந்தால் மூன்று சலாகை அளவிலும் பயன்படுத்தி வருகிறோம்.

பழைய காலத்தில் பலவிதமான உலோகங்களில் அஞ்சனப் பெட்டி செய்து வந்தார்கள். இப்பொழுது வெள்ளியில் செய்து வருகிறார்கள். எவர்சில்வர் பாத்திரத்தில் பாதுகாத்து வந்தால் போதுமானது. கண்ணுக்கு மை எழுதுவதற்குப் பழைய காலத்தில் தங்கம், வெள்ளியில் எல்லாம் சலாகை செய்து வந்தார்கள். இதில் தவறுகள் வருவதற்கு வாய்ப்பு குறைவு. எட்டு முதல் பத்து அங்குலம்வரை சலாகைகள் இருக்கலாம். ஓர் உளுந்து அளவு கனம் இருக்கலாம். அதன் இரு பகுதிகளும் வழுவழு என்று இருக்க வேண்டும். காலை, மாலை இரு வேளைகளிலும் அஞ்சனம் செய்யலாம். முதலில் பாதிக்கப்பட்ட கண்ணில் செய்துவிட்டு பின்பு மறு கண்ணில் செய்யலாம். மிகவும் பயந்தவர்களுக்கு செய்யக் கூடாது என்று இல்லை. புரியவைத்துச் செய்யலாம்.

நஸ்யம் செய்யும்பொழுது அஞ்சனம் செய்வதில்லை. அஞ்சனம் செய்தவர்கள் இரவு நன்றாக உறங்கினார்களா என்று நாம் கேட்பதுண்டு. ஜுரம், வாந்தி போன்ற ஆம லக்ஷணங்களில் நாம் செய்வதில்லை. மழைக் காலங்களிலும் புண் உள்ள இடங்களிலும் மிகவும் கவனத்துடனே செய்கிறோம்.

நோயாளியை அமரச் செய்து மருத்துவர் முன்னால் நின்று கொண்டு கையைச் சுத்தப்படுத்தி அஞ்சனத்தைக் கையில் எடுத்து இடது பெருவிரலினால் நோயாளியின் கண்ணின் மேற்பகுதியை பற்றி மேல் நோக்கி இழுத்து கீழ்ப்பகுதியில் அஞ்சனத்தை வெளி முகமாகப் பிரட்ட வேண்டும்.

நோயாளி கண்ணை அசைக்கக் கூடாது; கண்ணை மூடிக் கொள்ள வேண்டும். சிறிதாகக் கண்ணை அசைத்தால் எல்லா இடத்திலும் இது பரவும். உடனடியாகக் கண்ணைத் திறக்கவோ கழுவவோ கூடாது. சூரிய வெளிச்சத்தைப் பார்க்கக் கூடாது. சற்றுநேரம் கழித்துக் குளிர்ந்த நீரினால் கழுவலாம். மென்மையான பஞ்சினால் அதைத் துடைத்து எடுக்கலாம். கைகளினாலோ பஞ்சினாலோ துடைத்து எடுப்பது சாலச் சிறந்தது. சில நேரங்களில் தீக்ஷ்ணமாக பிரயோகம் பண்ணும்பொழுது அரிப்பு, காந்தல் போன்றவை வரும்.

சீத உபசாரங்கள் (குளிர்ச்சியை உண்டாக்கும் செயல்கள்) போன்றவற்றைச் செய்து நாம் சமாளிக்கலாம்.

கண் மை தயாரிப்பு

பிருங்க ராஜம் என்று சொல்லுகின்ற கரிசலாங்கண்ணியின் இலைகளை எடுத்து நன்றாகக் கழுவி சாறு பிழிந்து வைத்துக் கொள்ள வேண்டும். ஒரு சிறிய வெள்ளைத் துணியை எடுத்து

அதை இந்தச் சாற்றில் மூழ்கச் செய்ய வேண்டும். பின்பு நிழலில் உலர்த்த வேண்டும். இவ்வாறு இரண்டு, மூன்றுமுறை செய்ய வேண்டும். பின்பு இந்தத் துணியை நன்றாக உருட்டிப் பசு நெய்யில் முக்கி எடுக்க வேண்டும். பின்பு விளக்கில் பற்றவைத்து எரிக்க வேண்டும். இவ்வாறு எரிக்கும்பொழுது இது கரிபோல் உருவாகும். அந்தக் கரியை ஒரு டப்பாவில் சிறிது நெய் சேர்த்துக் குழைத்து வைத்துக்கொள்ள வேண்டும். இவ்வாறு கண் மை தயாரிக்க வேண்டும்.

இதைப்போல் தான்றிக்காய் எண்ணெயும் சேர்த்து தயாரிக்கலாம். தான்றிக்காய் சூரணத்தையும் கரியாக்கி தயாரிக்கலாம். மஞ்சளை வைத்துத் தயாரிப்பதும் உண்டு. மரமஞ் சளை கஷாயமாகக் குறுக்கிக் காய்ச்சி நன்றாகக் குலுக்குவார்கள். அவ்வாறு காய்ச்சியதைத் துணியில் நன்றாகத் தேய்த்து உலர்த்தி அதை எரித்து கரியாக்குவார்கள். கரியை எண்ணெயில் குழைத்துப் பூசுவார்கள். வீடுகளில் இந்த வகைகளில் பரம்பரையாக மை தயாரிக்கப்படுகிறது. இதை வெண்கலப் பாத்திரத்திலோ, வெள்ளிப் பாத்திரத்திலோ சேகரித்து வைப்பார்கள்.

உடலில் ஏற்படுவது போல் கண்ணிலும் ஆமம் ஏற்படும். அதற்கு அபிஷ்யந்தி என்று பெயர்.

இது உஷ்ண ஸ்நிக்தத்தால் வருவது. பித்தத்தின் குணமே உஷ்ண ஸ்நிக்தமாகும். இதை நினைவில் வைத்துக்கொண்டே அனைத்துச் சிகிச்சைகளையும் தொடங்க வேண்டும்.

சில மருந்துகளைக் கலக்கமாக அரைத்துக் கண்ணை மூடி, கண்ணைச் சுற்றிவைத்து கண் இமைகளில் படாமல் கட்டுவார்கள். இதற்கு பிடாலகம் என்று பெயர்.

தர்ப்பணம்

கண்ணுக்கு செய்கின்ற பிரும்ஹண சிகிச்சைக்குச் தர்ப்பணம் என்று பெயர். இதை நேத்ரபூரணம் என்றும் அழைக்கலாம். கண்ணுக்குச் செய்கின்ற கிரியா கர்மங்களில் தர்ப்பணம் முக்கிய இடத்தைப் பெறுகிறது. தர்ப்பண சிகிச்சை செய்வதற்கு நெய், உளுந்துப் பொடி, பஞ்சு, உஷ்ணமான நீர், கண்ணைத் துடைப்பதற்குத் துண்டு போன்றவற்றை எல்லாம் எடுத்து வைத்துக்கொண்டே நாம் சிகிச்சையைத் தொடங்க வேண்டும்.

- தர்ப்பணம் செய்வதற்குமுன்பு தண்ணீர் நிறைய குடிக்கக் கூடாது.
- உடலில் விஷம் உள்ளவருக்குக் கொடுக்கக் கூடாது.
- ஸ்நேக பானம் செய்கின்றபொழுது தர்ப்பணம் செய்யக் கூடாது.
- சாப்பிட்டவுடன் செய்யக் கூடாது. குளித்தவுடன் செய்யக் கூடாது.
- தர்ப்பணம் செய்த உடனேயே குளிக்கக் கூடாது.
- ஜலதோஷ நிலைகளில் தர்ப்பணம் செய்யக் கூடாது.
- குழந்தை பெற்றவர்களுக்குச் செய்யக் கூடாது.
- இருமல், சளி, ஜலதோஷம் உள்ளவர்களுக்குச் செய்யக் கூடாது.
- பஞ்சகர்மா சிகிச்சை நடக்கின்றபொழுது செய்யக் கூடாது.

ஒரு சில சந்தர்ப்பங்களில் வழக்கமான பஞ்சகர்மம் செய்த பிறகு தர்ப்பணம் செய்கிறோம்.

அளவு நிர்ணயம்

மூட்டினை (Knee) விரல்களால் சுற்றி வருவதற்கு எடுத்துக் கொள்ளும் நேரம் மாத்திரை எனப்படுகிறது. கண்ணை மூடித் திறக்க எடுத்துக்கொள்ளும் நேரம் மாத்திரை எனப்படும். பத்தாயிரம் மாத்திரை என்றால் 53 நிமிடங்கள் என்று அர்த்தம் கொள்ளலாம். ஒரு மாத்திரை என்பது 0.32 வினாடி என்று ஆயுர்வேத விஞ்ஞானிகள் நிர்ணயித்துள்ளனர்.

சிரோவஸ்தி செய்யும்போது 1/10 மாத்திரை செய்ய வேண்டும் என்று சுஸ்ருதர் கூறுகிறார். இவை எல்லாம் வைத்துப் பார்க்கின்ற பொழுது 6 நிமிடங்களே நாம் தர்ப்பணம் செய்ய வேண்டி வரும் என்று தோன்றுகிறது. மேலும் நமது மருத்துவமனையில் கீழ்க்கண்ட அளவில் தர்ப்பணம் செய்து வருகிறோம்.

- முதல் நாள் — 5 நிமிடம்
- இரண்டாம் நாள் — 8 நிமிடம்
- மூன்றாம் நாள் — 10 நிமிடம்
- நான்காம் நாள் — 14 நிமிடம்
- ஐந்தாவது நாள் — 12 நிமிடம்
- ஆறாவது நாள் — 8 நிமிடம்
- ஏழாவது நாள் — 5 நிமிடம்
- எட்டாவது நாள் — புடபாகம் 5 நிமிடம்.

சி   இடங்களில் அரை மணி நேரத்திலிருந்து ஒரு மணி நேரம்   தர்ப்பணம் செய்வதை நான் பார்த்திருக்கிறேன். காலை   மாலையிலும் நாம் தர்ப்பணம் செய்கிறோம். மழைக்   னில் தர்ப்பணம் செய்வதில்லை. வாத ரோகிகளுக்கு தினமு   றோம். பித்த ரோகிகளுக்கு இரண்டு நாட்களுக்கு ஒருமு   ஸ்வஸ்தனுக்கு (ஆரோக்கியமுள்ளவனுக்கு) வாரம் ஒருமு   செய்கிறோம்.

த   ம் செய்ய வேண்டிய இடங்கள்:

- P   rosis
- O   palsy
- Op   euritis
- Episcleritis
- Dry eye
- Computer vision syndrome

ஆயுர்வேதத்தின் அடிப்படைகள்

அதிக குளிர் காலங்கள், வெயில் காலங்கள், மழைக் காலங்களில் செய்வதில்லை. நஸ்யம் செய்யக் கூடாத இடங்களில் தர்ப்பணம் செய்யக்கூடாது. காலை 10 மணி அளவில் நோயாளியை ஒரு கட்டிலில் மேல்முகமாக படுக்கச் செய்ய வேண்டும். முன்பு சாப்பிட்ட உணவு செரித்திருக்க வேண்டும். அதிக காற்றோட்டமாக இருக்கக் கூடாது. நீல நிற திரை போடுவது நல்லது. கண்ணைச் சுற்றி இரண்டு அங்குல உயரத்திற்கு ஒரு சிறிய வளையம்போல் அமைக்க வேண்டும். உளுந்து மாவினால் இதைச் செய்யலாம். பின்பு நோயாளியை கண்ணை மூடச்செய்ய வேண்டும். நெய்யோ அல்லது பாலோ அதில் விடவேண்டும். கண் இமையின் முடிகள் மூடுகின்றவரை விடலாம். கண்ணைத் திறந்து மூட வேண்டும். மாத்திரையை எண்ணிக்கொள்ள வேண்டும்.

புத்தகத்தில் உள்ளது கீழே கொடுக்கப்பட்டுள்ளது. 1.7 நிமிடம் என்பதை 2 நிமிடங்களாக மாற்றிச் செய்வதில் தவறில்லை

	மாத்திரை	வினாடிகள்	நிமிடங்கள்	நிமிடங்கள் முழுமையாக ஆக்கப்பட்டது
கண் இமை நோய்களுக்கு	100	32	0.53	1
சந்தி விகாரங்களில்	300	96	1.6	2
சுக்ல (sclera) நோய்களுக்கு	500	160	2.67	3
கருவிழி (cornea) நோய்களுக்கு	700	224	3.73	4
பார்வைக் குறைவு நோய்களுக்கு	800	256	4.27	5
அதிமந்த நோய்களுக்கு	1000	320	5.33	6
வாதத்திற்கு	1000	320	5.33	6
பித்தத்திற்கு	600	192	3.2	4
கபத்திற்கு	500	160	2.67	3
ஆரோக்கியம் உள்ளவர்களுக்கு	500	160	2.67	3

பின்பு கண்ணில் சுற்றி ஒட்டப்பட்டுள்ள உளுந்து மாவு வளையத்தின் வெளிப்புறத்தில் சிறு துளை உண்டாக்கி எண்ணெயை வடியச் செய்து, அதைப் பாத்திரத்தில் பிடிக்க வேண்டும். பின்பு தூமபானம் செய்ய வேண்டும். நோயாளி சூரிய ஒளியையோ வானத்தையோ வெளிச்சத்தையோ பார்க்கக் கூடாது. வாத நோய்களுக்குத் தினமும் செய்யலாம். பித்த நோய்களுக்கும் இரக்த நோய்களுக்கும் ஆரோக்கியம் உள்ளவர்களுக்கும் ஒருநாள் விட்டு ஒருநாள் செய்யலாம். கப நோய்களுக்கு இரண்டு நாட்களுக்கு ஒருமுறை செய்யலாம். தோஷ அவஸ்தைகளைப் புரிந்துகொண்டும் செய்யலாம். ரோகம் தணிகின்றவரை செய்யலாம். தர்ப்பணத்தில் ஸம்யக் ஸ்நிக்த லக்ஷணம் கிடைத்தபிறகு புடபாகம் செய்யலாம்.

புடபாகம்

ஸ்நேக புடபாகம் லேகன புடபாகம் பிரஸாதன புடபாகம் என்று மூன்று வகைப்படும்.

- ஸ்நேக புடபாகமானது மாம்ஸத்தினாலும், வஸையினாலும், மஜ்ஜாவினாலும் விலங்கினப் பொருட்களினாலும் செய்யப்படுகிறது. மதுர ரஸமாக உள்ள ஔஷதங்களை பாலில் காய்ச்சியும் செய்யலாம்.

- லேகன புடபாகம் அன்னபேதி, இந்துப்பு, முத்துபஸ்பம், சங்கு பஸ்பம் இவற்றைத் தேனில் சேர்த்தும் செய்யலாம்.

- பிரஸாதன புடபாகம் தாய்ப்பால், நெய் இவற்றை வைத்தும் செய்யலாம்.

வாதம், ...தம், புண்கள் போன்றவை இதனால் குறைகிறது.

புடபாக......முறை

50... ம் மாம்ஸத்தை எடுத்துக்கொள்ள வேண்டும். இதனு... பிகைகளைச் சேர்த்துக்கொண்டு நன்றாக அரைக்க வேண்... ந்துபோல் உருட்டி, ஆமணக்கு இலையினுள் சுருட்... ...ாய் அதை நூலினால் கட்ட வேண்டும். பின்பு களிம... ...ாண்டு பூச வேண்டும். இரண்டு விரல் அளவிற்கு பூச்சு ... க வேண்டும். பின்பு உலர்த்தி புடத்தில் போட வேண்... சாணப் புடத்தில் போட்டால் போதுமானது. இந்த மண் உ... ...ணடை சிவந்த நிறமாகும்பொழுது அதை நெருப்பில் இருந்து எடுத்து மண்ணைத் தட்டி இலையை உரித்து உள்ளே இருக்கின்ற மருந்தை வெளியே எடுத்து சாறு பிழிய வேண்டும். தர்ப்பணம்போல் மாலைவேளைகளில்தான் செய்யலாம். 200 மாத்திரை அளவில் இதைச் செய்யலாம்.

ஆயுர்வேதத்தின் அடிப்படைகள்

அளவு	பயன்
100 மாத்திரை	கண் இமைகளின் உட்புறத்திலுள்ள மாமிசப் பகுதியில் உண்டாகும் நோய்களுக்குச் சிறந்தது
300 மாத்திரை	விழிகள் கூடுமிடத்தில் ஏற்படும் நோய்களுக்குச் சிறந்தது
500 மாத்திரை	வெண் விழிகளில் தோன்றும் நோய்களுக்குச் சிறந்தது
700 மாத்திரை	கருவிழியில் ஏற்படும் நோய்களுக்குச் சிறந்தது
800 மாத்திரை	விழியில் உண்டாகும் நோய்களுக்குச் சிறந்தது
1000 மாத்திரை	அதிமந்தம் என்னும் கண்நோய்க்குச் சிறந்தது
1000 மாத்திரை	வாதத்தினால் ஏற்படும் நோய்களுக்கு
600 மாத்திரை	பித்தத்தினால் ஏற்படும் நோய்களுக்கு
500 மாத்திரை	கபத்தினால் ஏற்படும் நோய்களுக்கும், உடல்நிலை நன்கு அமைந்தவனுக்கும்

அதன் பின்பு தூமபானம் செய்ய வேண்டும்.

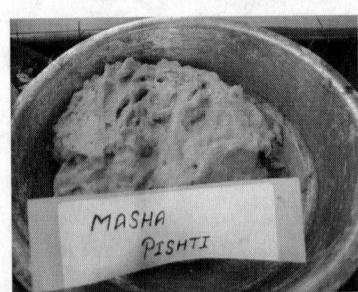

உளுந்து களி

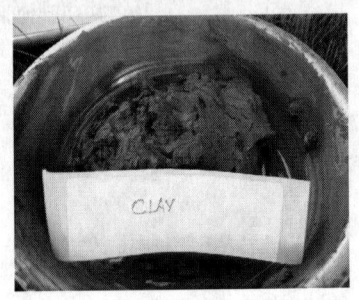

களிமண்

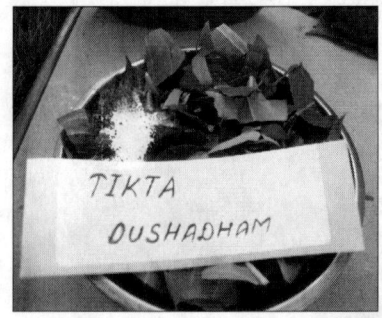

கசப்பு மருந்துகள்

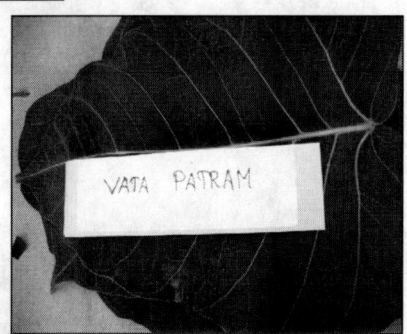

ஆல் இலை

மிருகங்களின் மாமிஸம்

நெ[illegible] பொருட்கள்

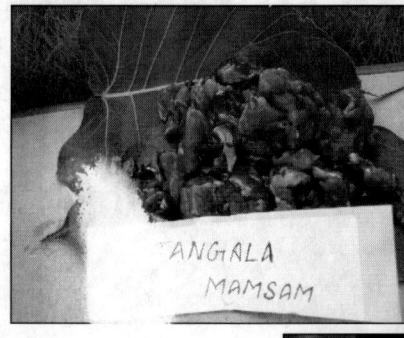

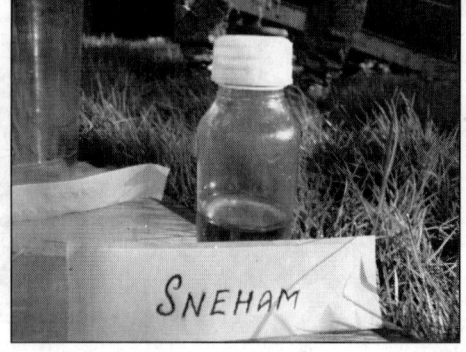

புடபாகம் செய்முறை

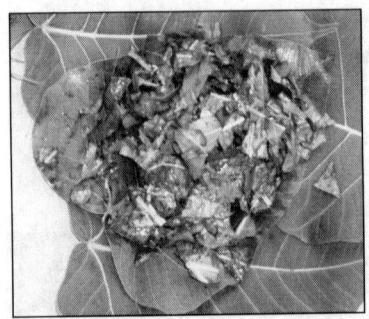

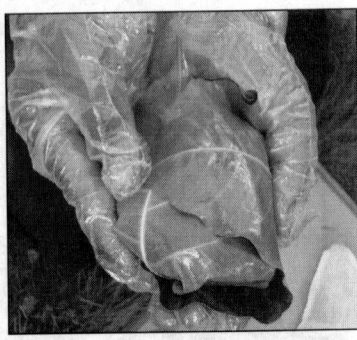

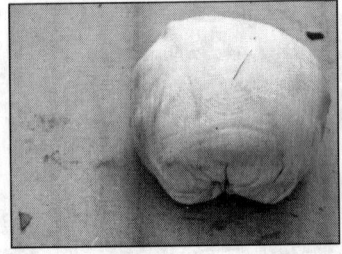

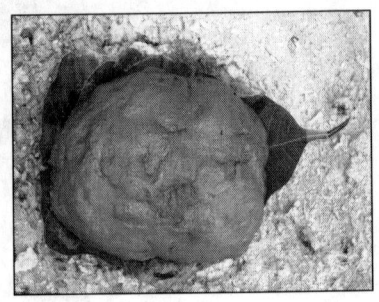

டாக்டர் எல். மகாதேவன்

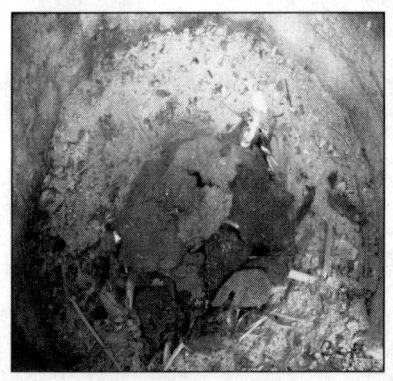

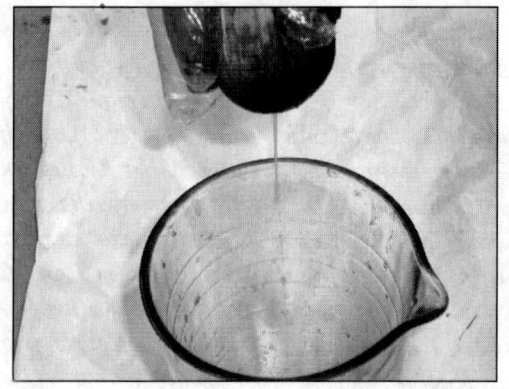

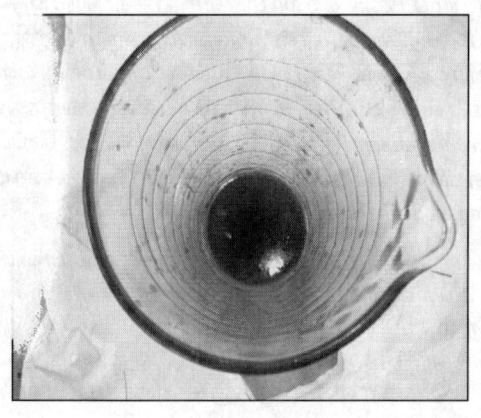

ஸிராவியதம்

(குருதி வாங்குதல்)

ஸிராவியதம் என்றால் என்ன?

தலையிலும் கண்ணிலும் நோய் உள்ளவர்களுக்கு நெற்றியின் இருபகுதிகளிலும் உள்ள இரு சிரைகளைக் கீற வேண்டும். இது சூர்யாவர்த்தம் எனும் நோய்க்குப் பலனளிக்கும். அல்லது மூக்கிற்கு அருகிலோ, கண்ணிற்கு வெளியிலோ செய்யலாம் *(Internal jugular vein branch)*. காக்காய் வலிப்பு உள்ள இடங்களில் தாடையின் நடுப்பகுதியில் கீறலாம். உன்மாத ரோகங்களில் மார்பில் அல்லது நெற்றியில் கீறலாம். *Sciatica* எனும் கிருத்ரஸி வாதத்தில் மூட்டுக்கு 4 அங்குலம் மேலேயோ கீழேயோ கீறலாம். கிரோஷ்டுகஷீர்ஷத்தில் (நரித்தலை வாதம் – *Acute sinovitis of knee*) குல்ப சந்திக்கு 4 அங்குலம் மேலே உள்ள மூட்டில் கீறலாம். வாதரத்த நோய்களில் க்ஷிப்ரமர்மத்திற்கு (கால் பெருவிரலுக்கும் இரண்டாவது விரலுக்கும் இடையே உள்ள ஒரு மர்ம புள்ளி) 2 அங்குலம் மேலே கீறலாம். ப்லீஹ விர்த்தியில் *(Spleen enlargement)* இடது கையின் நடுவில் கீறலாம். யக்ருத விருத்தியில் *(Liver enlargement)* வலது கையின் நடுவில் கீறலாம்.

பாண்டு ரோகம் உள்ளவர்களுக்கு ஸிராவியதம் செய்வதில்லை. மற்ற பஞ்சகர்மா சிகிச்சையின் போதும் இது செய்வதில்லை. கர்ப்பிணிப் பெண்களுக்குச் செய்வதில்லை, குழந்தை பெற்ற ஆறுமாத காலங்களுக்குச் செய்வதில்லை. அஜீரணத்திலோ மஞ்சள் காமாலையிலோ ஆண்மை

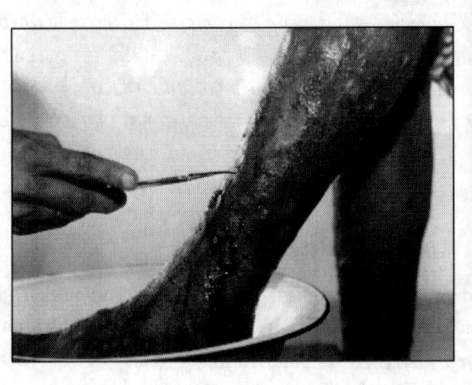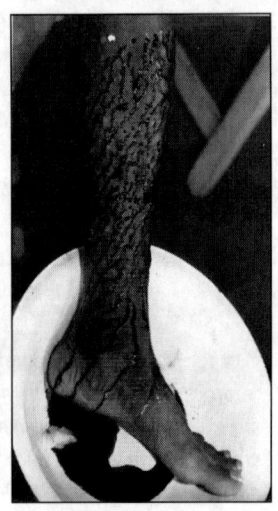

ஊசியினால் குத்தி அசுத்த இரத்தத்தை வெளியேற்றும் முறை

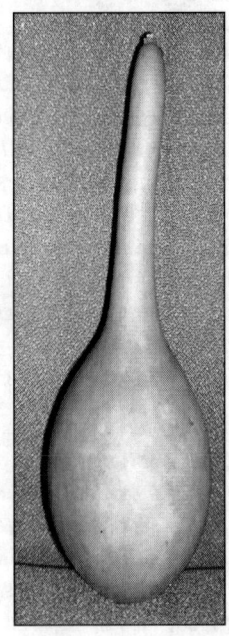

உலர்ந்த சுரைக் குடுவை

குறைவிலோ செய்வதில்லை. பதினாறு வயதிற்கு முன்போ, எழுபது வயதிற்குப் பின்போ இதைச் செய்வதில்லை. நடைமுறையில் அறுபது முதல் அறுபத்தைந்து வயதிற்குப் பிறகு செய்வதில்லை. இது அல்லாமல் வேறொரு காரணத்திற்காக ஸிராவியதம் செய்ய நினைக்கும்பொழுது அவருக்கு வாந்தி, பேதி, இருமல், வயிற்று வலி, மூலம்போன்ற நிலைகள் இருந்தால் செய்வதில்லை. பொதுவாக நாம் ருதுக்களைப் பார்ப்பதில்லை. எந்த ருதுவிலும் செய்யலாம். அதிகமான உஷ்ணகாலத்தில் செய்யமாட்டோம். அவ்வாறு செய்வதாக இருந்தால் இரவு செய்யலாம்.

அக்னி கர்மம்

அக்னி கர்மம் என்றால் நெருப்பினால் சுடுதல் என்று பொருள். க்ஷார சிகிச்சையைவிட இது வலுவானது. மாம்ஸ கத ரோகங்களில் க்ஷார கர்மம் (Cauterization), சஸ்திர கர்மம் எனும் அறுவை சிகிச்சை, நெருப்பினால் சுடுதல் என்ற அக்னி கர்மம் போன்றவை செய்வதால் நோய் மீண்டும் வருவதில்லை. நவீன மருத்துவத்தில் chemotherapy, radiation என்றெல்லாம் சொல்கிறார்களே, அதைப்போன்ற ஒரு கண்ணோட்டம் நமது வைத்தியர்களுக்கும் இருந்திருக்கின்றது. தோல், தசை, தசை நார், மூட்டுக்கள், எலும்புகளில் வரும் நோய்களுக்கு இதைப் பயன்படுத்தினார்கள். நாம் நடைமுறையில் பாலுண்ணி, கொழுப்புக் கட்டிகள், காலாணி போன்றவற்றில் இதை அதிகமாகச் செய்து வருகிறோம். ஆட்டுப் புழுக்கை, திப்பிலி, இரும்புக்குச்சி போன்றவற்றை நெருப்பில் காய்ச்சி சுட்டு வருகிறோம். கேன்சர் கட்டிகளுக்கோ மூல நோய்களுக்கோ ஆனைக்கால் நோய்களுக்கோ இதைச் செய்த அனுபவம் இல்லை. சில நேரங்களில் நெய், தேன், தேன்மெழுகு போன்றவற்றை நன்றாகச் சூடாக்கி அதைத் தசைகளின்மேல் வைக்கவோ, வைத்துக் கட்டுவதோ உண்டு. பழைய காலத்தில் மிகவும் தைரியமாகக் கண்நோய்களுக்குக்கூட இதைச் செய்திருக்கிறார்கள். இன்று அதைச் செய்கின்ற தைரியம் எனக்கு இல்லை.

நோயாளிகளுக்கு எந்தப் பகுதியைச் சுட வேண்டுமோ அதை உதவியாளர்களைக் கொண்டு பிடித்துக்கொள்ளச் செய்ய வேண்டும். அதை நன்றாகச் சுத்தப்படுத்த வேண்டும். சலாகையை விறகினால் மூட்டப்பட்ட தீயிலோ அல்லது மெழுகுவர்த்தி தீயிலோ நன்றாகப் பழுக்கக் காய்ச்ச வேண்டும். பின் வட்ட வடிவத்திலோ, அரை வட்ட வடிவத்திலோ, எட்டு போன்றோ, நேர்க் கோட்டிலோ, பல புள்ளிகளாகவோ சுட வேண்டும். பின்பு அந்த இடத்தில் சோற்றுக் கற்றாழை நீரைத் தாரைசெய்ய வேண்டும். இரவில் சததௌத கிருதத்தைப் பஞ்சில் முக்கி

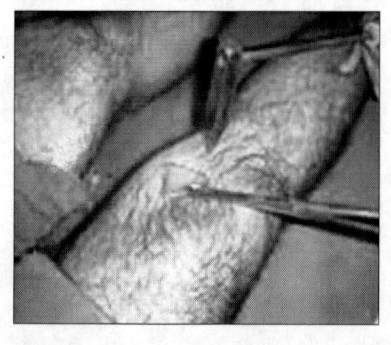
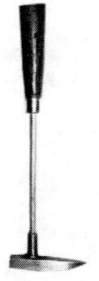

நெருப்பினால் சுடும் முறை

அவ்விடத்தில் வைக்கலாம். சுடும்போது ஒரு கெட்ட வாடை வரும். அந்த இடம் சாம்பல் நிறம் பெறும். வேதனை காணப்படும். இரண்டொரு நாட்களில் வேதனை குறையும். அதிகமாகச் சுட்டு விட்டால் பித்த சமனமான சிகிச்சைகளைச் செய்ய வேண்டும்.

பித்தத்தினால் துஷ்டியடைந்த இரத்தத்தை அட்டைப் பூச்சியினால் எடுக்க வேண்டும். அலாபு எனும் சுரைக் குடுவை யின் மூலமோ, சிருங்கம் எனும் மான் கொம்பின் மூலமோ எடுக்கக் கூடாது. இவற்றை நாம் நெருப்புடன் தொடர்புபடுத்திச் செய்கிறோம். இவற்றை வாத கப ரோகங்களுக்குச் செய்து வருகிறோம். மேலும் குறிப்பாக கபத்தினால் துஷ்டியடைந்த நோய்களில் மான் கொம்பைப் பயன்படுத்துவதில்லை. இங்கு இரத்தம் இறுக்கமாகக் காணப்படும். வாத பித்தங்களில் மான் கொம்பைப் பயன்படுத்தலாம். கபத்தில் அலாபு சிறந்தது. இந்த மான் கொம்பின் உள்ளே ஒரு மெழுகுவர்த்தியை ஏற்றி வைத்து மூடி ...ில் ஒரு வெற்றிடத்தை உருவாக்கி எந்த இடத்தில் இரத்... கீற வேண்டுமோ அதை ஒரு சிறிய கத்தியினால் கீறி மான்... ...பை அதன் மேல் வைத்தால் cuping என்ற முறைப்படி இரத்த... உறிஞ்சிக்கொள்ளும்.

எ... ...ழுதுமே மேலிருந்து கீழாகக் கீற வேண்டும். கீழிருந்து மேலா... ...க் கூடாது. ஒரே ஒரு இடத்தில் உள்ள அசுத்த இரத்த... பிரச்சானம் எனும் கீறி விடுதல் சிகிச்சையினால் செய்ய... இரத்தம் கட்டியாகப் பிண்ட சொரூபத்தில் இருந்தா... ...ரச்சானம் சிறந்தது. மரத்துப்போய் இருந்தால் சிருங்க சிகிச்... ...றந்தது. கட்டியாக, முடிச்சாக இருந்தால் அட்டை விடுதல் சிறந்தது. சர்வ தேகத்திலும் இந்த துஷ்டி இருந்தால் ஸிராவியதம் சிறந்தது. தோலில் உள்ள துஷ்டிகளுக்கு அலாபு அல்லது கடி எனும் பானை வைத்தல் சிறந்தது. சிருங்கம் எனும் மான் கொம்பும் சிறந்தது.

அட்டை

(நவீன மருத்துவ கருத்துக்கள்)

அட்டை *hirudanea* எனும் இனத்தைச் சேர்ந்தது. ஒரு அட்டையின் உடம்பில் 34 பிரிவுகள் உள்ளன. 20 செ.மீவரை நீளமுள்ள அட்டைகள் உள்ளன. சிறிய அட்டைகளும் இருக்கின்றன. பச்சை, பழுப்பு, கரும்பச்சை, காப்பிப்பொடிக் கலர், இரண்டு பக்கவாட்டிலும் வெள்ளைபோன்ற வர்ணத்திலும் இவை காணக் கிடைக்கின்றன. இது குளத்துத் தண்ணீரிலும் கடலிலும் காணப்படும். நபும்சகம் என்று சொல்லக்கூடிய *Hermaphrodites* எனும் பிரிவைச் சேர்ந்தது. ஆயுர்வேதப் பிரிவில் ஆண் அட்டை, பெண் அட்டை என்ற பிரிவு உள்ளது. இது தவறானதாகும். ஒரு சில மாணவர்கள் இதற்கான ஸ்லோகங்களைப் படித்துக்கொண்டிருக்கிறார்கள். ஆசிரியர்களும் அதற்கு மதிப்பெண்கள் கொடுக்கிறார்கள்.

பழைய காலத்திலிருந்தே அசுத்த இரத்தத்தை உறிஞ்சுவதற்காக அட்டைகள் பயன்படுத்தப்பட்டன. 19ம் நூற்றாண்டில் அட்டை விடுவது நின்றுவிட்டது.

அட்டையின் வாய் உறிஞ்சும் தன்மை உடையது. அதிலிருந்து சுரக்கின்ற திரவமானது மயக்க மருந்து *(Anaesthetic)* தன்மை உடையது. இதனால் அட்டை கடிப்பதே நமக்குத் தெரிவதில்லை. *Hirudin* என்று ஒரு என்சைமை இது சுரக்கிறது. இதனால் இரத்தம் உறைவதில்லை. அட்டையின் நீளம் 2 முதல் 5 செ.மீவரை காணப்படுகிறது. தோல் வழியாகவே இது சுவாசிக்கிறது. சுவாசத்திற்கு என்று தனி உறுப்பு இல்லை. அட்டைக்கு 2 முதல் 10 கண்கள் வரை உண்டு. *Reciprocal verilation*வகையில் இனப்பெருக்கம்

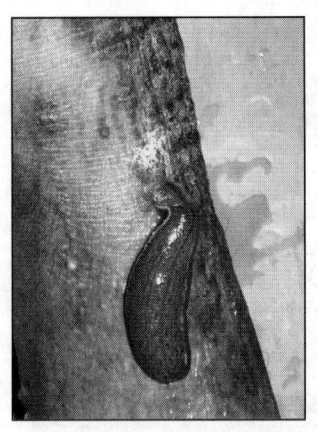
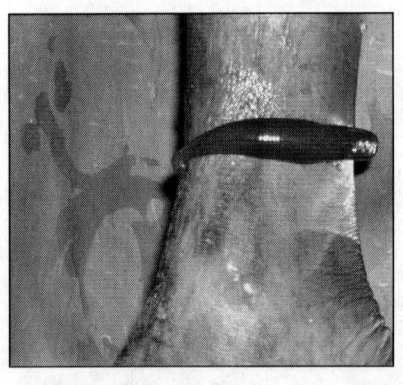

அட்டையினால் அசுத்த இரத்தத்தை உறிஞ்சும் முறை

நடைபெறுகிறது. ஒருவருக்குப் பயன்படுத்திய அட்டையை மற்றவருக்குப் பயன்படுத்தக் கூடாது. Hepatitis B, HIV போன்ற நோய்களைப் பற்றிய விழிப்புணர்வு தேவை. அட்டையின் வாயை நகத்தால் தள்ளிவிட்டால் அட்டை விழுந்துவிடும். சிலர் உப்பைப் போடுவார்கள். சிலர் எலுமிச்சைச் சாறை விடுவார்கள். இதனால் வயிற்றில் சேர்ந்துள்ள பொருட்களை அட்டை வாந்தி செய்யும். தொற்று நோய் வருவதற்கு வாய்ப்பு இருப்பதால் இதைச் செய்ய வேண்டாம்.

அட்டை கடித்த பிறகு அந்த இடத்தை சோப்பினால் நன்றாகக் கழுவலாம். சிறிது நேரத்தில் இரத்தம் வடிவது நிற்கும். ஐஸ்கட்டியை அதன் மேல் வைக்கலாம். அட்டை அளவில் ஒவ்வாமையை நாம் பார்த்ததில்லை.

க் கலாச்சாரத்திலும் இந்திய மரபுகளிலும் அட்டை பயன்   ப்பட்டிருக்கிறது. சமீப காலமாக நவீன மருத்துவம் வந்த   ு நின்றுவிட்டது. அசுத்த இரத்தத்தை அகற்றுவதற்கு Venous   ு நவீன மருத்துவத்திலும் ஒரு காலக்கட்டம் வரை பயன்ட   ார்கள். 1980இல் இது திருப்பி வந்து மீண்டும் இல்லா   பாயிற்று.

ஆயுர்வேதத்தின் அடிப்படைகள்

பெண் இயல்

பிரஸூதி

ஒரு பெண்ணானவள் கர்ப்பமடைந்து தாயாகிறாள். தாய்மை போற்றத்தக்கது. அந்த தாயைப் பேணிக்காக்கும் மருத்துவம் ஆயுர்வேதத்தில் பிரஸூதி தந்திரம் என்று அழைக்கப்படுகிறது. பெண்களுக்கு வரும் நோய்கள் ஸ்த்ரிரோகம் என்ற தலைப்பில் குறிப்பிடப்பட்டுள்ளது. எட்டு அங்கங்களில் ஒரு அங்கமாகப் பெண் மருத்துவம் குறிப்பிடப்படவில்லை என்றாலும் குழந்தை மருத்துவத்திலேயே இது அடக்கப்பட்டுள்ளது. குழந்தையைப் பேணுவதற்கு யார் காரணம்? தாயே காரணம். எனவே அந்த தாயைப் பேணிக் காப்பாற்றுவதன் மூலமே நல்ல குழந்தைகளைப் பெற இயலும் என்ற தத்துவத்தின் கீழ் இந்தப் பெண் மருத்துவம், குழந்தை மருத்துவத்துடன் கூறப்பட்டுள்ளது.

பெண்ணியல் உடற்கூறு

ஆசார்யர் பெண் உறுப்புகளைப் பற்றிக் குறிப்பிடும்பொழுது யோனியானது சங்கநாபி போல் காட்சியளிக்கிறது என்கிறார். இதில் மூன்று ஆவர்த்திகள் எனும் மடிப்புகள் உள்ளன என்று குறிப்பிடுகிறார். ஆண்களுக்கெல்லாம் உடலில் ஏழு ஆசயங்கள் (வெற்றிடங்கள்) உள்ளன என்றும் பெண்ணுக்கு கர்பாசயம் எனும் எட்டாவது ஆசயம் உள்ளது என்றும் குறிப்பிடுகிறார். பாரம்பரிய மருத்துவப் புத்தகங்களில் பெண் உடற்கூறு தொடர்புடைய கீழ்காணும் பதங்கள்

பயன்படுத்தப்பட்டுள்ளன. அவற்றின் தமிழாக்கம் என்ன என்று பார்ப்போம்.

- கர்ப்பாசயம் : கர்ப்பப் பை
- யோனி : கர்ப்பப் பை உட்பட உள்ள பெண்ணின் பிறப்புறுப்பு பகுதி
- சிரோணி : பெண்ணின் இடுப்பெலும்பு பகுதி
- பகம் : பெண் குறி
- ஆர்த்தவவஹ : பெல்லோபியன் டியூப்கள், ஸ்ரோதஸ் கர்ப்பப்பைக்கு இரத்தத்தை எடுத்துச்செல்லுகின்ற இரத்தக் குழாய்கள்
- பேசி : கர்ப்பப்பையைச் சூழ்ந்துள்ள தசைகள்
- ஸ்தனம் : மார்பகங்கள்
- கர்ப்பச் சித்ரம் : கர்ப்பமுகம் *(Cervix)*
- ருது சக்ரம் : மாதவிடாய்
- ருது காலம் : கர்ப்பம் தரிக்கும் காலம்
- ஜராயு : அபரம் *(Plasanta).*

பெண்களின் வாழ்க்கை நிலைகள் அல்லது பருவம்

- பேதை – 5 முதல் 12 வயது வரை
- பெதும்பை – 13 முதல் 15 வயது வரை
- மங்கை – 16 முதல் 24 வயது வரை
- மடந்தை – 25 முதல் 30 வயது வரை
- அரிவை – 31 முதல் 40 வயது வரை
- தரிவை – 41 முதல் 45 வயது வரை
- ரிளம்பெண் – 45க்கு மேல்

குழ ருவம்

ப் பருவத்தை பாலா, குமாரி, ரஜோமதி என்று மூன்ற ரித்திருக்கிறார்கள். கௌரி, ரோகிணி, கன்யா, பாலா ாம் ஒரே பொருளைத் தரும் சொற்கள்தாம். பெண் தை பிறந்து 10 வயதுவரை அவளை பாலா என்று அழைப் ள். இந்தக் காலத்தில் கபம் அதிகமாகவும், பித்தம் அனுபந் கவும் காணப்படும். 10 முதல் 12 வயதுவரை குமாரி என்று அ ழைப்பார்கள். ருது எய்தும் தன்மைக்கு முன்பு உள்ள நிலை என்று இதைக் கூறலாம். இங்கு கபம் சற்று குறைந்து, பித்தம் மேலோங்கிய நிலை காணப்படுகிறது.

ரஜோமதி

12 முதல் 16 வயதுவரை உள்ள வயதைக் குறிக்கும். இது மாதவிடாய் தொடங்கும் காலமாகும். இத்தருணத்தில் தாயாகும் தன்மையை ஒரு பெண் பெறுகிறாள். இந்த நடுவயதை ஆசார்யர்கள் ப்ரௌடா என்று பிரிக்கிறார்கள்.

16 முதல் 40 வயதுவரை யுவம், தருணி என்கிறார்கள். தாய்மை அடைகின்ற வயது இந்தக் காலகட்டத்தில்தான். இங்கு பித்தம் அதிகரித்து கபம் குறைந்த நிலை காணப்படுகிறது. 40 முதல் 50 வயதுவரை உள்ள நிலை ப்ரௌடம் என்று அழைக்கப்படுகிறது. ஆர்த்தவக்ஷய காலமாகிறது. மாதவிடாய் நிற்பதற்கு முன்பு உள்ள நிலை என்று இதைக் குறிப்பிடலாம். முதுமைக் காலத்தை விருத்தம் என்று அழைக்கிறார்கள். இது 50 வயதிற்கு மேற்பட்ட நிலையைக் குறிக்கிறது. இங்கு வாதத்தின் பிரகோபம் தொடங்குகிறது.

ஆர்த்தவம்

ஆர்த்தவம் என்ற சொல் பல பொருள்களில் ஆயுர்வேதத்தில் பயன்படுத்தப்படுகிறது. சினை முட்டை, மாதவிடாய், பீஜம் போன்றவையெல்லாம் ஆர்த்தவம் என்ற பெயரிலேயே குறிப்பிடப்பட்டுள்ளது. ஆர்த்தவம், சோணிதம், அஸ்ரு, ஸ்திரி பீஜம், லோகிதம், ருதிரம், புஷ்பம், பீஜம் என்ற வார்த்தைகள் பல இடங்களில் பயன்படுத்தப்பட்டுள்ளன.

சுத்த ஆர்த்தவ லக்ஷணம் (குறையற்ற ஆர்த்தவத்தின் அடையாளம்)

தூய்மையான ஆர்த்தவம் என்கின்ற மாதவிடாயானது முயலின் இரத்தத்தைப் போன்றும், கொம்பரக்கின் சாறைப் போன்றும், துணிகளில் கறை ஏற்படுத்தாமலும் இருக்கும் என்று பழைய காலத்து ஆச்சார்யர்கள் குறிப்பிடுகிறார்கள்.

ரஜஸ் எனும் மாதவிடாய் முயலின் இரத்தத்தைப் போன்றும், லாக்ஷா போன்றும் இருக்க வேண்டும். துணியை அசுத்தப்படுத்தக்கூடாது. கழுவினால் கறை போக வேண்டும். இதை ரஜஸினுடைய குணங்களாகக் கருதினார்கள்.

ஆர்த்தவத்தின் தன்மைகள்

ஆர்த்தவம் அக்னி குணம் உடையது. சுமார் நாலு அஞ்சலி (200 ml) பிரமாணமுடையது. பழையகாலத்தில் பூப்பெய்தும் வயது 12 முதல் 16 வரை என்றும் மாதவிடாய் நிற்கும் பருவம் 47 முதல் 51 வயது என்றும் குறிப்பிடப்பட்டுள்ளது.

மாதவிடாய்

3 முதல் 5 நாட்கள்வரை காணப்படும். 7 நாள்வரையும் இருக்கலாம். 10 முதல் 80 ml *வரை இரத்தம் வெளியேறும். இதில் மருத்துவ விழிப்புணர்வு, சுகாதார விழிப்புணர்வு தேவை. பல கலாச்சாரங்களில் இதைத் தீட்டாகவும், இந்த நாட்களில் இறை வழிபாடு செய்யக் கூடாது என்ற மூடநம்பிக்கையும் இன்றும் காணப்படுகிறது. சிலருக்கு மாதவிடாய்க்கு முன்பு தலைவலி, மனப் போராட்டம், வாந்தி, வயிற்று வலி, வயிறு உப்புசம் போன்ற நிலை, மனச் சோர்வு, காம இச்சையில் மாறுபாடு, மார்பகம் பெருத்து போதல், உடலில் நீர் தேங்கியது போன்ற நிலையெல்லாம் காணப்படும். இதை pre menstrual dysmorpic disorder என்று அழைப்பார்கள். பித்த கபத்தின் சேர்க்கையால் இது உருவாகிறது.*

மாதவிடாய்க் காலங்கள்

ஒரு மாதம் (சந்திர மாதம்) என்று எடுத்துக்கொண்டால் அதை 28 நாட்களாக பழையகாலத்தில் குறிப்பிட்டார்கள். இதை மூன்று பிரிவுகளாகப் பிரிக்கிறார்கள்.

இரஜ ஸ்ராவ காலம்

இரத்தப் போக்கு உள்ள நாட்கள். 3 முதல் 5 நாட்கள்.

ருது காலம்

கர்ப்பப் பையில் சில மாற்றங்கள் ஏற்படுத்தி சினை முட்டை பக்குவமடைந்து கர்ப்பம் தரிக்கும் காலம். 12 முதல் 16 நாட்கள்.

ருது . காலம்

ச ட்டை உருவாகவில்லை எனில் இரக்தப்போக்கிற்கு தயார லம். 16ஆவது முதல் 28ஆம் நாள்வரை.

மாதவி காலங்களில் அனுசரிக்க வேண்டிய விதிமுறை

மாத ாய்க் காலங்களில் உடலுறவு கொள்ளக் கூடாது. பகல் தூக் கூடாது. மனதை அமைதியாக வைத்துக்கொள்ள வேண்டும். நல்ல விஷயங்களை நினைக்க வேண்டும். பால், அரிசி போன்ற நல்ல உணவுகளை உண்ண வேண்டும். யவம் சேர்ந்த உணவுகளைச் சாப்பிட வேண்டும். காரம், புளிப்பு போன்ற பொருள்களை அதிகம் எடுக்கக் கூடாது. லகுவான

உணவுகளை இரவில் உட்கொள்ள வேண்டும். அப்யங்கம், பஞ் சகர்மா போன்ற சிகிச்சைகளைச் செய்யக் கூடாது.

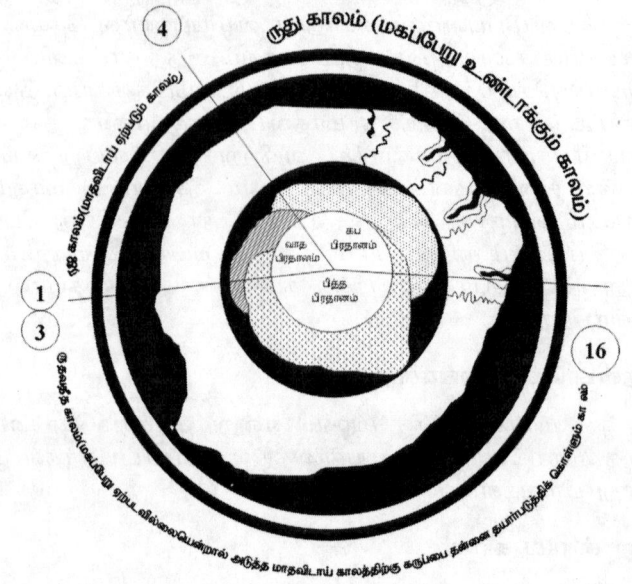

ருது காலம்

ருது நாட்கள், பன்னிரண்டு இரவுகளாகும். முதல் மூன்று இரவுகளும் பதினோராவது இரவும் விலக்கப்பட வேண்டியவை.

ஏகாதசி என்ற பதினோராவது நாளும், பதின்மூன்றாவது இரவும் தவிர்க்கத்தக்கது என்று கூறப்படுகிறது. இங்கு மாதவிடாய் தோன்றிய நாள் முதல் 12 நாட்கள் ருதுகாலம் என்றும், 16 நாட்கள் என்றும் (ஸ்நான தினத்திலிருந்து 12 நாட்கள்), மாதவிடாய் ஏற்படாமலேயே ருதுகாலம் உண்டு என்றும், பலவேறு அபிப்ராயம் உண்டு.

ருது காலமும் வாதபித்த கபங்களின் இயக்கமும்

ருதுகாலம் 12 நாட்கள். மாதவிடாய் தொடங்கி இரத்தப் போக்கு நின்ற பிறகு 12 நாட்களைக் கணக்கில் எடுத்துக்கொள்ள வேண்டும். சினை முட்டையானது உருவாகிக் கர்ப்பம் தரிப்பதற்கு ஏதுவாக இருப்பதால் இதை ருது காலம் என்று அழைக்கிறோம். 28 நாட்கள் கொண்ட மாதவிடாய் பருவகாலத்தில் வாதபித்த கபங்களின் இயக்கம் சீராக நடைபெற்றுக்கொண்டு வருகிறது. இரத்தப் போக்கு உள்ள காலத்தை இரஜசிராவ காலம் (மாதவிடாய் நாட்கள்) என்று குறிப்பிடுவார்கள். மூன்று முதல் ஐந்து வரை அல்லது ஏழு நாட்களுக்கு இருக்கும். இங்கு வாதத்தின் தன்மை பலம்பெற்றுக் காணப்படும். பின்பு 12 நாட்களுக்கு ருது காலம் (சினை முட்டை உருவாகி கர்ப்பம் தரிக்கும் காலம்) தொடங்கும். இந்தக் காலத்தில் கர்ப்பாசயமானது குழந்தைப்பேற்றுக்குத் தன்னைத் தயார்படுத்திக்

கொள்ளும். சினை முட்டை பக்குவமடைந்து வெளியே வரும். கர்ப்பம் தரிப்பதற்கு வாய்ப்பு உண்டு. சந்தர்பண சக்தியாகிய கபம் இங்கு வலுப் பெறும். அவ்வாறு சினைமுட்டை சுக்ரத்துடன் சேர்ந்து கர்ப்பம் தரிக்கவில்லையெனில் ருது அதீதகாலம் (கர்ப்பம் தரிக்காது போனால் அடுத்த மாதவிடாய்க்கு தயாராகும் நிலை) தொடங்கும். இது 9 முதல் 13 நாட்களுக்கு காணப்படும். உடலின் உஷ்ணம் அதிகரிக்கும். இங்கு பித்தத்தின் தன்மை அதிகரித்துக் காணப்படும்.

பழைய காலத்தில் பெண்களுக்கு 16 வயதிலும் ஆண்களுக்கு 20 அல்லது 25 வயதிலும் திருமணம் செய்தார்கள். கர்ப்பதானம் என்று சொல்லக்கூடிய மகப்பேறுக்கு நான்கு விஷயங்கள் முக்கியமாக உள்ளன.

ருது	–	சரியான நேரத்தில் ஏற்படுகின்ற ஆண் பெண் இனச்சேர்க்கை .
க்ஷேத்ரம்	–	ஆரோக்கியமான கர்ப்பப் பாத்திரம்.
பீஜம்	–	ஆரோக்கியம் மிகுந்த சினை முட்டை, சுக்ரம்.
அம்பு	–	ரச தாது போன்றவை.

மாதவிடாய் ஏற்பட்ட பிறகு இரட்டைப்படை நாட்களில் உடலுறவு கொண்டு கரு உருவானால் ஆண் குழந்தை பிறக்கும் என்றும், ஒற்றைப்படை நாட்களில் உடலுறவு கொண்டு கரு உருவானால் பெண்குழந்தை பிறக்கும் என்றும் ஆயுர்வேதப் புத்தகங்கள் கூறுகின்றன. விஞ்ஞான ரீதியாக இது நிரூபிக்கப்படவில்லை. இது ஒரு நம்பிக்கை அளவிலேயே இன்றும் உள்ளது.

விந்து ஜயம்

(மங்கையருடன் கூடுவதற்குரிய காலம்)

மாயாள் வசத்தே சென்றுஇவர் வேண்டில்
ஓயா இருபக்கத் துள்வளா் பக்கத்துள்
ஏயாஎண் நாள் இன்பமேல் பனி மூன்றிரண்டு
ஆயா அபரத்துள் ஆதிநாள் ஆறு ஆமே. (திருமந்திரம்)

மயக்கம் எனும் மாயையால் யோகியர், பெண்டிர்பால் மனம் வைத்தால், பூர்வம், அபரம் என்னும் இரண்டு காலங்களுக்குள், பூர்வ சமயத்தில் (வளர்பிறை) முதல் எட்டு நாட்கள் கூடுவதற்கு ஏற்ற நாட்கள் அல்ல. அடுத்து வரும் ஆறு நாளும் அபர பக்கத்தில் (தேய்பிறை) முதல் ஆறுநாளும் உடலுறவு கொள்ளலாம்.

கர்ப்பந்தரிக்க சூழ்நிலை உருவாக்குதல்

சுத்தமான சுக்லம், ருதுசோணிதம், ஆரோக்கியம் இவை அமையப் பெற்றவரும், பரஸ்பரம் அன்புடையவர்களுமான தம்பதிகள் இருவருக்கும் புருஷப் பிரஜை உண்டாக்கும் சக்தியுடைய (பல கிருதம், மகாகல்யாணம் முதலிய) பொருள்களால் நெய்ப்புண்டாக்கி சோதன – வமன, விரேசன சிகித்ஸையையும், பல தடவை வஸ்திப் பிரயோகங்களையும் செய்விக்க வேண்டும்.

இனிப்பான பொருள்களால் பக்குவம்செய்த பால், நெய் இவற்றால் புருஷனையும், எண்ணெய், உளுந்து, பித்தத்தை அதிகரிக்கும் பொருள்களால் ஸ்த்ரீயையும் பராமரிக்க வேண்டும்.

யோனி தோஷங்கள் யாவற்றுக்கும் வாயுவே முக்கிய காரணம். வாயுவைக் கண்டிக்கும் பொருள்களுள் தைலம் பரமௌஷதம் எனப் பெயர் பெற்றது. குளிர்மை இல்லாமல் வலுவூட்டும் தன்மையுள்ளது உளுந்து, பித்தத்தை அதிகரிக்கும் பொருள்கள் யாவும் ரத்தத்தையும் பெருக்கும் தன்மையுள்ளவை. ஆதலால் இவை ருதுசோணிதத்தையும் அதிகரிக்கச் செய்யும் தன்மையுள்ளவை என்பது கருத்து.

கர்ப்பாதான முறையும் அதன் நற்பயனும்

கணவனும் மனைவியும் எத்தகைய குழந்தையை விரும்புகின்றனரோ, அத்தகைய ரூபத்தையும் நடத்தையையும் கொண்ட நாடுதலையும் மனதில்கொள்ள வேண்டும். தாமும் அதேவிதமான நடத்தையையும் சூழ்நிலையையும் கொள்ள வேண்டும்.

[illegible]ளை விரும்பிச் செய்யும் சடங்கு முடிந்தபின் கணவன் நெய்[illegible]லும் கலந்த சாலியன்னம் உண்டு, ஜோதிஷரின் கட்ட[illegible]டி வலதுகாலைவைத்து முதலில் படுக்கையில் ஏற வே[illegible]

[illegible] நல்லெண்ணெய், உளுந்து ஆகியவை அதிகம் கலந்த[illegible]வை உண்டு, இடதுகாலை வைத்து கணவனுக்கு வலது[illegible]தில் படுக்கையில் ஏற வேண்டும்.

பி[illegible]னிய வார்த்தைகளால் ஒருவரை ஒருவர் மகிழ்வித்து மகிழ்ச்[illegible]ன் சேர வேண்டும். பெண், ஈடுபட்ட மனமுள்ளவளாக உறுப்பு[illegible]ளைச் சுய நிலையில் வைத்துக்கொண்டு மல்லாந்து படுக்க வேண்டும்.

அவ்வாறு இருப்பதால்தான் தோஷங்கள் தன்னிலையில் இருத்தல் காரணமாக பெண் பீஜத்தை ஏற்கிறாள்.

பின்னிரவில் மங்கையரைக் கூடவேண்டும்

செய்யும் அளவில் திருநான் முகூர்த்தமே
எய்யும் கலை காலம் இந்து பருதிகால்
நையும் இடத்து ஓடி நன்காமநூல் நெறி
செய்க வலம் இடம் தீர்ந்து விடுகவே. (திருமந்திரம்)

பொழுது விடிவதற்குமுன் உள்ள (இரவு 2 மணி) நான்கு முகூர்த்தமே விந்துவைப் பதிப்பதற்குரிய காலம் ஆகும். இது சந்திரக் கலை, சூரிய கலையில் அடங்கும் காலமாகும். இந்நேரத்தில் காமநூலில் சொல்லியபடி புணர வேண்டும். விந்துவைப் பதிப்பதாயின் வலமாகவும் இடமாகவும் இல்லாமல் சுழிமுனையில் (மனதை ஒரு நிலையில் நிறுத்தி யோனியின் நடுவில்) பொருந்தவிட வேண்டும்.

கர்ப்பம் உண்டாகுதல்

முன்வினை, க்லேசம் ஆகியவற்றால் தூண்டப்பட்ட ஜீவன் (பெற்றோரின்) சுக்லமும், ஆர்த்தவமும் சுத்தமாக இருக்கையில் (கடைதல் முதலிய) உத்தியின் வசத்தில் அரணிக் கட்டையில் அக்னி உண்டாவதுபோல கர்ப்பமாக அமைகிறது.

க்லேசம் என்பதால் அறியாமை, விருப்பு, வெறுப்பு, பற்று முதலியவை கூறப்படுகின்றன. வினையும் க்லேசமும் அற்றோர்க்குப் பிறவி கிடையாது.

கர்ப்பம்

சித்தத்துடன் தொடர்ந்து வருபவையும், நுண்ணியவையும், பீஜ உருவத்தில் உள்ளவையும், தாயின் ஆகார ரஸத்தால் வளம் பெற்றவையுமான பஞ்சமகா பூதங்களால் கர்ப்பம் படிப்படியாக வயிற்றில் விருத்தி அடைகிறது.

ஜீவன் பிரவேசிப்பதன் விளக்கம்

சூரிய கிரணங்கள் சூர்யகாந்தக் கல்லால் குறுக்கிடப்பட்டதன் காரணமாக எரிபொருள்களில் விழுவது காணப்படாதது போலவே, கர்ப்பாசயத்தில் ஜீவன் பிரவேசிப்பது காணப்படுவதில்லை.

உருவ அமைப்பின் காரணங்கள்

காரியத்தின் (குணங்களின்) தன்மை காரணப் பொருளை ஒத்திருக்கும். ஆகையால் ஜீவன், உருக்கிய உலோகம்போல, பல இனம், பல உருவங்கள் ஆகியவற்றை எடுத்துக்கொள்கிறது.

பல மகப்பேற்றின் காரணம்

வாயுவினால், சுக்ரம் (ஆர்த்தவம்) சோணிதம் ஆகியவை பிரிக்கப்பட்டால் அவற்றின் தன்மைக்கேற்ப பல குழந்தைகள் உண்டாகும் (அஷ்டாங்க ஹ்ருதயம், அத்தியாயம் 1, கர்ப்பாவ க்ராந்தி சாரிரம், ஸ்லோகம் 1.)

சிசு உற்பத்தி

சுக்ரம் எனும் விந்து அணு, ஆர்த்தவம் எனும் சினை முட்டை, உயிர் அல்லது ஜீவன் இவை கர்ப்பப் பாத்திரத்தில் ஒன்று சேருவதால் சிசு உற்பத்தி ஏற்படுகிறது. இதனுடன் பிரக்ருதி மற்றும் விகாரத்தின் சேர்க்கைகளும் நடைபெறுகின்றன.

ஆக்குகின்றான் முன் பிரிந்த இருபத்தஞ்சு
ஆக்குகின்றான் அவன் ஆதி எம் ஆருயிர்
ஆக்குகின்றான் காப்பகக்கோளகை யுளஇருந்து
ஆக்குகின் றான்அவன் ஆவது அறிந்தே. (திருமந்திரம்)

இறப்பின்போது பிரிந்த இருபத்தைந்து தத்துவங்களாகிய ஐம்பெரும் பூதங்கள், ஐந்து தன்மாத்திரைகள், ஐந்து ஞானேந்திரியங்கள், ஐந்து கர்மேந்திரியங்கள், நான்கு அந்தக் கரணங்கள், புருஷன் ஆகியவற்றை இறைவன் மீண்டும் தோற்றுவித்து உயிரைத் தத்துவங்களுடன் சேர்க்கின்றான். அப்பெருமான் அன்னையின் கருப்பையிலும் தோன்றி உதவி செய்கின்றான். அவன் உடல் வளர்ச்சிக்குத் தேவையானவற்றை எல்லாம் அறிந்து அவற்றை செய்தருள்கின்றான். (ஸு்ருத ஸம்ஹி[illegible] அத்தியாயம் 1, ஸர்வ பூத சிந்தா சாரிரம், ஸ்லோகம் 4.)

கருவின் உரு

[illegible]ு லிங்கம் விரிந்தது யோனி
[illegible]முதல் ஐந்தும் ஈரைந்தோடு ஏறிப்
[illegible]ந புனல் பூதம் போற்றும் கரணம்
[illegible]நுதல் உச்சி உள்ளம் ஒளித்ததே. (திருமந்திரம்)

ஆ[illegible] பண் சேர்க்கையில் யோனி விரிந்து ஆண்குறியினின் றும் சுக்[illegible]ம் விழுந்தது. புருஷன் என்ற தத்துவம், ஐந்து தன்மாத்[illegible]ரகள், ஐந்து ஞானேந்திரியங்கள், ஐந்து கர்மேந்திரியங் கள் ஆகியவை கூடி தன் மாத்திரையினின்று தோன்றிய நீர் முதலான ஐந்து பூதங்கள் போற்றுதலுக்குரிய நான்கு அந்தக்கரணங்களுடன் நீங்கிய நெற்றியின் உச்சியிலே ஒளிர்ந்தது.

கருவைப் போற்றிக் காத்தல்

அறிகின்ற மூலத்தின்மேல் அங்கி, அப்புச்
செறிகின்ற ஞானத்ததுச் செந்தாள் கொளுவிப்
பொறை நின்ற இன்னுயிர் போந்துற நாடிப்
பறிகின்ற பத்துஎனும் பாரம் செய்தானே. (திருமந்திரம்)

மூலதாரத்திற்கு மேல், தீயும் தண்ணீரும் நிறைந்துள்ள இடத்தில் முதுகுத் தண்டின் அடிப்பாகத்தைப் பொருத்தி, ஊழின் படி வந்த உயிர் தங்கும் இடத்தை ஆய்ந்து, கருவெளிப்படும் வரை செல்கின்ற காலம் ஆகிய பத்து மாதம்வரை அதை வளர்க்கிறார்.

கர்ப்பம் தரித்தப் பெண்ணை கர்ப்பிணி, சூலுற்றவள் என்று அழைக்கிறோம். பழைய புத்தகங்களில் கர்ப்பம் தரித்தவுடன் அதாவது தாய்மையடைந்தவுடன் ஒரு பெண் அனுபவிக்கின்ற உணர்வுகளை ஸத்யோகர்ப்ப லக்ஷணம் என்று குறிப்பிட்டார்கள். இரண்டு அல்லது மூன்று மாதம் கழிந்தபிறகு ஏற்படுகின்ற லக்ஷணங்களை வியக்தகர்ப்ப லக்ஷணங்கள் என்று குறிப்பிட்டார்கள். அசதி, நீர்வேட்கை, கால்களில் அசதி, யோனிப் பகுதியில் நடுக்க உணர்வு போன்றவற்றை ஸ்தேயோகர்ப்ப லக்ஷணங்களாக (கர்ப்பத்தை வெளிக்காட்டும் உடனடிக் குறியீடுகள்) குறிப்பிட்டார்கள். உதடு மற்றும் மார்பகம் கறுத்தல், உடலில் வெண்கோடுகள் விழுதல், வாந்தி எடுத்தல், மனத்திற்கு வெறுப்பு, அதிக எச்சில் ஊறுதல், அசதி, புளிப்பில் வெறுப்பு, உடலில் கனம் போன்றவை வியக்தகர்ப்ப லக்ஷணங்களாக குறிப்பிட்டுள்ளார்கள். பஞ்சமகா பூதங்கள் சிசுவுக்குப் பல கொடுத்துப் பேணிப் பாதுகாக்கின்றன.

சிசு உற்பத்தியில் பஞ்சபூதங்களின் பங்குகள்

ஆகாசத்தின் பங்கு

ஒலி, லகு குணம், நுண்ணிய தன்மை, உடலில் பிரிவுகள், நாளங்கள், துவாரங்கள் போன்றவை.

வாயுவின் பங்கு

தொடு உணர்வு, தோல், உடலின் அசைவுகள், இரத்த ஓட்டம், மூச்சுவிடுதல் போன்றவை.

அக்னியின் பங்கு

உருவம், நிறம், கண், உணவு செரித்தல், உடல் உஷ்ணம், சுரப்பிகள், தீக்ஷ்ண புத்தி போன்றவை.

நீரின் பங்கு

சுவை, நாக்கு, குளிர்ச்சி, உடலில் மென்மை, எண்ணெய்ப் பசை, நீரம்சம், இரத்தம், விந்து, சிறுநீர், கொழுப்பு முதலியவை.

பூமியின் பங்கு

மணம், மூக்கு, கனத்தன்மை, உடல் உறுப்பு, முடி, எலும்புகள் போன்றவை.

தாயாரிடமிருந்து பெறுபவை

தோல், இரத்தம், தசைகள், கொழுப்பு, இருதயம், கணையம், கல்லீரல், சிறுநீரகம் , மூத்திரப்பை, குடல், வயிறு, பெருங்குடல், மஜ்ஜை.

தந்தையிடமிருந்து பெறுபவை

முடி, தாடி, மீசை, பற்கள், எலும்பு, இரத்தக் குழாய்கள், தசைகள், விந்து, நகங்கள்.

ஆத்மாவிலிருந்து பெறுபவை

இந்த இடத்தில் பிறத்தல் என்கின்ற நிர்ணயம், சுய அறிவு, சுகம், உருவ அமைப்பு போன்றவை.

ஸத்வ குணத்தினால் பெறுபவை

உணர்வு, வைராக்யம், நினைவு, பெருமை, முயற்சி, ஆய்வு மு... வை.

ஸா... ணத்தினால் பெறுபவை

... பம் என்றால் பழகியவை என்று பொருள். உணவு, ஆயு... க்கை முறைகள், தாய், தகப்பன், பாட்டனார், பாட... டய வாழ்க்கை, இவற்றினால் குழந்தைக்கு ஏற்படும் தாக்... ாக்கிய நிலை, மன நிலை, திருப்தி, நோய் எதிர்ப்பு சக்தி ... றவை.

கர்ப்ப... குழந்தைக்கு போஷாக்கு

... தயின் தொப்புள் கொடியானது தாயின் ரஸவஹ நாடியுட... இணைக்கப்பட்டுள்ளது. தாயினுடைய சக்தியானது குழந்தைகளுக்குப் போய் சேருகிறது. இதை உபஸ்நேஹம் என்று கூறுவார்கள். ரஸ தாதுவினுடைய சக்தி குழந்தையைச் சென்று அடைகிறது. இதனால் குழந்தை போஷாக்கு அடைகிறது.

பேறு காலத்தில் பெண்ணுக்குச் செய்ய வேண்டிய செயல்கள்

முதல் ஐந்து மாதங்களுக்கும் இனிப்பு குளிர்ச்சி மற்றும் திரவத் தன்மையுடைய உணவுகளே சிறந்தது. ஆறாவது மாதத்தில் பொடி அரிசிக் கஞ்சி அல்லது சம்பா அரிசிக் கஞ்சியை இரவு நேரத்தில் கொடுக்கலாம். நெருஞ்சில் முள்ளினால் செய்யப்பட்ட நெய்யைக் காய்ச்சிக் கொடுப்பது சிறந்தது. ஏழாவது மாதம் முதல் விதாரியாதி கணத்தினால் காய்ச்சப்பட்ட நெய்யை அதாவது விதாரியாதி கிருதத்தை 15ml காலை உணவுக்கு முன் தினமும் கொடுத்து வரலாம். எட்டாவது மாதம் தான்வந்தர தைலம் கொண்டு அனுவாசன வஸ்தி செய்து வரலாம். இதனால் வாதானுலோமனம் ஏற்படும். அதிக கஷ்டங்கள் இல்லாமல் குழந்தை பிறக்கும்.

கர்ப்பிணிகளுக்கு வரும் நோய்கள்

கிக்கிஸம்

குழந்தை வயிற்றில் வளர்வதால் வயிற்றில் வரி போல் காணப்படுவதற்கு கிக்கிஸம் என்று பெயர்.

இதை *Straiae gravidorum* என்று சொல்வார்கள். *Stretch mark* என்று குறிப்பிடுவதும் உண்டு. தோலில் உள்ள *Dermis* என்ற பகுதி கிழிவதால் இது ஏற்படுகிறது. நாளடைவில் இது மங்கலாம் அல்லது மங்காமலும் போகலாம். தோலில் அழற்சி ஏற்பட்டு தோல் இழுத்து விரிவாக்கப்படுவதால் இது வருகிறது. கர்ப்பக் காலங்களிலும் எடை கூடியவர்களுக்கும் இது காணப்படும். சில ஹார்மோன்களின் ஏற்றத்தாழ்வினாலும் இது வரும். வயிற்றுப் பகுதிகளிலும் மார்பிலும் கையின் மேல் பகுதியிலும் தொடையிலும் பின்பகுதிகளிலும் காணப்படும்.

Gluco corticoid Harmone காரணமாக இந்த கிக்கிஸம் உருவாகிறது. இதற்கு மண்டூக பரணியை வெண்ணெயில் கலந்து தேய்க்கின்ற ஆராய்ச்சிகள் நடந்திருக்கின்றன. சந்தனாதி சூரணம் போன்றவற்றை ஸ்நிக்த த்ரவியங்களுடன் கலந்து தேய்ப்பது மரபாகும்.

கர்ப்ப சிராவம் (அ) கர்ப்பபாதம்

முதல் மூன்று மாதத்தில் கருச்சிதைவு ஏற்பட்டால் அதற்கு கர்ப்ப சிராவம் என்று பெயர்.

மூன்று முதல் ஆறு மாதத்திற்குள் கருச்சிதைவு ஏற்பட்டால் அதற்கு கர்ப்ப பாதம் (miscarriage) என்று பெயர். இதற்கு

மரபு அணுக்களைச் சேர்ந்த காரணங்களோ அல்லது உடல் நோய்களோ மனக் காரணங்களோ அல்லது கர்ம வினைகளோ காரணமாக இருக்கலாம் என்று ஆயுர்வேத நூல்கள் கூறுகின்றன. குழந்தைக்கு குரோமோசோம்கள் குறைபாடு, யோனி தோஷங்கள், ஊட்டச்சத்துக் குறைவு போன்றவையும் ஏற்படலாம். குழந்தை உருவாகி மீண்டும் மீண்டும் கர்ப்பச் சிதைவு ஏற்படுவதற்கு புத்ரக்கினி என்று பெயர். இது அல்லாமல் உபவிஷ்டகம், உபசுஷ்கம் போன்ற பல நோய்கள் உள்ளன. இவை கர்ப்பப் பாத்திரத்தின் உள்ளே குழந்தைகள் போஷாக்கு அடையாமல் வளர்ச்சி குன்றிய நிலையில் இருக்கும் தன்மையைக் குறிக்கும். இதை *Intra Uterine Growth Retardation* (IUGR) என்று குறிப்பிடுவார்கள.

இதை *spontaneous abortion* என்றும் சொல்வார்கள். இது கர்ப்பத்தின் இறுதிநிலையில் ஏற்படுகின்ற கர்ப்ப சிராவமாகும். இந்த நேரத்தில் குழந்தை நன்றாக வளர்ந்திருக்கும். 20 வாரங்களுக்கு முன்பு உள்ள நிலையாகும்.

37 வாரங்களுக்கு முன்பு உண்டாகின்ற பிரசவத்தை *premature birth* என்று குறிப்பிடுவார்கள்.

வயிற்றிலேயே 20 அல்லது 24 வாரங்களில் குழந்தை இறக்குமானால் அதை *still birth* என்று குறிப்பிடுவார்கள்.

மரபணு கோளாறுகள், கர்ப்பாசயத்தில் உள்ள நோய்கள், கர்ப்பாசய முகத்தில் உள்ள பிரச்சனைகள் போன்ற பல காரணங்கள் இதற்குக் காரணமாகின்றன. இரத்தக் கொதிப்பு நோய், தைராய்டு நோய், வைரஸ் கிருமியினால் பாதிக்கப்பட்டவர்கள் இந்த பாதிப்புக்கு உள்ளாகின்றனர்.

குழ[illegible] பெற்றவளைப் பேணும் முறை

[illegible]ரிசர்யம் என்னும் குழந்தை பெற்றவளை பாதுகாப்பது
பழை[illegible]ச்சாரத்தில் முக்கியமானதாகக் கருதப்பட்டது.
வைத[illegible]இந்த விஷயத்தில் பெரும் பங்கு வகித்துள்ளான்.
பெரி[illegible]கள் முதல் சாதாரணப் பெண்கள்வரை இந்தப்
பழக்க[illegible]ப்பட்டது. குழந்தை பெற்றவர்கள் அவர்களுடைய
இராசி[illegible] ஏற்ப நவரத்தினக் கற்களை அணிந்து வந்தார்கள்.
பலா [illegible] அல்லது தான்வந்தர தைலத்தை மூன்றாவது
வாரத்தி[illegible] பிறகு தேய்த்துக் குளித்து வந்தார்கள். விதாரியாதி
நெய்யை[illegible] கஞ்சியில் சேர்த்துச் சாப்பிடும் பழக்கம் இருந்தது. பலவித மூலிகைகளினால் காய்ச்சப்பட்ட தண்ணீரில் அவர்கள் குளித்தார்கள். மஞ்சள், வேப்பம்பட்டை, இரத்த சந்தனம் போன்றவற்றினால் குளிப்பதற்கான நீர் காய்ச்சப்பட்டது.

சௌபாக்கிய சுண்டி, ஜீரகாதி லேகியம் போன்றவற்றைத் தினமும் பயன்படுத்தி வந்தார்கள். தாய்ப்பாலை அதிகரிப்பதற்கு தண்ணீர்விட்டான் கிழங்கு, பால் முதப்பன் கிழங்கு, திராட்சை, அஸ்வகந்தா போன்றவை பயன்படுத்தப்பட்டன.

குழந்தையைப் பேணுதல்

குழந்தையின் வாயில் காணப்படும் உல்பத்தை *(Vernix succida)* மாற்றினார்கள். கர்ப்பக் கொடியை அறுப்பதற்கான சிகிச்சைகள் கூறப்பட்டுள்ளன. இந்துப்பும் நெய்யும் சேர்த்துக் கொடுத்து குழந்தைக்கு வாந்தி எடுக்கச் செய்யும் பழக்கம் காணப்பட்டது. சுவர்ண பஸ்பம் கொடுக்கின்ற முறை காணப்பட்டது. குழந்தை குளிப்பதற்குப் பலா தைலம் பயன்படுத்தப்பட்டது. வசம்பு, ஜடாமாஞ்சில் போன்றவற்றைச் சிறு துண்டுகளாக்கி தாயத்துக்களைப்போல் கட்டி வந்தார்கள். சரகரின் கூற்றுப்படி குழந்தை பெற்ற நாள்முதலே தாய்ப்பால் கொடுக்கப்பட்டது. மற்றவர்கள் மூன்றாவது நாள்முதல் கொடுக்க வேண்டுமென அறிவுரை கூறுகிறார்கள் (அஷ்டாங்க ஹ்ருதயம், உத்தர ஸ்தானம், அத்தியாயம் 1.)

ஆர்த்தவ யோனி ரோகங்களில் லக்ஷணங்களை வைத்து இது வாதஜமா, பித்தஜமா, கபஜமா என்று பிரிக்க வேண்டும். இரத்தமும் பித்தமும் சேர்ந்து வரும். ஆர்த்தவம் குறைவாக போகின்ற நிலைகளெல்லாம் வாதகபஜமாகவும், குல்ம ஸ்வரூபமாகவும் வரும். கர்ப்பாசயம் வஸ்தி குல்மத்தின் கீழ் வருகிறது என்பதை நினைவில் வைத்துக்கொள்ள வேண்டும். இதை ஆர்த்தவ அப்பிரவர்த்தி *(Oligomenorrhoea or Amenorrhoea)*என்று குறிப்பிடலாம். ஆர்த்தவம் அதிபிரவர்த்தி பித்தவாதஜமாக *(Dysfunction uterine bleeding)*, அதோகத ரத்த பித்தமாக கருத வேண்டும். சாமான்ய சிகிச்சையில் செய்வதுபோன்ற சிகிச்சைகளைத்தான் நாம் இங்கு செய்து வருகிறோம். இருந்தாலும் யோனி விசேஷமாக உள்ள மருந்துகளை அதிகம் பயன்படுத்தி வருகிறோம். வாத கபஜமாக உள்ள அனார்த்தவங்களில் வாத கப ஹரம், உஷ்ணம், ஸ்ரோதோசோதனம் போன்ற மருந்துகளைக் கொடுத்து வருகிறோம். இந்நிலையில் ஸப்தஸாரம் கஷாயம், ஹிங்குவச்சாதி குளிகா, லக்ஷ்மணாரிஷ்டம், சௌபாக்கிய சுண்டீ, பலாக்ஷ ஸாரம் போன்றவை பயன்படுத்தப்படுகின்றன.

அதிபிரவர்த்தியில் கிருதயோகங்கள், புஷ்யானுக சூரணம் போன்றவை பயன்படுத்தப்படுகின்றன.

வாத கபஜத்தில் ஸஹசராதி போன்ற யோனி விசேஷமான தைலங்களே பயன்படுத்தப்படுகின்றன. வாத பித்தானுபந்த

அவஸ்தையில் சதாவரி கிருதத்தைப் பயன்படுத்துகிறோம். பலசர்பீஸ் ஒரு ஹார்மோன் *regulator* ஆகக் கொடுக்கலாம். குழந்தைகளுக்கும் புஷ்டி அளிக்கும்.

நெக்ரோதாதி கஷாயம் போன்றவை அதிபிரவர்த்தியில் பயன்படுத்துகிறோம். அதிகம் வலியுள்ள இடத்தில் மஹா ராஸ்னாதி பயன்படுத்தப்படுகிறது. உதாவர்த்த யோனியில் *(Dysmenorrhoea)* வலியுள்ள இடத்தில் ஜீரகத்தின் முக்கிய பங்கு உள்ளது. பலவிதமான வஸ்திகளை இங்கு செய்துவரலாம். நிருக வஸ்திக்கு யோனி ரோகத்தில் முக்கியமான ஒரு பலன் உண்டு. சதாவரியாதி அனுவாஸனம் பாவபிரகாசத்தில் யோனி ரோகங்களுக்காகக் குறிப்பிடப்பட்டுள்ளது. சதாகுவாதி அனுவாஸனம் வாத கபத்திற்கும், சதாவரி அனுவாஸனம் பித்தத்திற்கும் நாம் செய்து வருகிறோம்.

ஆயுர்வேதத்தில் பெண்கள் க்ஷேத்ரம் எனும் பூமியாகக் கருதப்படு றார்கள். பீஜ பூதமாகக் கருதப்படுகிறார்கள். பெண்ணை ச் சக்தியாகவும், ஆணை த்ரவியமாகவும் கருதுவதுண்டு. பெண்களை வாமவர்த்தம் (இடம்) என்றும், ஆண்களை தக்ஷிணாவர்த்தம் (பிங்களம்) என்றும் குறிப்பிடுவது உண்டு. பெண் வித்தினை ஆக்னேயமாகவும், ஆண் வித்தினை சௌமியமாகவும் நாம் கருதுகிறோம். பெண்ணில் இயங்குகின்ற சக்தி *centryfuel* ஆக உள்ளது. ஆணில் சுக்ரத்தில் உள்ள சக்தி *centrypetal* ஆக உள்ளது. அற்புதமான பதம் ஒன்று ஸுசுருதத்தில் உள்ளது.

பரஸ்பர உபகாராது, பரஸ்பர அனுக்ரகாராது, பரஸ்பர அனுப்ரவேசகாராது என்று சொல்கிறார். ஒருவருக்கொருவர் உள்ள ணதல், ஒருவரை ஒருவர் ஏற்றுக் கொள்ளுதல், ஒருவரு ருவர் தன்னில் லயித்தல் போன்றவற்றால் ஸம்யோ ற்பட்டு சிருஷ்டி உருவாகிறது.

ஸ்த்ரீ ரோகம்
[பெண்களுக்கான தனிமருத்துவம்]

ஸ்திரி என்னும் வார்த்தை அற்புதமான பொருளை உடையது. மகப்பேற்றைக் குறிக்கும் ஒரு சொல்லாகும். அதைப்போல் யோனி என்ற வார்த்தையும் இணைப்பையும் பிரிவையும் விவரிக்கும் ஒரு சொல்லாகும். குழந்தை கர்ப்பப்பையில் வளர்வது இணைப்பைக் குறிக்கிறது. தொப்புள் கொடி அறுக்கும்போது அது பிரிவைக் குறிக்கிறது. பால சிகிச்சை என்ற பிரிவின் கீழே பெண் மருத்துவம் ஆயுர்வேதத்தில் கூறப்பட்டுள்ளது. இதில் மூன்று நோய்கள் முக்கியமானதாக விவரிக்கப்பட்டுள்ளது.

யோனி வியாபத்

பெண்உறுப்பில் வரும் நோய்களுக்கு யோனி வியாபத் என்று பெயர்.

அச்ருக்தரம்

மாதவிடாய்க் காலங்களில் ஏற்படும் இரத்தப் போக்கு நோய்கள்.

அனபத்யதா (குழந்தைப்பேறின்மை)

இவை மட்டும் அல்லாமல் ஸ்தன ரோகங்கள் ஆயுர்வேதத்தில் குறிப்பிடப்பட்டுள்ளன. யோனி வியாபத்துகளும் கூறப்பட்டுள்ளன.

- வாத தோஷத்தினால் வரும் யோனி நோய்கள் உதா வர்த்தம், வந்தியம், விப்லுதம், பரிப்லுதம், வாதலம்

- பித்தத்தினால் வரும் யோனி நோய்கள் வாமினி, ஸ்ரம்ஸினி, புத்ரக்னி, வாமனம், பித்தலம், ருதிரக்ஷரம்
- கபத்தொடர்பினால் வரும் யோனி நோய்கள் அத்யானந்தம், கர்ணினி, அசரணம், ச்லேஷ்மலம்
- ஸன்னிபாதத் தொடர்பினால் வரும் யோனி நோய்கள் ஷண்டி, பலினி, மகதி, பசி வக்த்ரம், ஸர்வஜம்

1. வாதஜ யோனி வியாபத்

மாதவிடாய் காலங்களில் வயிற்றுப் பகுதியில் மற்றும் இடுப்புப் பகுதியில் ஏற்படும் வலியைக் குறிக்கும். இரத்தப்போக்கு குறைவாக இருக்கும். பெண்ணின் இன உறுப்பு வறண்டு காணப்படும். எறும்புகள் ஊருவது போன்று தோன்றும். இதை வாத யோனி என்று குறிப்பிடுவார்கள். இதை நவீன மருத்துவத்தின் *Dysfunctional Uterine Bleeding* உடன் ஒப்பிடலாம்.

2. பித்தஜ யோனி வியாபத்

பிறப்புறுப்புகளில் எரிச்சல், காந்தல், பழுப்பு தன்மையடைதல், ஜுரம் ஏற்படுதல் போன்றவை இந்நோயில் காணப்படும். இதை *inflammation of the reproductive organs due to infections* என்று குறிப்பிடலாம். பித்தம் அதிகரித்த நிலையில் இரத்தப் போக்கு அதிகம் காணப்படும். வாதம் அதிகரித்த நிலையில் ஒழுங்கின்மை காணப்படும். கபம் அதிகரித்த நிலையில் பழுப்புடனோ, கெட்ட வாடையுடனோ உதிரப்போக்கு அல்லது வெள்ளைப் போக்கு காணப்படும்.

3. ஸ்லேஷ்மஜ யோனி வியாபத்

இ[illegible] அரிப்பு *(Itching)* காணப்படும். வெள்ளைப் போக்கு காண[illegible] இது குளிர்ந்த தன்மை உடையதாக இருக்கும். அரிப்பு கடுமை[illegible]ாக இருக்கும். *Trichomonas Vaginalis* போன்றவற்றால் இது ஏ[illegible]ம். இங்கு வலி பொதுவாக குறைவாகவே இருக்கும். அரிப்[illegible]கப் போக்கும் அதிகமாக இருக்கும்.

4. லோ[illegible]க்ஷரம்

இ[illegible] சொட்டுச் சொட்டாக வெளியேறுதல். இது *Cervical Polyps* போ[illegible]ற நோய்களில் வரலாம். இதற்கு அரஜஸ்கா என்ற வார்த்தையைப் பயன்படுத்துகிறார். இதை *ovulatory or non ovulatory cycle* என்று குறிப்பிடலாம்.

5. லோஹிதக்ஷயம்

குறைவான இரத்தப்போக்கு. *Amenorrhoea* அல்லது *Oligomenorrhoea* என்று குறிப்பிடலாம். *T.B, Anemia* போன்ற நோய்களிலும் இது காணப்படலாம்.

Oligomenorrhoea

ஆர்த்தவம் குறைந்த அளவில் வெளிப்படும் ஒரு நோயாகும். 35 நாட்களுக்குமேல் இது ஏற்படும். ஹார்மோன்களின் ஏற்றத்தாழ் வினால் இது வருகிறது. *Thyrotoxicosis* போன்ற நோய்களில் இது காணப்படும். வாத கபத்தின் நிலைகளாகவும், அக்னி குறையும்பொழுதும் ஆயுர்வேதத்தில் இது வருவதாகக் குறிப்பிடப் பட்டுள்ளது. மன அழுத்தத்தினாலும் இது வரலாம்.

அதீத காம இச்சை காணப்படும் பெண்களுக்கு அசரணம் *(Nymphomania)* என்று பெயர். இது மனோ மய கோஷத்தைச் சார்ந்தது. இதில் மன சம்பந்தமான விஷயங்களைக் கண்டுபிடித்துச் சிகிச்சை செய்ய வேண்டும். இவர்களுக்கு எப்பொழுதும் காம இச்சையும் காமத்தைப் பற்றிய எண்ணங்களும் காணப்படும்.

6. அசரணம் *(Constitutional nymphomania)*

காமத்தில் தாமதம் ஏற்பட்டு உச்சக் கட்டத்தை அடைய இயலாத நிலைக்கு அசரணம் என்று பெயர்.

அசரணம் *(Anorgasmia)* இயற்கையாகவே 10 சதவீதம் பெண்களிடம் காணப்படும். மனக் காரணங்கள் கொண்டோ, சுற்றுச் சூழல் கொண்டோ இது ஏற்படலாம். இது வெளிநாடுகளில் அதிகமாகப் பேசப்படுகின்ற விஷயமாகும். உச்சக்கட்ட நிலை என்பது மனம் சார்ந்த, உள்ளம் சார்ந்த ஒரு நிலையாகும். இது ச்ரோணியில் உள்ள தசைகளின் அழுத்தத்தாலும் ஏற்படுகிறது. இது வயதிற்கும், விருப்பு வெறுப்புகளுக்கும் நோயாளி சாப்பிடுகின்ற மருந்துகளை ஒத்தும் மாறுபடும். வாழ்க்கைமுறை மாற்றத்தால் இதைக் குணப்படுத்த இயலும். சிலருக்கு எந்தக் காலக்கட்டத்திலும் இது கிடைக்காது.

பலவிதமான நோய்கள், உதாரணமாக சர்க்கரை நோய்கள், மல்டிபிள் ஸ்கிளீரோஸிஸ் போன்ற நோய்கள், கருப்பைக் கட்டிகள், கருப்பையை அப்புறப்படுத்துதல் *(Hysterectomy)*போன்ற நோய்களில் இது காணப்படும். மன அழுத்தத்தைக் குறைக்கின்ற *Anti depressions* எடுக்கின்றவர்களுக்கும் இது காணக்கிடைக்கும்.

மத்யபானம் அருந்துகின்றவர்களுக்கும், வயதாகின்ற நிலையிலும் இது காணப்படும். இதல்லாமல் மனப்பரபரப்பு, பயம், சமுதாய சூழ்நிலைகள், குற்ற உணர்வு போன்றவற்றாலும் இது ஏற்படலாம்.

7. பரிப்ளுதம்

காமத்தில் ஈடுபடும்பொழுது ஏற்படும் வலிக்கு பரிப்ளுதம் என்று பெயர். இதை *Dysperunia* அல்லது *Vaginismus* என்று குறிப்பிடு வார்கள். பெண் உறுப்பில் ஏற்படும் தசை இறுக்கத்தினால் இது ஏற்படுகிறது.

இது மருத்துவ காரணங்களாலோ, மனோ காரணங்களாலோ ஏற்படும். யோனியில் வருகின்ற புண்கள், கட்டிகள், வறட்சி நிலை, மனப்பயம் போன்றவை இதற்குக் காரணங்களாகின்றன.

இது ஆரம்ப நிலையில் எல்லாப் பெண்களுக்கும் காணப் படும். ஒரு சில ஆண்களுக்கும் இது காணப்படலாம். அதிகமான வலி இருக்கும். இதற்கு மனம் சார்ந்த காரணங்களே அதிகமாக உள்ளன. *Vaginismus* என்ற நோய்களில் இது வரலாம். நீண்ட கால மாக வலி இருக்கும்பொழுது அதற்கு முறையான பரிசோதனைகள் தேவை.

கிருமி நோய்கள், *candidiasis*, யோனிப் பகுதியில் ஏற்படும் புண்கள், மூத்திர அழற்சி, *endometriosis* நோய், கட்டிகள், யோனிப்பகுதி வறண்டு விடுவது போன்ற நோய்களிலெல்லாம் இது காணக்கிடைக்கிறது. இதற்கு முறையான பரிசோதனையும் வழிகாட்டுதலும் தேவை. இது அல்லாமல் *episiotomy* செய்த நிலையிலும், *sjogren's syndrome* என்ற நிலையிலும், யோனிப்பகுதி வறண்டு காணப்படுகின்ற வாத நோயி[illegible] இது காணப்படும்.

8. உ[illegible]த யோனி *(Dysmenorrhoea)*

[illegible]ாதவிடாய் நுரையுடனும் குறைவாகவும் வலியுடனும் காண[illegible] மாதவிடாய் போனபிறகு வலி குறையும். அதை *spastic* [illegible]*rhoea* என்று குறிப்பிடுவார்கள்.

ம[illegible]ாய்க் காலங்களில் காணப்படும் கர்ப்பாசய வலிக்கு[illegible]வர்த்தம் அல்லது *dysmenorrhoea* என்று பெயர். பல பெ[illegible]ளுக்கு இது காணப்படும். இதில் சிலருக்கு வாந்தி எடுக்கி[illegible] உணர்வும் ஏற்படலாம்.

9. கர்ண[illegible]

கர்ணினீ என்றால் வளையம் என்று பொருள். கபத்தினாலும் இரத்தத்தினாலும் இது ஏற்படுகிறது. இதனால் பெண் உறுப்பில் தடை ஏற்படுகிறது. பெண் உறுப்பு வாய் சுருங்குகிறது.

யோனி முகமாகிய *Cervix*இல் ஏற்படுகின்ற விரல்களைப் போன்ற, காது குண்டலங்களைப் போன்ற கட்டிக்கு *cervical polyps* என்று பெயர். இது ஹார்மோன்களின் ஏற்றத்தாழ்வினாலும், *oestrogen* அதிகமாகச் சுரப்பதினால் ஏற்படுகின்ற விளைவுகளினாலும், யோனிப்பகுதியில் ஏற்படுகின்ற அழற்சியினாலும், யோனிப் பகுதிக்குச் செல்கின்ற இரத்தங்களின் இறுக்கங்களினாலும் ஏற்படும். இந்நிலையில் அதிகமான இரத்தப்போக்கு, இல்வாழ்க்கையில் வலி போன்றவை காணப்படும். இதற்கு முறையான பெண் மருத்துவரின் பரிசோதனையும், *cervical biopsy* பரிசோதனைகளும் தேவை. நடைமுறையில் *electro cortary* என்ற சிகிச்சை மூலம் இதனை அப்புறப்படுத்தி வருகிறார்கள். இது சாதாரண வகையைச் சார்ந்ததா, புற்றுநோய் வகையைச் சார்ந்ததா என்பதைப் பிரித்தறிதல் இன்றியமையாததாகும்.

10. புத்ரக்னி ஜாதக்னீ *(repeated abortions)*

மீண்டும் மீண்டும் கர்ப்பச் சிதைவு ஏற்படுவதை புத்ரக்னி என்கிறோம். வேறு சில ஹார்மோன்களின் பிரச்சினைகளினால் இது வரலாம்.

11. அந்தர்முகி *(Retroversion or Retroflexion of uterus)*

கர்ப்பப் பாத்திரத்தின் வாயானது மாறுபட்ட நிலையில் காணப்படும் நோயாகும்.

பின்புறமாகத் திரும்பிய கர்ப்பப் பாத்திரம் இது. இந்த நிலையில் தண்டுவடத்தை நோக்கி கர்ப்பப் பாத்திரம் காணப்படும். 20% பெண்களுக்கு இது உள்ளது. மரபணு சார்ந்த காரணங்களினால் இது வருகிறது. இது பிராக்ருதமாகவும் *(Congenital)* வரலாம்.

தாய்மை பேற்றினால் இந்த நிலை ஏற்படலாம். மாதவிடாய் நின்ற பிறகு இது ஏற்படலாம். *Endometriosis* போன்ற நோய்களிலும் இது ஏற்படலாம். இந்நிலையில் மாதவிடாய்க் காலங்களிலும் தாம்பத்தியத்திலும் வலி உண்டாகும். மேலும் முதுகுவலியும், அடிக்கடி *urinary infection*, கர்ப்பம் அடைவதில் சிக்கல் போன்றவையும் காணப்படும். *Ultra sound* மூலம் இந்நோய் உள்ளதைக் கண்டுபிடிக்கலாம். இந்நிலை உள்ளவரில் பலருக்கும் இயற்கையாக *pregnancy* நடந்துள்ளது.

12. ஸூசிமுகி

ஊசியைப் போன்ற வாயையுடைய பெண்ணுறுப்பு என்று பொருள். *Pinhole OS* என்று குறிப்பிடுவார்கள். இது பிறவியிலேயே காணப்படும். தாய்மை அடைவதற்கு

பிரச்சனைகள் ஏற்படும் என்றாலும், அமெரிக்க நாட்டின் பிரசித்தி பெற்ற மருத்துவமனையாகிய மேயோ கிளினிக்கில் நடந்த ஒரு ஆராய்ச்சியில் Pinhole OSனால் கர்ப்பம் உண்டாவதற்கு தடையில்லை என்று அறியப்பட்டுள்ளது

13. சுஷ்கம்

பெண் ஹார்மோன்கள் உடலில் சரியாக உற்பத்தி ஆகாததால் மார்பகம் போன்றவை வளர்ச்சியடையாமல் சுருங்கிக் காணப்படுதல். இது Oestrogen deficiency இல் காணப்படும்.

14. ஷண்டி

இங்கு மாதவிடாய் வராது. மார்பகங்கள் வளம் பெற்று இருக்காது. காமத்தில் இச்சை காணாது. இதை Congenital absence of gonadotropic harmone என்று குறிப்பிடலாம்.

15. மகாயோனி

கர்ப்பப் பாத்திரம் கீழே இறங்குதல். 3rd degree uterine prolapse என்று குறிப்பிடலாம்.

16. வந்தியா

குழந்தைப் பேறின்மை (anvulvutory menstrual cycle with secondary amenorrhoea) சினை முட்டை உருவாகாத நிலை.

17. அத்தியானந்தா (Nymphomania)

எப்பொழுதும் காமத்தில் அதீதமான இச்சையுடைய நிலை.

தற்காப்பு மருத்துவம்

தினச்சரியை
(அன்றாட வாழ்க்கை முறை)

- அதிகாலை விழித்தெழ வேண்டும்.
- காலை மற்றும் இரவில் கட்டாயம் பல் துலக்குதல் வேண்டும்.
- வருடத்திற்கு ஒருமுறை பற்களைப் பரிசோதித்துக் கொள்ளவும்.
- வாரம் ஒருமுறை அப்யங்கம் என்கின்ற எண்ணெய்க் குளியல் செய்துகொள்ள வேண்டும்.
- காய்ச்சல், வயிற்றுப்போக்கு, வயிற்றுவலி, இருமல், சளி இருக்கும்போது மாதவிடாய் காலங்களிலும் எண்ணெய்க் குளியல் செய்யக் கூடாது.
- வாரத்திற்கு 5 நாட்களாவது 30 முதல் 45 நிமிடங்கள் உடற்பயிற்சி செய்யவோ அல்லது நடக்கவோ வேண்டும்.
- 40 வயதிற்கு மேற்பட்டவர்கள் அல்லது இதுவரை உடற்பயிற்சி செய்யாதவர்கள் மருத்துவரின் ஆலோசனை பெற்று உடற்பயிற்சி செய்யத் துவங்க வேண்டும்.
- உணவை நன்றாக மென்று உண்ண வேண்டும்; விழுங்கக்கூடாது.
- அரை வயிறு அல்லது முக்கால் வயிறு சாப்பிட்ட வுடன் நிறுத்திக்கொள்ள வேண்டும்.
- உணவு உண்ட பின்னரே நீர் அருந்த வேண்டும்.
- உணவு உண்பதை ஒரு ருசியான செயலாகக் கருதாமல் ஒரு இறைவழிபாடாகக் கருத வேண்டும்.

டாக்டர் எல். மகாதேவன்

- உணவில் நார்ச்சத்து மிகுந்த காய்கறிகள் அதிகம் பயன்படுத்த வேண்டும்.
- மாமிச உணவைத் தவிர்த்து சைவ உணவைச் சாப்பிடுவது நல்லது.
- இனிப்பு, கொழுப்பு, எண்ணெய்ப் பலகாரங்கள், உப்பு போன்றவற்றை எவ்வளவு குறைக்கிறோமோ அவ்வளவு நல்லது.
- சாப்பிட்டவுடன் தேகப்பயிற்சி செய்வது கூடாது.
- மலம், மூத்திரம், அபானவாயு, கொட்டாவி, பசி, தும்மல், உறக்கம் போன்ற இயற்கையான வேகங்களை அடக்கக் கூடாது.
- தினமும் இறைப் பிரார்த்தனை செய்ய வேண்டும்.
- மன உளைச்சல் போன்றவற்றைக் குறைப்பதற்கு பூஜைகள், தியானம், பிரார்த்தனை போன்றவற்றை அவரவர் மதத்திற்கு ஏற்றவாறு செய்வது நல்லது.
- ஒரு நாளை இறைவழிபாட்டுடன் ஆரம்பித்து இறைவழிபாட்டுடன் முடிக்க வேண்டும்.
- புகைபிடித்தல், மதுபானம் அருந்துதல், கஞ்சா போன்ற வற்றை அறவே நிறுத்த வேண்டும்.
- இறைசக்தி வாய்ந்த ஆன்மீகத் தன்மையுடைய முழுமை யான நிலையே நமது நிலை என்பதை உணர்ந்துகொள்ள வேண்டும்.
- வாழ்க்கைக்கு ஒரு உறுதியான அஸ்திவாரம் தரும் இறையுணர்வுடன் இயற்கையான சீரிய வாழ்க்கைப் பழக்கவழக்கத்தை ஏற்படுத்திக்கொள்ள வேண்டும்.
- எந்த மருத்துவமுறையில் மருந்துகள் சாப்பிட்டாலும் மருத்துவர் ஆலோசனையின்றி மருந்து சாப்பிடுவதை நிறுத்தக்கூடாது (குறிப்பாக இரத்த அழுத்தம், காக்காய் வலிப்பு, சர்க்கரை வியாதி, காச நோய் போன்றவற்றிற்கு).
- எப்பொழுதாவது ஒவ்வாமை ஏற்படின் மருந்துகளை நிறுத்திவிட்டு மருத்துவரைத் தொடர்புகொள்ளவும்.
- இரவு பத்து மணிக்கு மேல் டி.வி பார்ப்பதோ அல்லது விழித்திருப்பதோ கூடாது.

நீரின்றி அமையாது உலகு. ஆயுர்வேதத்தில் நீர்த் தன்மை வாய்ந்த பொருட்களையும், கனத் தன்மை வாய்ந்த பல திரவ்யங்களையும் திரவ திரவ்ய விஞ்ஞானம் என்ற பெயரில் கூறியுள்ளார்கள். நீரில் மழைநீர் என்று சொல்லக்கூடிய

கங்காம்பு, உத்தமமானதாகக் கூறப்பட்டுள்ளது. இதற்கு உயிரை நிலைநிறுத்துகின்ற தன்மை இருப்பதாகக் குறிப்பிடப்பட்டுள்ளது. இது எப்பொழுதும் கிடைப்பதில்லை. பழைய காலத்தில் சம்பா அரிசியை வடித்து ஒரு பாத்திரத்தில் இட்டு மழைநீரை சேர்த்து வைப்பார்கள். இவ்வாறு செய்கின்றபொழுது அந்த வடித்த சாதத்தின் நிறம் மாறக் கூடாது. இது பழைய காலத்தில் சுத்தமான நீரைக் கண்டுபிடிப்பதற்கு அவர்கள் செய்த ஒரு பரிசோதனை ஆகும். எந்த மண்ணில் நீர் விழுகிறதோ அந்த மண்ணைப் பொறுத்து நீரின் நிறம் மற்றும் குணம் மாறும். விருதுநகர் போன்ற இடங்களில் நீர் காரத்தன்மை உடையதாக இருக்கும். குமரி மாவட்டத்தில் நீர் மென்மை உடையதாக இருக்கும். கூபம் எனும் கிணற்றுநீர், சரஸம் எனும் ஏரி நீர், தடாக நீர் போன்ற ஒவ்வொன்றிற்கும் தனித்தனிக் குணங்கள் காணக் கிடைக்கின்றன. ஒவ்வொரு தேசத்தினுடைய நீரும் குறிப்பிடப்படுகிறது. எந்தெந்த தேசத்தில் எந்தெந்த நீரினால் நோய் வரும் என்பது பற்றிய தகவல்களும் காணக் கிடைக்கிறது. கௌடம் என்கிற வங்காளம், ஒரிசா போன்ற ராஜ்யத்தின் நீர் வகைகள் போன்றவை குறிப்பிடப்பட்டுள்ளன. அபரந்தா (கோவா) மற்றும் மகேந்திரகிரி என்ற மலைப் பகுதிகள் பலவற்றின் நீர் குறிப்பிடப்பட்டுள்ளது. நமது பகுதியாகிய மகேந்திரகிரி அருகே உள்ள நீர் மூலத்தையும், வயிற்று நோய்களையும் யானைக்கால் நோயையும் உண்டாக்கும் என்ற குறிப்பு காணக் கிடைக்கிறது. நீரைச் சுத்தி செய்வதற்காக பல மருந்துகளைப் பழைய காலத்தில் பயன்படுத்தினார்கள். நீரைக் காய்ச்சுவது, இரும்பைப் பழுக்கக் காய்ச்சி நீரில் முக்குவது, முத்துக்களைப் போட்டு வைப்பது, தேற்றான்கொட்டையைப் போட்டு வைப்பது போன்றவற்றையெல்லாம் செய்தார்கள்.

வாத கப நோய்களுக்கு உஷ்ண நீரும், பித்த வாத நோய்களுக்கு சீத நீரும் சிறந்தது.

- உணவுக்கு முன் தண்ணீர் அருந்தினால் அது அக்னியை மந்தப்படுத்தும். தேகத்தின் வலுவைக் குறைக்கச் செய்யும்.
- சாப்பிட்ட பின் நீர் அருந்தினால் உடல் பருமனாகும். கபம் அதிகரிக்கும்.
- நடுவில் நீர் அருந்தினால் சமநிலை காணப்படும். நான்கில் ஒன்றாகக் குறுக்குவது, மூன்றில் ஒன்றாக குறுக்குவது போன்றவை உஷ்ண நீர் செய்கின்ற விதிகளாகும்.

சந்திரகாந்த கற்களையெல்லாம் பழைய காலத்தில் வசதி யுள்ளவர்கள் தண்ணீரில் போட்டு வைத்திருந்ததாக வரலாறுகள் தெரிவிக்கின்றன.

பால்

பால் பொதுவாக வாத பித்த சமனமாகக் கருதப்படுகிறது. வேத காலத்தில் கிடைத்த பாலுக்கும் இப்பொழுது கிடைக்கின்ற பாலுக்கும் மிகுந்த வித்தியாசம் உள்ளது. இன்றைய பசுக்களுடைய பாலை வேத காலப் பாலின் குணத்தோடு ஒப்பிடுவது தவறாகும். புல்லைப் போட்டு நாமே வீட்டில் பசுவை வளர்த்தால் அந்தப் பாலின் மருத்துவக் குணங்களைச் சொல்லலாம். பாக்கெட் பாலை வாங்கியே பலரும் க்ஷீரபலா செய்கிறார்கள். இதில் குண வேறுபாடுகள் நிறைய இருக்கின்றன. க்ஷய நோய்கள், ஆசனவாய் வழியாக இரத்தம் போகின்ற நோய்களுக்கெல்லாம் பால் சிறந்தது. ஒட்டகப் பால் இராஜஸ்தானில் கிடைக்கிறது. அது உதர நோய்க்கு சிறந்ததாகக் கூறுகிறார்கள். யானைப்பால் எல்லாம் இனிஉள்ள காலத்தில் சிகிச்சைக்கு ஸாத்தியப்படுமா என்பது தெரியவில்லை. பாலைக் காய்ச்சியே பருக வேண்டும். அதற்கு அபிஷ்யந்தி குணம் உண்டு. தாரோக்ஷணம் என்று சொல்லக்கூடிய உடனடியாக கறந்த பால் அமிர்தத்திற்கு சமமானது. ஒரு மண்பானையை எடுத்து அதில் பனங்கற்கண்டை உடைத்துப் போட்டு அதில் பாலைக் கறந்து உடனே குடிக்கச் செய்வது ரஸாயனம் ஆகும்.

தயிர்

ததி என்று சொல்லக்கூடிய தயிர் ஏதோ முழு கெடுதல் செய்வதுபோல ஒரு கருத்து ஆயுர்வேத மருத்துவ உலகில் காணக் கிடைக்கிறது. கவனத்துடன் பயன்படுத்தினால் எந்தத் தவறும் இல்லை. கப பித்த வர்த்தனத்திற்கு ததி மிகவும் சிறந்தது. இரவு நேரங்களில் தயிர் சாப்பிடக் கூடாது. குறைந்த அளவு சாப்பி____ல் தொந்தரவு வருவதை நான் பார்த்ததில்லை.

Cl___ostatits என்ற மூத்திரநாள அழற்சி நோயில் தயிர் ____ கொடுத்து குணமடைந்தவர்களை நான் பார்த்திரு____ன். Irritable bowel syndrome என்று சொல்லக்கூடிய கிரஹணிக்____யிர் நல்லது. தயிர் சாப்பிடும்பொழுது பச்சைப் பயிறு, தேன்____, கற்கண்டு, நெல்லிக்காய் இவற்றைச் சேர்த்து சாப்பிட வே____. வெயில் காலங்களில் தயிர் பயன்படுத்தலாம். எருமைத் தய____ பொதுவாகப் பயன்படுத்துவதில்லை.

பழைய ____த்தில் வெல்லமே பயன்படுத்தி வந்தார்கள். இப்பொழுது ____ள்ளைச் சீனி பயன்படுத்துகிறார்கள். வெல்லம் சிறிது மதுர ரஸமானது. சிறிது மலமிளக்கும் தன்மை உடையது.

தைலங்களில் எள் எண்ணெய் சிறந்தது. பழைய காலத்தில் அளவுடன் மத்யம் (wine etc.) பயன்படுத்தி இருக்கிறார்கள்.

அரிசியில் அறுபதாம் குறுவை அரிசி சிறந்தது. யவம் வறட்சியானது. கோதுமை வாத பித்த சமனமானது. பிரம்ஹணமானது. ஸ்தைர்ய கரம் (தசைகளை இறுக்கும் தன்மை) எனும் குணமுடையது. சிம்பி தானியங்களில் சிறுபயறை நாம் அதிகம் பயன்படுத்துகிறோம். மாஷம் (உளுந்து) உஷ்ண ஸ்நிக்தமானது. வாஜீகரணம் எனும் குணமுடையது. ஆஹாரங்களில் பேயம், விலேபி என்று சொல்லக்கூடிய அக்னி தீபனம் அனுலோபனம் செய்யக்கூடிய கஞ்சிகளைப் பற்றிய குறிப்புகளும் காணப்படுகின்றன. சிறுபயறு கஞ்சி பஞ்சகர்மா சிகிச்சையில் முக்கிய பங்கு வகிக்கிறது.

- சிறுநீரகக் கற்களுக்கு கொள்ளுக் கஞ்சி சிறந்தது.
- சுக்ர வர்த்தனத்திற்கு உளுந்துக் கஞ்சி சிறந்தது.
- மோர்க் கஞ்சி இருதயத்திற்குச் சிறந்தது.

மேலும் பலவிதமான மாம்ஸங்களைப் பற்றிய குறிப்புகள் காணக் கிடைக்கின்றன. பொதுவாக வெள்ளாட்டு மாம்ஸத்தைத் தவிர மற்ற எந்த மாம்ஸங்களையும் நாம் பரிந்துரைப்பது இல்லை. அதுவும் ஸாத்தியம் உள்ளவர்களுக்கும், அக்னி பலம் உள்ளவர்களுக்கும் மட்டுமே நாம் சிபாரிசு செய்கிறோம்.

- பழங்களில் திராட்சை சிறந்தது.
- மாதுளம்பழம் இருதயத்திற்குச் சிறந்தது.

உணவில் பல வித்தியாசமான குறிப்புகளை ஆச்சார்யர்கள் குறிப்பிட்டுள்ளார்கள். மத்யம் ***(Wine)*** அளவுடன் பயன்படுத்தப் பட்டால் நோய்களைக் குறைக்கிறது. அளவுக்கு அதிகமாகப் பயன்படுத்தினால் மனிதரையே அழிக்கிறது. சிறிய அளவில் உணவைச் சாப்பிட்டால் வாதத்தை அதிகரிக்கிறது. அதிக அளவில் சாப்பிட்டால் மூன்று தோஷமும் பிரகோபம் அடைகிறது.

> தேனும் நெய்யும் சம அளவில் விஷம் என்று சொல்லப்படுகின்றது. நடைமுறையில் நான் ஆராய்ச்சி செய்தபோது விஷத்தன்மையை உணர முடியவில்லை. இன்னும் ஆராய்ச்சி தேவை என்றே நினைக்கிறேன்.

- எள் தோல் நோயை அதிகரிக்கிறது. எள்ளும் சேராங்கொட்டையும் சேர்த்துக் கொடுக்கும்பொழுது தோல் நோய் குறைகிறது.
- வெல்லத்தைப் பாகம்செய்து சாப்பிட்டால் அக்னி மந்தமாகிறது.
- வெல்லத்தைக் காய்ச்சி கடுக்காய்ப் பொடி சேர்த்துக் கொடுத்தால் அக்னி விருத்தியாகிறது.

- இஞ்சியை விட சுக்கு லகுவாக ஜீரணமாகிறது.
- நெய்க்கும் வெண்ணெய்க்கும் ஒரே குணம் இருந்தாலும் முகவாதத்திற்கு வெண்ணெயையே கொடுக்கிறோம்.
- பச்சை முள்ளங்கி கெடுதலானது. சமைத்த முள்ளங்கி கெடுதல் செய்வதில்லை. முள்ளங்கியில் பிஞ்சு முள்ளங்கியே சாப்பிட வேண்டும்.
- மணத்தக்காளியைப் பச்சையாகவே சாப்பிட வேண்டும்.

இவையெல்லாம் ஆழ்ந்து அறிந்தாலே சிகிச்சையில் இவற்றை நடைமுறைப்படுத்த முடியும்.

பழைய காலத்தில் ராஜா சாப்பிடுவதற்கு முன்பு அந்த அன்னத்தைப் பரிசோதனை செய்து பார்ப்பார்கள். ராஜாவுக்கு யாராவது விஷம்வைத்து விடுவார்களோ என்ற எண்ணம் இருந்தது. இவ்வாறு பலவிதமான பரிட்சைகளையும் விஷக் குறியீடுகளையும் அவர்கள் அறிந்திருந்தார்கள்.

ஒத்த குணமில்லாத மருந்துகள் எல்லாம் ஒன்றுடன் ஒன்று சேரும்பொழுது விஷத் தன்மையை ஏற்படுத்தும். உடம்புக்கு ஒத்துக் கொள்ளாமல் போகும். இதற்கெல்லாம் விருத்தம் என்று பெயர். இது உடம்பில் இருந்து வெளியாகாது. தோஷங்களையும் இளக்கி விட்டுவிடும். நாளடைவில் விஷத் தன்மையை ஏற்படுத்தி விடும். பாலுடன் புளிப்பைச் சேர்த்துக் கொடுக்கக் கூடாது. விருத்தத்திற்குக் கூறிய பல உணவுகளும் இன்று நடைமுறையில் இல்லை. நடைமுறையில் உள்ள உணவுகளுக்கு விருத்த குணத்தின் ஆராய்ச்சிகள் செய்யப்படவில்லை. வெயிலில் அலைந்துவிட்டு தண்ணீரி மூழ்கிக் குளிக்கக் கூடாது. இதுவும் ஒருவகை விருத்தம். விருத்தத் அக்னி தீபனம், ஆமபாசனம், விஷஹரம் போன்ற சிகிச்சை ச் செய்வது உண்டு.

தூக்கம்

சரக தை எழுதிய ஆதி மருத்துவராகிய சரகர் உறக்கத்தை த்ரி என்று வர்ணிக்கிறார். பூதாத்ரி என்றால் இந்த உலகத்தை ாலாட்டும் தாய் என்று அர்த்தம். அதனால்தான் தேவிபாகவ தில்,

யாதே ஸர்வபூதேஷு நித்ராரூபேண ஸம்ஸ்திதா
நமஸ்தஸ்மை நமஸ்தஸ்மை நமஸ்தஸ்மை நமோ நமஹ

என்று தேவர்கள் தேவியைத் துதிப்பதாகக் கூறப்பட்டுள்ளது. எல்லா உயிரினங்களிலும் உறக்கவடிவமாக எந்த தேவியானவள் இருக்கிறாளோ அந்த தேவிக்கு உடலாலும் மனதாலும்

ஆத்மாவாலும் மீண்டும் மீண்டும் நமஸ்காரம் என்று பொருள். உறக்கம் அப்பேர்ப்பட்ட மகிமை வாய்ந்தது.

ஆயுர்வேத சாஸ்திரத்தில் எப்படி வாதபித்தகபம் வாழ்க்கையின் அழித்தல், காத்தல், ஆக்கல் என்ற முச்செயல்களுக்குக் காரணமாக உள்ளதோ அதேபோல வாழ்க்கையின் மூன்று தூண்களாக ஆகாரம் என்கின்ற உணவு, ஸ்வப்பனம் என்கின்ற உறக்கம், தாம்பத்யம் என்கின்ற இல்வாழ்க்கை மூன்றும் விளங்குகிறது. நெறிமுறைப்படுத்தப்பட்ட இந்த மூன்று காரணங்களினால் உடலானது ஆரோக்கியத்தையும் நிறத்தையும் வளர்ச்சியையும் மேன்மையையும் அடைகிறது.

அன்றாடம் வேலைகளைச் செய்து உடம்பு சோர்வடையும் பொழுதும், உடம்பிலுள்ள நாளங்களில் கபம் அதிகரிக்கும் பொழுதும், புலன்கள் தங்கள் செயல்களைச் செய்வதில் சோர்வுறும்பொழுதும் உறக்கம் வருகிறது என்கிறார் வாக்படர். அவ்வாறு புலன்கள் செயல்படாமல் இருந்தாலும், மனது சிந்த்யம் என்று சொல்லக்கூடிய சிந்தனையைச் செய்வதால் பலவித கனவுகள் வருவதாகவும் கூறுகிறார். கண்டது, கேட்டது, அனுபவித்தது, அனுபவிக்க விரும்புவது, கற்பனை செய்வது இவற்றால் கனவுகள் உருவாகின்றன. இரவு நேரத்தில் தமோ குணம் அதிகரித்துக் காணப்படுவதால் பொதுவாக தூக்கம் வருகிறது. தமஸ் என்ற சொல்லுக்கு இருட்டு என்று பொருள் உண்டு.

மனித வாழ்க்கையிலே சுகம், துக்கம், புஷ்டி, மெலிதல், ஆரோக்யம், நோய், ஆண்மை, ஆண்மையின்மை, அறிவு, அறிவின்மை, வாயு இவையெல்லாமே உறக்கம் சம்பந்தப்பட்டது. காலம் தவறி தூங்கினாலோ அல்லது உறங்காமல் இருந்தாலோ மேற்கூறியவை அனைத்தும் மாறுபடும் என்றும், இது வாழ்க்கையை காலராத்ரிபோல் அழித்துவிடும் என்றும் கூறுகிறார்.

அதே நேரத்தில் எவ்வளவு நேரம் உறங்கவேண்டும், எப்படி உறங்கவேண்டும் என்பதை ஒருவன் நன்றாக உணர்ந்து அதன்படி உறங்கினான் எனில் அது உடலுக்கும் புலன்களுக்கும் ஓய்வை அளிப்பதோடு, உடம்பை புஷ்டிப்படுத்தி, சிந்தனை வளர்ச்சி பெறுவதற்கும் உதவுகிறது.

பிறந்த குழந்தை 16 மணிநேரம் தூங்குகிறது. 6 வயதுப் பையன் 9 மணிநேரம் தூங்குகிறான். 12 வயதுப் பையன் 8 மணிநேரம் தூங்குகிறான். வாலிப வயதினருக்கு ஏழரை மணிநேரம் போதும்.

- அன்றாட வாழ்வில் ஒரு மனிதனுக்கு காலை 6 முதல் 10வரை கபத்தின் ஆதிக்கம் இருக்கும் (காலையும் மாலையும் இப்படியே).

டாக்டர் எல். மகாதேவன்

- காலை 10 முதல் 2வரை பித்தத்தின் ஆதிக்கம் இருக்கும் (காலையும் மாலையும் இப்படித்தான்).
- காலை 2 முதல் 6வரை வாயுவின் ஆதிக்கம் இருக்கும். (காலையும் மாலையும் இப்படியே).

இரவு பத்து மணிக்குமுன் தூங்கவேண்டும். இதனால் கபம் உத்கிலேசம் ஆகி தூக்கம் வந்துவிடும். கபத்தில் குருத்வம் (Heaviness) என்கிற குணமிருப்பதால் அது தூக்கத்தை உண்டாக்கிவிடும். 9 மணிக்குப் படுத்துவிட்டால் நன்றாகத் தூங்கிவிடலாம். பத்து மணிக்கு மேல் பித்தகாலம் வந்துவிடும். எச்சரிக்கையாகி விடுவோம். அந்த நேரத்தில் தூங்குவதற்குமுன் என்னென்ன வேலைகள் செய்து முடிக்கவேண்டும் என்ற எண்ணம் வந்துவிடும். நேரம் போகப்போக பித்த காலம் முடிந்து வாத காலம் ஆரம்பிக்கும்போது பசி வந்துவிடும். ஏதாவது நொறுக்குத்தீனியைச் சாப்பிடுவோம். தூங்கவும் முடியாது. அஜீரணம் வந்துவிடும். காலையில் பசிக்காது, வாய் கசக்கும், பித்தம் மேல் ஏறும். ஆயுர்வேதம் ஒவ்வொரு பிரக்ருதியும் தங்களுக்குத் தகுந்தவாறு தூங்க வேண்டும் என்று சொல்கிறது. உடல் மனத்தன்மைக்கு பிரக்ருதி என்று பெயர்.

- பொதுவாக வாதத்தன்மையுடையவன் 6 முதல் 7 மணிநேரம் தூங்குவான்.
- பித்தத்தன்மையுடையவன் 7 முதல் 8 மணிநேரம் தூங்குவான்.
- கபத்தன்மையுடையவன் 8 மணி நேரத்திற்கு மேலும் தூங்குவான்.
- வயதாக வயதாக தூங்கும் நேரம் குறைகிறது. ஏனெனில் [illegible]த்தன்மை அதிகரிக்கிறது.

ட[illegible] சாரிகள், இல்வாழ்க்கையில் பூரண நிறைவை அடை[illegible]ள், மன நிறைவு கொண்டவர்கள், ஆனந்தமாக இருப்ப[illegible] பொதுவாக சரியாகத் தூங்கி சரியாக எழுவார்கள் என வ[illegible] கூறுகிறார்.

தின[illegible]ய என்று சொல்லக்கூடிய அன்றாடவாழ்வில் காலைய[illegible]ழுதலும், சரியான நேரத்திற்குத் தூங்குவதும் இன்றிய[illegible]ததாகிறது. எந்த நேரத்தில் எழுந்திருக்கிறோம் என்பது [illegible]ும் முக்கியமாகும். இரவு பொதுவாக 9 அல்லது 10 மணிக்[illegible] படுத்துவிடுவது நல்லது.

காலை வேளையில் அலாரமில்லாமல் ஒரு குறிப்பிட்ட நேரத்தில் எழுந்து நாம் பூரண சக்தியுடன் காணப்பட வேண்டும்.

காற்றைப்போல், உணவைப்போல் உறக்கமும் இன்றியமையாதது. உறக்கத்தின் அளவு, தரம் இரண்டும் முக்கியமானது. 7 முதல் 8 மணி நேரம்வரை கிடைக்கும் தடையில்லாத ஆழ்ந்த உறக்கம் மனிதனுக்கு ஆரோக்கியத்தை அளிக்கிறது. காலைவேளையில் கடிகாரத்தை அமுக்கி நாம் எழுந்து கொண்டோமேயானால் தேவையான உறக்கம் நமக்குக் கிடைக்கவில்லை என்று அர்த்தம். கடிகாரம் இல்லாமல் இயற்கையாக நாம் எழ வேண்டும்; அது பழக்கத்தில் வரவேண்டும்.

இரவு நேரத்தில் உறங்காமல் இருந்தால் உடல் வறட்சியை ஏற்படுத்தி வாதத் தன்மை ஏற்படும். பகல் நேரத்தில் அதிகமாக உறங்கினால் அது கபத்தைக் கூட்டி கப சம்பந்தமான நோய்களை ஏற்படுத்தும்.

- அநித்ரா என்று சொன்னால் தூக்கமின்மையையோ, குறைந்த தூக்கத்தையோ, பூரண ஓய்வை அளிக்காத தூக்கத்தையோ குறிக்கும். அதிநித்ரா என்று சொன்னால் அதிகமான தூக்கத்தையோ அல்லது எப்பொழுதும் உறங்கிக் கொண்டிருக்கின்ற நிலையையோ குறிக்கும். இதில் அநித்ரா என்பது வாதத்தினாலும் பித்தத்தினாலும், அதிநித்ரா என்பது கபத்தினாலும் ஏற்படுகிறது.

சுஷுப்தி என்ற உறக்கமே ஆயுர்வேதத்தில் கூறப்பட்டுள்ளது. ஏழுவிதமான உறக்கங்களைப் பற்றிச் சொல்லப்பட்டுள்ளது.

1. காலம் என்று சொல்லுகின்ற இரவின் தன்மையால் வருவது
2. தமம் என்கின்ற அறியாமை இருள் சேர்வதால் வருவது
3. கபத்தின் சீற்றத்தால் வருவது
4. உடல் களைப்பினால் வருவது
5. மனக் களைப்பினால் வருவது
6. சுற்றுப்புற மற்றும் வெளிக்காரண சம்பந்தத்தால் வருவது (சுகமான படுக்கை, நல்ல காற்றோட்டம்)
7. நோயின் களைப்பினால் வருவது

பகல் தூக்கம்

பொதுவாக மனிதனுக்கு பகலில் உறங்க நேரம் கிடைக்காது. அலுவலகத்தில் போய் உறங்குகிறேன் என்று விளையாட்டாகச் சொல்வதுண்டு. வெயில் காலத்தில் வறட்சி அதிகமாக இருப்பதாலும், பகல் நீண்டு காணப்படுவதாலும், இரவு

சுருங்கியிருப்பதாலும் வாதத்தன்மையை மாற்றுவதற்காக பகல் தூக்கம் தேவை. இது வாதத்தைக் குறைக்கும், கபத்தைக் கூட்டும். எனவே கோடையில் இது தேவையாகிறது. மற்ற காலங்களில் பகல் உறக்கம் கூடாது.

அதே நேரத்தில், பேச்சாளர்கள், அதிகமாகப் பிரயாணம் செய்பவர்கள், மதுபானம் அருந்துபவர்கள், அதிக தாம்பத்ய வாழ்வு வைத்துக் கொண்டவர்கள், பளு தூக்குபவர்கள், பயத்தினால் பாதிக்கப்படுபவர்கள், வயிற்றுப் போக்கினால் பாதிக்கப்பட்டவர்கள், குழந்தைகள், முதியவர்கள், க்ஷய நோயினால் பாதிக்கப்பட்டவர்கள், உடம்பில் புண் உள்ளவர்கள், மனநோய் உள்ளவர்கள் பகலில் உறங்கலாம்.

தினசரி பகலில் உறங்கும் பழக்கம் உள்ளவர்களும் பகலில் சற்று உறங்கலாம். திடீரென்று இந்தப் பழக்கத்தை ஏற்படுத்திக் கொண்டால் அது கபத்தை அதிகரித்து உடம்பு பெருப்பதற்கு ஏதுவாக அமைகிறது. கபப் பிரக்ருதி உள்ளவர்களும், உடல் பருமன் உள்ளவர்களும் உறக்கத்தைத் தவிர்க்க வேண்டும். அதிகமாகக் கபம் உள்ளவர்கள், கபத்தை அதிகரிக்கின்ற எண்ணெய்ப்பசை உள்ள ஆகாரங்களை உண்பவர்கள் பகலில் அதிகம் உறங்கக் கூடாது. தொண்டை நோய் உள்ளவர்களும், விஷ நோய் உள்ளவர்களும் பகலில் உறங்குவதைத் தவிர்க்க வேண்டும். எண்ணெய் தேய்த்துக் குளித்த அன்றும் பகலில் உறங்கக் கூடாது.

இரவு நேரத்தில் அதிகமாக விழிக்க வேண்டி வந்தால் அடுத்த நாள் சற்று உறங்கிக்கொள்ளலாம். அதிக உணவு உட்கொள்ளாமல் பகலில் [illegible]றங்குவது நல்லது.

அதிக [illegible]ங்கம் *(Hypersomnia)*

அ[illegible]க உறங்கினால் அஜீரணம், பீனஸம் என்கின்ற ஜலதோ[illegible] உடல் கனத்துப்போதல், சோம்பேறித்தனம், கொழு[illegible] ஏற்படும் நோய்கள், பசியின்மை, தலைவலி, இருமல், [illegible]டை வலி போன்றவை வரும். அதிகமாக தூங்கினால் ச[illegible]ர நோய், சிந்திக்கும் ஆற்றல் குறைதல், இருதய நோய்கள் [illegible]ாம்பேறித்தனம் போன்றவை ஏற்படும். உடல் எடை அ[illegible]க்கும்.

இது [illegible]ு ஒரு நோயினுடைய வெளிப்பாடாகக் காணப் படலாம். [illegible] நாட்கள் அதிகமாகத் தூங்குவது ஆரோக்கியமான மனிதர்களுக்கும் காணப்படும். இது உடல் அசதியாலோ, மன அசதியாலோ காணப்படலாம். சில மனநோய்களிலும் இது காணப்படும்.

தீவிரமான மனப் பரபரப்பு, மனச்சோர்வு *(Depression)*, மயக்கத்தை ஏற்படுத்தும் சில மருந்துகள், மாத்திரைகள் *(Hypnotic drugs)*பயன்படுத்துதல், சில மூளை நோய்கள் இவற்றினால் கூட இந்நோய் வரலாம்.

இவ்வாறு அதிகம் தூங்குபவர்களுக்கு எவ்வாறான சிகிச்சை மேற்கொள்ள வேண்டும்?

அதிகமாகத் தூங்குகிறவர்கள் நல்ல உடற்பயிற்சிகளை மேற்கொள்ள வேண்டும். சத்வ குணத்தை அதிகரிக்கின்ற நல்ல செயல்களைச் செய்ய வேண்டும், புத்தகங்களைப் படிக்க வேண்டும். பேதிக்கு மருந்து சாப்பிடுதல், துளசி, தும்பை போன்றவற்றால் மூக்கிற்கு நஸ்யம் செய்தல், சாம்பிராணி புகையை முகர்ந்து கொள்ளுதல், சுதர்ஸனாரிஷ்டம் போன்ற அரிஷ்டாஸவங்கள் தூக்கத்தைக் குறைப்பதற்குப் பயன்படுகின்றன.

தூக்கமின்மை *(Insomnia)*

தூக்கம் வராது தவித்தல், அதிகநேரம் தூங்க முடியாது இருத்தல், தூங்கினாலும் பூரண தூக்கம் இல்லாமல் சிந்தனையோடு தூங்குதல், தூங்கி எழுந்தால் பூரணத் தூக்கம் கிடைக்கவில்லை என்ற உணர்வு போன்றவை இதில் அடங்கும். மனக் காரணங்களால், உடற்காரணங்களால் அல்லது சில மருந்துகளினால் கூட இது ஏற்படலாம். மனத்துயரம் இதற்கு முக்கிய காரணம் ஆகும். மனப்பதற்றம், சோகம், பயம் போன்றவற்றிலும், பரிட்சைக்கு முந்திய காலங்களிலும், வயதான காலத்திலும் தூக்கம் வராது.

உறக்கமின்மை என்பது படுத்த பின்பும் உறக்கம் வராமை, உறங்கும்போது விழித்து விழித்து உறங்கும் தன்மை, கனவுடன் கூடிய உறக்கம் என்று மூன்று விதமாக காணப்படுகிறது. ஒருவருக்கு ஒருநாள் தூக்கமில்லாமல் இருக்கிறது எனில் சிலருக்கு இரண்டு நாட்கள் தூக்கமில்லை, சிலருக்கு சில வாரங்கள் தூக்கமில்லை, சிலருக்கு சில மாதங்கள் தூக்கமில்லை.

அதிக மனச்சோர்வு உள்ளவர்கள் மிக அதிகாலையில் எழுந்திருப்பார்கள் அல்லது காலையில் எழுந்திருக்க முடியாமல் தவிப்பார்கள். ஆகாயவிமானத்தில் அதிக நேரம் பயணம் செய்து வந்தவர்களுக்கும் *Jetlag* தூக்கம் மாறுபடும். இரவு வேலை பார்ப்பவர்களுக்கு தூக்கப் பிரச்சனை வரலாம். ஆல்கஹால் சாப்பிடுபவர்களுக்கும் *Alzhemiers* வியாதிகளிலும் இந்த பிரச்சனை வரலாம்.

உடலில் வாதம், பித்தம் ஆகியவற்றின் செயல்பாடுகள் அதிகரிப்பதால் தூக்கமின்மை வருகிறது. வாதம் அதிகரிக்கும் பொழுது சிந்தை வளருகிறது. சிந்தை வளரும்பொழுது கவலை அதிகரிக்கிறது. இதனால் பரபரப்பும் மன அழுத்தமும் ஏற்படுகிறது.

தூக்கமின்மை ஒரு முக்கிய பிரச்சனையே. சரியான நேரத்தில் சரியான அளவு உறங்கவில்லையெனில் உடம்பு முழுவதும் வலி ஏற்படும். தலைவலி, கொட்டாவி, சோம்பல், அசதி மற்றும் தலைச்சுற்று ஏற்படும் குறித்த நேரத்தில் பசி ஏற்படாது. இதனால் வாதம் அதிகரித்து வாதத்தினால் ஏற்படுகின்ற நோய்கள் வரும்.

இதில் முதல் இரண்டு வகையான தூக்கமின்மையானது சுற்றப்புற சூழல் வேறுபாடு இருந்தாலோ, அதிகமான சூடு இருந்தாலோ, வேலையில் பிரச்சனையிருந்தாலோ, மருந்துகளின் பின்விளைவினாலே ஏற்படலாம்.

தைராய்டு நோய் மற்றும் மூட்டுவாதத்தின் வலி காரணமாகக் கூட தூக்கமின்மை ஏற்படுகிறது.

தூக்கமின்மைக்குப் பயன்தரும் மருந்துகள்

உணவு

- பாலில் கற்கண்டு சேர்த்துக் குடிப்பது
- கரும்புச்சாறு சாப்பிடுவது
- ஆட்டு மாமிச சூப்புகளைக் குடிப்பது
- சர்க்கரை உணவுகளையும் மாவுப் பொருட்களையும் சேர்த்து உண்பது
- உளுந்தினால் செய்த ஆகாரங்கள், தயிர் மற்றும் தயிர் ர்ந்த உணவுப் பொருட்கள் சாப்பிடுவது
 மைப்பால், எருமைத்தயிர் மிகவும் நல்லது.

விஹ சயல்கள்)

- க்கும் தலைக்கும் எண்ணெய் தேய்த்துக் குளித்தல்
- ல் குளித்தல், நறுமணமுள்ள நல்ல சுகமான கயில் படுப்பது
- பில் மசாஜ் செய்வது
- அப்யங்கம் (காலில் எண்ணெய் போட்டு தேய்த்தல்) மி ம் நல்லது.

மருந்துகள்

- அடபதியன் கிழங்கை பாலில் காய்ச்சிக் குடிப்பது

- பாலிலே ஒரு சிட்டிகை ஜாதிபலச் சூரணம், 2 தோல் நீக்கப்பட்ட பாதாம், 2 ஏலக்காய் சேர்த்து சாப்பிடுவது
- 5 கிராம் வல்லாரை சூரணம், 5 கிராம் அஸ்வகந்தா சூரணம், ஜடாமாம்சி மிகவும் நல்லது.
- க்ஷீரபலா எண்ணெய் அல்லது தான்வந்தரம் தைலத்தை தலைக்குத் தேய்த்துக் குளித்தல் மிகவும் நல்லது.
- சுத்தமான பசுநெய் எடுத்து இரண்டு மூக்கிலும் ஒவ்வொரு சொட்டு உறங்குவதற்கு முன்பு விட்டுக் கொள்வது (நஸ்யம்) நல்லது.
- சிரோ தாரை, சிரோ வஸ்தி, தலைப் பொதிச்சல் என்று சொல்லக்கூடிய தலையில் போடுகின்ற பத்து போன்றவை நாட்பட்ட தூக்கமின்மைக்குப் பலன் தரும்.
- மிகவும் அதிகமான சிந்தனை உள்ளவர்கள் தியானம் பண்ணலாம். சிந்தனை தெளிவடையும்.
- உணவில் பொதுவாக காரம், புளிப்பு, உப்பு அதிகமாகச் சேர்க்கக் கூடாது.

தூக்கம் வராதவர்கள் காபியைத் தவிர்க்கவும். இதில் உள்ள கபெய்ன் **(Caffeine)** என்ற பொருளானாது தூக்கத்திற்கு உகந்ததல்ல. சாக்லெட், சோடா, டீ போன்றவற்றையும் இரவு நேரத்தில் தவிர்க்கவும். இவை தூங்குவதைத் தள்ளிப்போடும். இரவில் நடுவில் எழுவதற்கும் உதவி செய்யும். படுத்துக்கொண்டே டீவி பார்ப்பதையும், படுத்துக் கொண்டே படிப்பது போன்றவற்றையும் தவிர்க்கவும். உறங்கும் முன் ஆன்மீகப் புத்தகங்களையோ, நல்ல விஷயங்களையோ பார்த்துவிட்டு தூங்குவது நல்லது. தூங்குவதற்கு முன் அன்றாடம் செய்த செயல்களையும் நாளை செய்ய வேண்டிய செயல்களையும் நினைத்துப் பார்ப்பது நல்லது.

தூங்குவதற்கு மூன்று அல்லது நான்கு மணிநேரம் முன்பு உடற்பயிற்சி செய்வதைத் தவிர்க்கவும். தூங்குவதற்கு வெறும் வயிற்றுடன் செல்ல வேண்டாம். மிக அதிகமாக சாப்பிட்டு விட்டும் செல்ல வேண்டாம். தூங்குவதற்கு முன் இறைவன் பெயரையோ அல்லது ஒன்று முதல் ஆயிரம்வரையோ எண்ணிக் கொண்டிருந்தால் எண்ணுவதற்கு நடுவிலேயே நாம் உறங்கி விடுவோம்.

பல பின்விளைவுகளுக்குக் காரணமாக இருப்பதால் மது அருந்திவிட்டு உறங்குவதைத் தவிர்க்கவும். உறக்க நோய் உள்ளவர்கள் தம் அருகில் உறங்குபவரிடம் நாம் குறட்டை

விடுகிறோமா, கால்களை அசைக்கிறோமா, மூச்சுவிடும்பொழுது ஏதாவது தடை ஏற்படுகிறதா என்பதைக் குறிப்பிடச் சொல்லவும். உறக்கத்திற்கான சில பரிசோதனைகளைச் செய்துகொள்ள, உறக்க நோய்களைக் கண்டறிய இது உதவும்.

நேரம்	இடம்	பயன்கள்
அதிகாலை 3 முதல் 5 மணிவரை	நுரையீரல்	இந்த நேரத்தில் யோகாஸனம், தியானம் மற்றும் மூச்சுப் பயிற்சிகள் போன்றவைகளை செய்தால் நமது உடல் ஆரோக்கியம் பெறும். இந்த நேரத்தில் ஓசோன் வாயு மண்டலம் குறிப்பிட்ட நேரம் வரை பூமியில் தங்கி இருக்கும்.
காலை 5 முதல் 7 மணிவரை	பெருங்குடல்	மனிதன் இந்த நேரத்தில் எழுந்திருக்க வேண்டும். அவ்வாறு எழுந்தால் மலச்சிக்கல் நோய் தாக்காது.
காலை 7 முதல் 9 மணிவரை	வயிறு	காலை உணவைச் சாப்பிடுவதற்கு உகந்த நேரம்.
காலை 9 முத மணி	மண்ணீரல்	இந்த நேரத்தில் தண்ணீர், பானம் போன்றவை குடிப்பதோ அல்லது சாப்பிடுவதோ கூடாது. உடல் உஷ்ணம் அதிகமாகும். அந்த உணவு வயிற்றில் செரிமானம் ஆவதற்கு நெடுநேரம் எடுத்துக்கொள்வதுடன், ஆக்கப்பூர்வமாக, இயற்கையாகக் கிடைக்க வேண்டிய சுறுசுறுப்பு, புது உணர்ச்சி கிடைக்காமல் பாதிக்கும். நீரழிவு நோயாளிகள் கஷ்டப்படும் நேரம் (படபடப்பு, மயக்கம்).

நண்பகல் 11 முதல் 1 மணிவரை	இருதயம்	தண்ணீர் மட்டும் குடித்து உடலை சாந்தப்படுத்திக் கொண்டு கடினமான வேலை எதுவும் செய்யக்கூடாது. ஏனெனில், இருதய நோயாளிகள், சர்க்கரை நோய் உள்ளவர்கள், மாரடைப்பால் பாதிக்கப்படுவதற்கு அதிக வாய்ப்புகள் இருக்கின்றன. மேலும் பக்கவாதம் போன்ற நிலை உருவாகும் நேரமாகும்.
பகல் 1 முதல் 3 மணிவரை	சிறுகுடல்	மதிய உணவு சாப்பிட்ட பிறகு 20 நிமிடங்கள் கண்கள் மூடப்பட்ட நிலையில் ஓய்வு எடுக்க வேண்டும். சாப்பிட்ட பிறகு உறங்கும் பழக்கத்தை அறவே தவிர்த்தல் நல்லது.
பிற்பகல் 3 முதல் மாலை 5 மணிவரை	சிறு நீர்ப்பை	தண்ணீரோ அல்லது பானமோ இந்த நேரத்தில் அருந்தலாம். தவறில்லை. முதுகுவலி, இடுப்புவலி ஏற்படும் நேரம் இது.
மாலை 5 முதல் இரவு 7 மணிவரை	சிறுநீரகம்	வழக்கமான, வேலையை முடித்து இரவு வீட்டுக்கு வந்துவிட வேண்டும்.
இரவு 7 முதல் 9 மணிவரை	இருதய மேலுறை	இந்த நேரத்தில் இரவு உணவைச் சாப்பிட்டிருக்க வேண்டும். மார்பு வலி, பாரம் ஆகியவை தோன்றும் நேரம்.
இரவு 9 முதல் 11 மணிவரை	மூன்று வெப்ப மூட்டி.	ஓய்வு தரவேண்டிய நேரம் இது. இந்நேரத்தில் தூங்குவதற்குத் தயாராக இருக்க வேண்டும்.

நடுநிசி 11 முதல் 1 மணி வரை	பித்தப்பை	கண்டிப்பாகத் தூங்க வேண்டிய நேரம். இந்த நேரத்தில் கண் விழித்தலோ, படித்தலோ கூடாது. இந்த நேரத்தில் நம் உடல் விழித்துக் கொண்டிருந்தால் மறுநாள் உடலானது அனைத்து சக்தியையும் இழந்து நோயுள்ளவரைப்போல ஆகிவிடும்.
பின்னிரவு 1 முதல் 3 மணி வரை.	கல்லீரல்	இந்த நேரம் நம் உடல் ஆழ்ந்த உறக்கத்தில் இருக்க வேண்டிய நேரம். விழித்திருந்தால் கண்ணின் பார்வை கண்டிப்பாக சக்தி இழக்கும்.

திரிதோஷமும் பருவங்களும்

பருவத்திற்கு ருது என்று பெயர். பருவ காலங்களில் நாம் கடைப்பிடிக்க வேண்டிய விதிகளுக்கு ருது சரியை என்று பெயர். மாசி மாதம் முதல் இரண்டு இரண்டு மாதங்கள் சேர்த்து ஆறு பருவங்கள் கணக்கிடப்பட்டுள்ளன. ஒரு வருடத்தை பின்பனிக் காலம் (சிசிரம்), இளவேனில் காலம் (வஸந்தம்), முதுவேனில் காலம் (கீரிஷ்மம்), கார்காலம் (வர்ஷம்), கூதிர் காலம் (சரத்), முன்பனிக் காலம் (ஹேமந்தம்) என்று ஆறாகப் பிரிக்கிறோம்.

இதில் முதல் மூன்று பருவங்களும் உத்ராயாணம் எனப்படும். இந்நிலையில் மனிதர்களுடைய பலம் குறைவதால் இதற்கு ஆதான காலம் என்று பெயர். ஆதானம் என்றால் எடுத்துக்கொள்ளுதல். சூரியன் பூமியின் சக்தியை எடுத்துக்கொள்கிறான் என்று பொருள். இங்கு சூரியன் வடதிசையை நோக்கி நகருகிறான். அக்னி வாயுவினுடைய தன்மை அதிகமாக இருக்கிறது. உடலில் உஷ்ணம் வறட்சி ஏற்படுகிறது. கசப்பு ,துவர்ப்பு, கார்ப்பு சுவைகள் பலம் பெறுகின்றன. இது அக்னி பலம் உள்ள காலம் ஆகும். வாயு சீத குணமுள்ளதாகக் கூறப்பட்டிருந்தாலும் கால சுபாவத்தினால் உஷ்ணமான சூரியனின் சேர்க்கையினால் உஷ்ண தன்மை அடைகிறது என்பதை நினைவில் வைத்துக்கொள்ள வேண்டும்.

வர்ஷம், சரத், ஹேமந்தம் என்று சொல்லக்கூடிய கார்காலம் முதல் மூன்று பருவங்களும் சேர்ந்து தட்சிணாயனம் எனப்படும். பிராணிகளின் தேகப் பலத்தை விடுவிப்பதால் இதற்கு விஸர்க்கம் என்று பெயர். விஸர்க்கம் என்றால் விடுவித்தல் என்று

அர்த்தம். இங்கு சந்திரன் பலம் பெற்று இருக்கும். பூமியின் தாபம் குறைந்து காணப்படும். புளிப்பு, உப்பு, இனிப்பு இந்தப் பருவங்களில் பலம்பெறும். ஹேமந்தம், சிசிரம் என்று சொல்லக்கூடிய முன்பனி பின்பனிகளில் அதிக பலமும், மழைக்காலம், வெயில்காலம் போன்றவைகளில் குறைந்த பலமும், இலையுதிர் காலம், வஸந்த காலம், சரத் வஸந்தத்தில் மத்யம பலமும் மனிதருக்குக் காணப்படுகின்றன.

ஹேமந்த ருது (முன்பனிக்காலம்)

ஹேமந்த ருதுவில் மனிதர் நல்ல பலம் பெற்றிருப்பர். ஜடாராக்னி மிகவும் பலம் பெற்றிருக்கும். இங்கு நல்ல போஷாக்கு உள்ள உணவு அளிக்க வேண்டும். இனிப்பு, புளிப்பு, உப்பு போன்ற பொருட்களைப் பயன்படுத்த வேண்டும். இவை பொதுவாக குரு குணம் உடையவை. இவை ஜடாராக்னியைத் தணித்து வாயுவைச் சமனப்படுத்தும். இரவு நேரம் அதிகமாகக் காணப்படும். அதிகாலையில் பசிக்கும். இக்காலத்தில் பலா லாக்ஷாதி தைலம், கார்பசஸ்த்யாதி தைலம் போன்றவற்றைத் தலையிலும் உடம்பிலும் தேய்த்து வெந்நீரில் குளிக்கலாம். உடலைப் பிடித்து விடுவது (ஸம்வாகனம்) போன்ற உடற்பயிற்சிகளைச் செய்யலாம். குளிக்கும்பொழுது குளியல் சூரணம் போன்றவற்றை தேய்த்துக் குளிக்கலாம். ஊதுபத்திகளை ஏற்றி வைக்கலாம். பழைய காலத்தில் அகிற் கட்டைகளை எரித்து வைப்பார்கள். மாம்ஸ ரஸம் சாப்பிடுபவர்கள் சாப்பிடலாம். குடம் எனும் வெல்லத்தினால் தயாரிக்கப்பட்ட சர்க்கரைப் பண்டங்களைச் சாப்பிடலாம். கோதுமை, உளுந்து, பால் போன்றவை மிகவும் சிறந்தது. இரவுவேளைகளில் போர்வை போர்த்திக்கொள்ள வேண்டு[illegible]ட்டு துணிகளில் செய்யப்பட்ட சட்டை மிகவும் நல்லது. [illegible]ல இளம் சூரிய வெயிலில் காய வேண்டும். பாத ரக்ஷை ([illegible]ி) அணிய வேண்டும். பெண் சேர்க்கை கெடுதல் இல்லை. [illegible]ளிக் காலம் எனும் சிசிரக் காலத்தில் ஹேமந்த ருதுசரி[illegible]கடைப்பிடிக்க வேண்டும். குளிர் அதிகமாக (ஆதானம்) [illegible]பிப்பதால் சற்று வறட்சியும் காணப்படும். வாத கோபம், [illegible]றைவு போன்றவை உண்டாகத் தொடங்கும் குறியீடுகள[illegible]ங்கு காணலாம்.

வஸந்த ருது ([illegible]ளவேனில் காலம்)

உஷ்ண ஸ்நிக்தம் எனும் குணமுடையது. கபம், பிரகோபம் அடையும் காலம் இது. ஜடாராக்னி மந்தமாகவே இருக்கும். வமனம், சோதன நஸ்யம், உத்வர்த்தனம், வியாயாமம் முதலியவற்றைச் செய்யவேண்டும். யவை, கோதுமை, தேன்,

ஜாங்கல மாம்ஸம், ஆஸவ அரிஷ்டங்கள், மாம்பழங்கள் போன்றவற்றைச் சாப்பிடலாம். சாலி அன்னத்தை (அறுபதாம் குறுவை நெல், சம்பா அரிசி) சாப்பிடுவது சிறந்தது. குடிப்பதற்கு சுக்கு, சந்தனம், வேங்கை, வெட்டிவேர் போன்றவற்றால் காய்ச்சிய நீரைப் பருகலாம். குரு, சீதம், ஸ்நிக்தம், அம்லம், மதுரம் போன்ற உணவுகளைத் தவிர்க்க வேண்டும். இனிப்பு, புளிப்பு, உவர்ப்பு கபத்தை அதிகரிக்கும் தன்மை உடையதாகவே காணப்படுகிறது. ஆனால் உவர்ப்பைத் தவிர்க்கச் சொல்லவில்லை. இனிப்பு, புளிப்பைப்போல் உவர்ப்பு கபத்தை அவ்வளவாக அதிகரிப்பது இல்லை. அது கபத்தை இளகச் செய்கிறது. இக்காலத்தில் பகல் தூக்கத்தைத் தவிர்க்க வேண்டும்.

கிரீஷ்ம ருது (முதுவேனில் காலம்)

வெப்பம் அதிகமாகக் காணப்படும். வாயு அதிகரிக்கும். தேகப் பயிற்சியைக் குறைக்க வேண்டும். உப்பு, காரம், புளிப்பைக் குறைக்க வேண்டும். சத்துமாவுக் கஞ்சி சாப்பிட வேண்டும். மதுரமான உணவுகள், குளிர்ந்த ஜலபானம், மாவு சர்க்கரை உருண்டை சாப்பிடலாம். பகலில் சற்று உறங்கலாம். ஸ்படிக மாலைகளை அணிந்துகொள்ளலாம். மண்பாண்ட நீர் நல்லது. பலாப் பழம், வாழைப்பழம் சாப்பிடலாம்.

சசாங்க கிரஹணம் என்று சொல்லப்படும் பால்கோவா போன்ற உணவுகளைச் சாப்பிடலாம். குளிர்ந்த எருமைப் பால் சாப்பிடலாம். குளிர்ச்சியான பந்தல் அமைத்து அமரலாம். பெண் சேர்க்கையை மிகவும் குறைப்பது நல்லது. வெட்டிவேர் நீர் சிறந்தது. முத்து மாலை, பவழ மாலை அணிதல் நல்லது.

வர்ஷ ருது (கார்காலம்)

ஜடாராக்னி மந்தமாகும். திரிதோஷங்களுள் பிரகோபம் அடையும். பூமி அம்ல விபாகத்தை (புளிப்பு தன்மை) அடையும். புளித்துப் போகும் ஜடாராக்னியை வர்த்தனம் செய்ய வேண்டும். அக்னி தீபனம் செய்து கஷாய வஸ்தி செய்யலாம். சுக்கு மிகவும் சிறந்தது. பஞ்சகோலம், கொதித்து ஆறிய தண்ணீர் போன்றவை மிகவும் சிறந்தது. தேன் பொதுவாக வாதத்தை அதிகரிக்கும் தன்மை உடையதாக இருந்தாலும், மழைக் காலத்தில் இளகிய தாதுக்களின் கசியும் தன்மையைத் தனது வறட்சி குணம்கொண்டு அகற்றும் என்பதால் சிறிது தேன் பருகுவதில் தவறில்லை. பகல் தூக்கம் தவிர்க்கப்பட வேண்டியதாகும்.

சரத் ருது (கூதிர் காலம்)

தாபம் உண்டாகும். பித்தம், பிரகோபம் அடையும். திக்தக கிருதம் உட்கொள்ள வேண்டும். விரேசனம் செய்ய வேண்டும். ஸிராவ்யதம் செய்யும் வாய்ப்பு இருந்தால் செய்யலாம். கசப்பு, இனிப்பு, துவர்ப்பு ஆகிய சுவைகளைப் பயன்படுத்தலாம். சாலி, பயறு, சர்க்கரை, பேய்ப்புடல், தேன் போன்றவற்றை உண்ணலாம். பகலில் சூரிய கிரணங்களினால் சூடாக்கப்பட்டு இரவில் சந்திர கிரணங்களால் குளிர்விக்கப்பட்டு அகஸ்திய நட்சத்திரத்தினால் விஷம் நீக்கப்பட்ட கிணற்று ஹம்ஸோதக நீர் பருகலாம் என்ற கருத்து காணக் கிடைக்கிறது. முத்து மாலை தரிக்கலாம். அதிக சாப்பாடு, தயிர், எண்ணெய், வெயில், பகல் தூக்கம் போன்றவை தவிர்க்கப்பட வேண்டியவை.

அகஸ்திய நட்சத்திரத்தை *Canopus* என்று ஆங்கிலத்தில் அழைப்பார்கள். இந்தப் பருவத்திற்கும் அகஸ்திய நட்சத்திரத்திற்கும் முக்கியத்துவம் உண்டு. அகஸ்திய நட்சத்திரம் பூமியில் தாக்கம் உண்டாக்குவது இந்தப் பருவத்தில்தான்.

பருவங்கள்	**பயன்படுத்தும் சுவைகள்**
முன்பனிக் காலம் இலையுதிர் காலம் [illegible] காலம்	இனிப்பு, புளிப்பு, உவர்ப்பு
[illegible]னில் காலம்	கார்ப்பு, கசப்பு, துவர்ப்பு
[illegible]ில் காலம்	இனிப்பு
[illegible]ம்	இனிப்பு, கசப்பு, துவர்ப்பு

பருவங்கள்	**உணவு மற்றும் பானங்கள்**
கூதிர் காலம் இளவேனில் காலம்	வறண்ட உணவுகள் பானங்கள்
முதுவேனில் காலம் கூதிர் காலம்	குளிர்ச்சியான உணவுகள், பானங்கள்

பிரக்ருதி

பிரக்ருதி என்ற சொல்லுக்கு ஸ்வபாவம், மூல காரணம், இயற்கை, மாற்ற முடியாதது என்றெல்லாம் பொதுவான அர்த்தங்கள் உண்டு. வேதம் முதலிய சாஸ்திரங்களிலும் ஆயுர்வேதத்திலும் இதைப் பற்றிய குறிப்புகளைக் காணலாம். இதைப் பொதுவாக மனிதனின் உடல் மனத்தன்மை அல்லது உடல் மனக்கூறு என்று பொருள் கொள்ளலாம். உடம்பின் ஆரோக்கியத்தைக் காக்கவும், நோய்களைப் போக்கவும் பிரக்ருதியைப் பற்றிய அறிவு உதவுகிறது.

மனிதர்களின் தோற்றம் பொதுவாக ஒன்றுபோல் இருந்தாலும் அவர்கள் உடலிலும் மனதிலும் வேறுபாடுகள் காணப்படுகின்றன. உடம்பில் நடைபெறும் சகல செயல்பாடுகளும் வாதம், பித்தம், கபம் என்ற மூன்று தோஷங்களால்தான் இயக்கப்படுகின்றன. இவை மனிதனின் உடம்பிலும் உள்ளத்திலும் பலவித வெளிப்பாடுகளை ஏற்படுத்துகின்றன. மனிதனின் தோற்றம் தாயின் கருப்பையில் தொடங்கும்போதே பிரக்ருதிக்குரிய காரணங்களும் தோன்றிவிடுகின்றன. ஆகவே வாத பிரக்ருதி, பித்த பிரக்ருதி, கப பிரக்ருதி மற்றும் இவற்றின் கூட்டுச் சேர்க்கையில் சகலமும் அடங்கிவிடுகின்றன. எந்த தோஷம் மிகுதியோ அதைப் பொறுத்து பிரக்ருதி அமைகிறது.

சிலர் வாதப் பிரக்ருதியாகவும், சிலர் பித்தப் பிரக்ருதியாகவும், சிலர் கபப் பிரக்ருதியாகவும் இருப்பார்கள். வாதபித்தம், பித்தகபம், வாதகபம் என்று இணைந்தும் இருக்கலாம். இந்த மாதிரி உள்ள சேர்க்கை (combination) கர்ப்பத்தின்போதே உருவாகி

டாக்டர் எல். மகாதேவன்

விடுகிறது. வாழ்க்கையில் எத்தனையோ விஷயங்கள் வந்து போனாலும் இந்த அடிப்படைத் தன்மை (பிரக்ருதி) மாறாது. இந்தப் பிரக்ருதி ஒவ்வொருவருக்கும் இயற்கையாக அமைந்தது. அது நோயல்ல. வாதப் பிரக்ருதி என்று சொன்னால் அது வாத நோயல்ல. இதை *Arthritis* அல்லது *rheumatism* (மூட்டுவாதம்) என்று நினைக்கக் கூடாது. மூன்று தத்துவங்களில் ஒன்றான வாதம் அவனுடைய மனதிலும் உடலிலும் நிலைபெற்று அவனை இயக்கிவருகிறது என்று பொருள். இதைப் போலத்தான் மற்ற பிரக்ருதிகளும். ஓர் ஆயுர்வேத மருத்துவருடன் கலந்தாலோசிப்பதன் மூலம் ஒருவர் தனது பிரக்ருதி என்ன என்பதைக் கண்டுபிடிக்கலாம். இது நோய் வரும்போது கண்டுபிடிக்கப்படுவதல்ல. நோய் வந்தால் அது 'விக்ருதி' (மாற்றம்) ஆகிவிடும்.

வாதப் பிரக்ருதி

வாதத்தின் லகு (கனமற்றது) தன்மையால் வாதப் பிரக்ருதி உடையவர்கள் மெலிந்த உருவம் கொண்டவராயிருப்பர். இவர்களின் பேச்சில் வறட்சியும் தளர்ச்சியும் காணப்படும். கண்கள் சிறியதாக இருக்கும். இவர்களுக்கு ஆழ்ந்த உறக்கம் கிடைப்பதில்லை. உறங்கும்போது வாய் மற்றும் கண் சற்றே திறந்திருக்கும். உறக்கத்தில் பற்களைக் கடிக்கும் தன்மை கொண்டவராயிருப்பர். தோலில் வறட்சியுடனும், கால் வெடிப்பு அதிகமாகவும், குரல் கரகரவென்றும் இருக்கும். உடம்பில் மச்சங்கள் குறைவாகவே இருக்கும். உடல் அதிகம் வியர்க்காது. தலைமுடி சுருண்டு சொரசொரப்பாகக் காணப்படும். இவர்கள் நகம் கடிக்கும் பழக்கம் உடையவர்கள். இவர்களின் உண[illegible]ும் உணவும் ஆசையும் ஒவ்வொரு நாளும் வேறுபடும். நண[illegible]ள் குறைவாகவே இருப்பர். நண்பர்களை அடிக்கடி மாற[illegible]ாள்ளும் தன்மை கொண்டவர்கள். இவர்களின் பேச்சு சில [illegible]த்துடன் கடுமையானதாக இருக்கும். நடக்கும்போது சத்த[illegible] நடப்பர். நாட்டியம், இசை போன்றவற்றில் இயற்[illegible]வே ஆர்வம் இருக்கும். பொறாமை, பிறருக்கு இம்சை [illegible]ல் போன்ற குணங்களும் கூடவே இருக்கும். காபி, சாக்லெட[illegible]களைப் பிரியர்களாக இருப்பர். பெண்களுக்கு மாதவிட[illegible]ழுங்கானதாக இருக்காது. வலி சற்று அதிகமாகக் காணப்பட[illegible]சயல்களில் திறமில்லாத் தன்மை கொண்டிருப்பர்.

வாயுவி[illegible] வேகத் தன்மையால் வாதப் பிரக்ருதி உள்ளவர்கள் எந்தக் காரியத்தையும் சீக்கிரமாகவே தொடங்கிவிடுவர். மனதில் மாறிமாறி ஒரு விருப்பும் வெறுப்பும் தளர்ச்சியும் தோன்றிக் கொண்டேயிருக்கும். விஷயங்களை விரைவாகக் கிரகித்துக்

கொள்ளும் தன்மை இவர்களுக்குண்டு. ஆனால் அதைச் சீக்கிரமே மறந்துவிடுவர். கடவுள் பக்தி குறைவாகவே இருக்கும் அல்லது மாறுபட்டுக்கொண்டேயிருக்கும். நல்லவை நடக்கும்போது கடவுளைப் புகழ்வதும், தீயவை நடந்தால் கடவுளைத் திட்டுவதும் இவர்களுடைய இயல்பு. எந்த வழியிலும் சந்தோஷத்தைத் தேடுபவராகவே இருப்பர். ஐம்புலன்களைக் கட்டுப்படுத்தும் திறன் அற்றவர்.

வாதத் தேகிகளுக்குக் குளிர்ச்சியான காற்று, குளிர்ந்தப் பிரதேசங்கள் ஒத்துக்கொள்ளாது. அதிகமான குளிர்ச்சி சேர்ந்து விட்டால் உடலில் வலியும் விறைப்பும் கை கால்களில் வெடிப்பும் ஏற்படும். இவர்கள் பொதுவாக மலச்சிக்கல் உள்ளவர்கள். மற்றவர் களைப்போல வலியைத் தாங்கும் சக்தி இவர்களிடம் இல்லை. ஒலியைக்கூட பொறுத்துக்கொள்ள மாட்டார்கள்.

இவர்கள் வெட்பமான காலநிலையை விரும்புபவர்கள். உடல் உறவைப் பற்றி விதவிதமான கற்பனைகளும் எண்ணங்களும் கொண்டிருப்பர். இவர்களின் நாடித் துடிப்பு வேகமாக இருக்கும். இவர்கள் நிலையற்ற, நடைமுறைக்குச் சாத்தியமில்லாத கனவுகளைக் காண்பர். சீரான ஒரு வாழ்க்கையை மேற்கொள்ள முடியாததால் வாதப் பிரக்ருதி உடையவர்களின் தினசரி நடைமுறைகளும் ஒழுங்காக அமையாது. தங்களையும் தங்களைச் சுற்றியுள்ளவர்களையும் அலைக்கழிக்கச் செய்வர். ஒவ்வொன்றாக மாற்றிக் கொண்டிருக்கும் வாழ்க்கைமுறையே வாதப் பிரக்ருதி உடையவர்களின் இயல்பாகும். ஸத்வம், ரஜஸ், தமஸ் என்ற மூன்று குணங்களில் இவர்கள் நிலையற்ற தன்மையினால் ரஜோ குணத்தைப் பிரதானமாகக் கொண்டவர்கள். நாய், ஒட்டகம், கழுகு, எலி, காகம், நரி போன்றவை வாதத்தன்மை உள்ளவைகளே.

வாதப் பிரக்ருதியின் குணாதிசயங்கள்

உருவ அமைப்பு

வாத உடல் தன்மையுடையவர்கள் புஷ்டி இல்லாதவர்களாக இருப்பார்கள். இவர்களுடைய மார்பகங்கள் தசைபிடிப்பு இல்லாமல் காணப்படும். இரத்த நாளங்கள் வெளியே தெரியும். தசை நார்கள் வெளியே தெரியும். சற்று கருமை நிறம் உடையவர்களாக இருப்பார்கள். தோல் குளிர்ந்து வறண்டு காணப்படும். காலில் வெடிப்புகள் காணப்படும். மிகவும் உயரமாகவோ மிகவும் குள்ளமாகவோ மெல்லிய தேகம் உடையவர்களாக இருப்பார்கள். எலும்புகள் நீண்டு காணப்படும். சுருண்ட முடி குறைவாகவே காணப்படும். கண் ஒளி இழந்து வறண்டு காணப்படும். கண்கள்

சிறிதாகவோ வறட்சியாகவோ காணப்படும். குழி நகத்தினால் பாதிக்கப்பட்டு அவதியுறுவார்கள். மூக்கு நீண்டோ வளைந்தோ காணப்படும். பசியும் ஜீரணமும் நாளுக்கு நாள் வேறுபடும். இனிப்பை மிகவும் விரும்புவார்கள். புளிப்பையும் உப்பையும் கூட விரும்புவார்கள். சூடான பானங்களை அருந்த விரும்புவார்கள். மலம் கட்டியாக சிறிய அளவே போகும். ஒவ்வொரு நாளும் ஒவ்வொரு நேரத்தில் போகும். அதிகமாக வியர்க்காது. தூக்கம் மாறுபடும். கனவுகள் வரும். தூங்கி எழுந்தபிறகும் சோர்வாகக் காணப்படுவார்கள். ஞாபக சக்தி குறைவாக இருக்கும். மறதி தன்மை உடையவர்கள். மன வைராக்கியம் இவர்களுக்குக் குறைவு. மனச் சஞ்சலம் அதிகம். பொறுமை என்பதே கிடையாது. தன்னம்பிக்கை இழந்து காணப்படுவார்கள். ஆராய்ந்தறியும் சக்தி இருக்காது. எதற்கும் பயப்படுவார்கள். அஞ்சி நடுங்குவார்கள். பிறர் ஏதாவது கூறிவிடுவார்கள் என்ற எண்ணம் அதிகமாக இருக்கும். பணம் சம்பாதிக்க வேண்டிய ஆசை அதிகமாக இருக்கும். அதற்கு உடல் ஒத்துழைக்காது. சம்பாதித்த பணத்தைத் தாறுமாறாகச் செலவழிப்பார்கள். பொருளாதார நிலைமையில் மத்தியத்திலேயே இருப்பார்கள்.

பசி மற்றும் ஜீரணமாகும் தன்மையில் ஏற்றத்தாழ்வு, வறண்ட தோல், வறண்ட முடி, குறைவான வியர்வை, எந்தச் செயல்களையும் முறையான நேரத்தில் செய்ய இயலாமை, எழுந்திருத்தல், உறங்குதல், சாப்பிடுதல் போன்றவற்றின் நேரம் மாறுதல், அதிகமான, தாறுமாறான முறைகேடான காம இச்சை, மிக விரைவிலேயே காமம் பூர்த்தி அடைதல், அதிகமாகப் பேசுதல், வேகமாக நடத்தல், கை கால் குளிர்ச்சியடைதல், குளி[illegible] பிரதேசங்களில் வாழ்வதற்கு சிரமம் போன்றவை கா[illegible]ம்.

மன[illegible]

[illegible]ன்று சக்தியைப் பெறுதல், வேலை செய்து கொ[illegible]கும்போதே சோர்வடைதல், சிறிது வேலை செய்தா[illegible]கவும் தளர்ச்சியடைதல், அதிகமான வினோதமான கற்பனை[illegible], ஒரே நேரத்தில் பல விஷயங்களைச் சிந்தித்தல், மனநிை[illegible]ப மாற்றம், சில நேரங்களில் மகிழ்ச்சி, சில நேரங்கள[illegible]ுக்கம், எதையும் வேகமாகக் கற்றுக் கொள்ளுதல், உடனேயே மறத்தல், புறச் சூழல் காரணமாகத் தாக்கப்பட்டு பயம், கோபம், வருத்தம், துக்கம் போன்றவற்றைச் சீக்கிரமாக அடைதல், தன்னிலை இழந்து சப்தம் போடுதல், எண்ணங்களில்

ஒருமுகத்தன்மையின்மை, உணர்ச்சிவசப்படுதல், நிலையற்றத் தன்மை போன்றவை.

பொதுவாக வரும் நோய்கள்

தலைவலி, இரத்தக் கொதிப்பு, வறண்ட இருமல், தொண்டை வறட்சி, கை கால் வலி, மன பயம், இதயப் படபடப்பு, தசைத் துடிப்பு, முதுகு வலி, மலச்சிக்கல், அஜீர்ணம், வயிற்றில் வாயு, மலப்போக்கில் ஏற்றத்தாழ்வு, மாதவிடாய் காலங்களில் வலி, விந்து முந்துதல், காம இச்சை பூர்த்தியாகாமை, மூட்டுக்களில் வலி, சப்தம் போன்றவை வாத பிரக்ருதி உடையவர்களுக்கு பொதுவாக வரும் நோய்களாகும்.

வாதப் பிரக்ருதியின் உணவுகள்

உண்ண வேண்டியவை

- இனிப்பு, புளிப்பு, உப்புச் சுவையுள்ள ஆகாரங்கள்
- சூடான உணவுகள்
- அரிசி, கோதுமை, ஓட்ஸ்
- வேகவைத்த காய்கறிகள்
- காரட், பீன்ஸ், தக்காளி, வெண்டைக் காய், வெள்ளரி, பூண்டு, கத்தரிக்காய், முள்ளங்கி, முட்டைக்கோஸ், காலிபிளவர், வெண்பூசணிக்காய்
- பச்சைப் பயிறு
- மஞ்சள், கொத்தமல்லி, சீரகம், இஞ்சி, காயம், சோம்பு, மிளகு
- பாதாம்
- பக்குவம் செய்யப்பட்ட நல்லெண்ணெய், நெய், பால், வெண்ணெய்
- வாழைப்பழம், தேங்காய், பேரீச்சம்பழம், திராட்சை, எலுமிச்சை, மாம்பழம் (அளவோடு தேன் கலந்து), மாதுளை, பப்பாளி, அத்திப்பழம், ஆப்பிள்
- ஆடு, கோழி மாமிசம், மீன், முட்டை (பசி, ஜீரணசக்தி இருந்தால் பகல்வேளையில் உண்ணலாம்)

தவிர்க்க வேண்டியவை

- துவர்ப்பு, கசப்பு மற்றும் காரச் சுவையுள்ள உணவுகள், பச்சைக் காய்கறிகள், *Fast Foods*, சிப்ஸ் போன்றவை.

- அதிக உடற்பயிற்சி, அதிகமான பேச்சு, அதிக சிற்றின்பம், குளிர் பானங்கள், இரவில் விழித்திருத்தல், அதிகமான மதுபானம் போன்றவை.

வாயு மிகுந்தால் வரும் நோய்கள்

பக்க சூலை, மாரடைப்பு, குறுக்குவலி, நரம்பிழுப்பு, தேகத்தில் குத்தல் போன்றவை.

வாதத்துடன் உஷ்ணம் (பித்தம்) மிகுந்தால் வரும் நோய்கள்

பெரும்பாடு *(bleeding diseases)*, கரப்பான் *(eruptive diseases)*, வயிறு காந்தல், குடற்புண் போன்றவை.

வாதத்துடன் கபம் மிகுந்தால் வரும் நோய்கள்

இளைப்பு, இருமல், ஜன்னி, குளிர்க்காய்ச்சல், வாந்தி, சோர்வு, மலபந்தம், வீக்கம், இரத்தக் குறைவு, பக்கவாதம் போன்றவை.

நோய்களைத் தவிர்க்கும் வழிகள்

வாயுவைக் கண்டிக்கும் பொருட்களில் எண்ணெய் சிறந்தது. இவர்களால் அதிக வீரியமுள்ள மருந்துகளை உட்கொள்ள முடியாது. எண்ணெய்க் குளியல் (அப்யங்கம்) இவர்களுக்கு நலமான ஒன்று. முறுக்கேறிய நரம்புகளை அது சமனப்படுத்தும். அது நரம்புகளின் உணர்வாற்றலைக் குறைப்பதால் உடல், மன வலிகளை ஓரளவு மட்டுப்படுத்தவும் செய்கிறது. மன அமைதியும் நற்சிந்தனையும் கொண்டிருப்பது நன்மை பயக்கும். ஆச [illegible] தியானமும் செய்வது சிறப்பாக இருக்கும். வாதப் பிர [illegible] டயவர்களுக்குச் சொல்லப்படும் குணங்கள் மட்டும் ஒரு [illegible] ருக்கும் என்று சொல்ல முடியாது. எல்லோரிடமும் மற்ற [illegible] ாஷங்களான பித்த, கப தோஷங்களும் கலந்தே இரு [illegible]

பித்த பிரக்ருதி

பித்த பிரக்ருதிக்காரர்கள் சாதாரண உடல்வாகு கொண்டவர்கள். பசி, தாகம், தீவிரமாக இருக்கும். உடலில் மயிர் அடர்த்தியில்லாமல் மிருதுவாய், சிறிது செம்பட்டை நிறத்துடன் இருக்கும். விரைவில் நரைத்துவிடும். பித்த பிரக்ருதிக்காரர்கள் தைரியசாலிகளாகவும் அறிஞர்களாகவும் தேஜஸ்வீகளாகவும் காணப்படுவர். இவர்களிடம் மலம், மூத்திரம், வியர்வை என்ற மும்மலங்கள் அதிக அளவில் வெளிப்படும். தோலில் அதிக வியர்வையினால் ஏற்படும் ஒரு துர்நாற்றம் இருக்கும். மிருதுவான குடல் உடையவர்கள். சுக்ல தாதுபலம் குறைவாக இருக்கும். எனவே சந்ததிகள் குறைவு. பித்த பிரக்ருதிகாரர்களுக்குப் பலம், செல்வம், ஆயுள் இவை மத்தியமாகவே அமையும். விரைவில் கோபம் கொள்ளக்கூடியவர்கள். இவர்களின் உடல் வெப்பமானதாகவே இருக்கும். ஆதலால் இவர்களுக்கு இரத்தக் கொதிப்பு வரும் வாய்ப்பு அதிகம். இவர்களுடைய நகம் மிருதுவாக இருக்கும். பல் ஈறுகளில் சீக்கிரத்தில் ரத்தம் கசியும் தன்மை கொண்டது. அதிகம் சாப்பிடும் தன்மைகொண்டவர். பெண்களின் மாதவிடாய் சற்றே அதிகமாகவும் அதிகநாள் நீடிப்பதாகவும் இருக்கும். இவர்கள் குளிர்ச்சியான கால நிலையை விரும்புவர். நியாயமான உடலுறவு கொள்வர். இவரது நாடித் துடிப்பு சமமானதாகவோ தீவிரமாகவோ இருக்கும். தன்னைச் சார்ந்துள்ளோரிடம் அதிகப் பாசம் கொண்டவராய் இருப்பர். நெருப்பு மற்றும் அக்னி சம்பந்தப்பட்டக் கனவுகளைக் காண்பவர்களாக இருப்பர். இவர்களின் குரல்வளம்

மத்திமமானதாகவும் கூர்மையானதாகவும் இருக்கும். சீக்கிரத்தில் பிறரை நண்பர்களாக்கிக் கொள்ளும் திறமை உடையவர். பணத்தைத் தேவைக்கேற்றவாறே செலவு செய்வர். இவர்களிடம் ஒரு அதிகாரத் தன்மை இருக்கும். ஆதலால் இவர்கள் முதலாளிகளாகவோ தலைவர்களாகவோ இருப்பர். இவர்கள் பித்தத்தின் கோபத்தன்மையினால் ரஜோ குணத்துடனும், இணைந்து செல்லும் தன்மையினால் ஸத்துவ குணத்துடனும் காணப்படுவர்.

இவர்களுடைய உடலும் மனமும் எப்போதும் சுறுசுறுப்பாக இருக்கும். யாராவது மெதுவாக வேலை செய்தால் இவர்களுக்குக் கோபம் வந்துவிடும். தூக்கமின்மை வாதத்தைப்போல் இல்லை என்றாலும் ஓரளவு இருக்கும். ஆனால் வேலை என்று வந்து விட்டால் எத்தனை இரவு வேண்டுமானாலும் விழித்திருப் பார்கள். இந்த வேகத்தை வேறு விஷயங்களிலும் அதாவது வேலையிலோ விளையாட்டிலோகூடக் காட்டுவார்கள். சீக்கிரம் கோபப்படுவார்கள். புலி, கரடி, பூனை, குரங்கு போன்றவை பித்தத்தன்மை உடையவை.

பித்தப் பிரக்ருதியின் குணாதிசயங்கள்

உருவ அமைப்பு

நடுத்தரமான உயரம் பெற்றிருப்பார்கள். அதிக பருமனாக இருக்கமாட்டார்கள். மென்மையான உடல்வாகு பெற்றவர்களாக இருப்பார்கள். வாத தேகத்தைப்போல் மார்பகம் சப்பி இருக்காது. இரத்த நாளங்களும் தசைகளும் வெளிப்படும். தசைகள் நடுத்தரத் தன்மை [illegible]டையதாக இருக்கும். செம்பு (தாமிரம்) போன்ற நிறம் உடைய[illegible]ாக இருப்பார்கள். மஞ்சள், செந்நிறம் போன்றவை உடலில் [illegible]படும். தோல் மிருதுவாக உஷ்ணமாக இருக்கும். சற்று வ[illegible] காணப்படும். ஆனால் வாதத்தைப் போன்று வறட்சி [illegible]படாது. பட்டு போன்ற மிருதுவான கூந்தல் உடைய[illegible] இருப்பார்கள். கூந்தல் செம்மையாக இருக்கும். இளநரை [illegible]கை போன்றவை ஏற்படலாம். கண் சற்றுக் கலங்கி பச்சை தே[illegible] காணப்படும். மிருதுவான நகங்கள் காணப்படும். நீண்ட கூ[illegible]ான மூக்கு காணப்படும். மூக்கு நுனி சிவக்க வாய்ப்புண்[illegible]றாகச் செரிக்கும் தன்மை உடையவர்கள். நிறைய உணவு சா[illegible]டுவார்கள். நிறையத் தண்ணீர் சாப்பிடுவார்கள். இனிப்பை [illegible]கமாகச் சாப்பிட வாய்ப்புண்டு. கசப்பும் துவர்ப்பும் இவர்களுக்கு ஒத்துக்கொள்ளும். குளிர்ச்சியான தட்பவெப்ப நிலையை விரும்புவார்கள். மலம் இலகுவாகக் கழியும். மஞ்சள் நிறத்தில் மென்மையான மலம் காணப்படும். ஒரு நாளைக்கு

இரண்டு மூன்று முறை செல்வார்கள். அதிகமாக வியர்வை ஏற்படும். வெறுப்பு, கோபம், பொறாமை போன்ற குணங்களினால் இவர்கள் பாதிக்கப்படலாம். தலைவனாகும் தன்மை உண்டு. ஓரளவு பொருளாதாரத்தில் உயர்ந்து காணப்படுவார்கள்.

இவர்கள் நடுத்தர உடல்வாகினைக் கொண்டவர்கள். ஆரோக்கியமானவர்கள். சீரான உடல் அமைப்பு உடையவர்கள். அதிகமாக வியர்க்கும் தன்மை உடையவர்கள். தோலானது சிவந்தோ பழுப்பாகவோ காணப்படும். மச்சங்கள் அதிகமாகக் காணப்படும். ஒளியைத் தாங்க இயலாது. முடியானது நேராக வளரும். சிறிது செந்நிறமடையும். இளநரைக்கு வாய்ப்பு அதிகம். முடி உதிரும் தன்மை உண்டு. இளம் வயதில் வழுக்கை ஏற்படலாம். தீவிரமான பசி காணப்படும். உணவு வேகமாக செரிக்கும். பசிக்கும் நேரத்தில் உணவு கிடைக்கவில்லை என்றால் எரிச்சலும் கோபமும் வர வாய்ப்புண்டு. சூடான தட்ப வெப்ப நிலையையோ சூரிய வெப்பத்தையோ தாங்க இயலாது. சூட்டினால் மிகவும் சோர்வடைவார்கள்.

மனநிலை

செயல்பாடுகள் சீராக இருக்கும். ஒருமுகத்தன்மையுடையதாக இருக்கும். போட்டியைச் சந்திக்கும் தன்மை உடையவர்கள். நுண்ணறிவு பெற்றவர்களாக இருப்பார்கள். அதிகக் கவனம் உடையவர்கள். எந்தச் செயலைச் செய்கிறோம் என்பதில் தெளிவு காணப்படும். தன்னம்பிக்கை காணப்படும். சுய முயற்சியில் வேகம் காணப்படும். தீர்க்கத்தரிசிகளாக இருப்பார்கள். எளிதில் காதல் வசப்படுவார்கள். காமத்தில் வேகம் காணப்படும். வாதத் தன்மை உடையவர்களை விடச் சற்று பலம் உடையவர்களாக இருப்பார்கள். ஆனால் கபத்தைப் பார்க்கும்போது பலம் குறைவாகக் காணப்படும். சிறந்த பேச்சாளர்களாக இருப்பார்கள். பேச்சு வாள் போன்று கூர்மையாக இருக்கும். நிர்வாகத் திறன் உடையவர்களாக இருப்பார்கள். தலைவனாகும் தன்மை உண்டு. வேலையாட்களைத் தலைவனாக இருந்து வேலை செய்ய வைக்கும் தன்மை உண்டு. பணத்தைச் செலவழிப்பார்கள். அழகு ஆடம்பரமான பொருட்களில் விருப்பம் காணப்படும். கோபமான ஒரு சூழ்நிலை வரும்போது மிகவும் கோபமடைவார்கள். பொறுமையை இழப்பார்கள். கோபத்தின் உச்சக்கட்டத்தை அடைவார்கள்.

பொதுவாக வரும் நோய்கள்

இவர்களுக்குத் தோல் நோய்கள், தோல் ஒவ்வாமை, முகப்பருக்கள், கட்டிகள், புண்கள், வயிறு எரிச்சல், கை கால்

எரிச்சல், உறக்கமின்மை, இரத்தக் கசிவினால் வரும் நோய்கள், கண்ணில் இரத்தக் கசிவு, கண் பார்வைக் குறைவு, மஞ்சள் காமாலை, பாண்டு நோய் வர வாய்ப்புண்டு.

பித்த பிரக்ருதியின் உணவுகள்

உண்ணத் தகுந்தவை

- இனிப்பு, துவர்ப்பு, கசப்புச் சுவையுள்ள உணவுகள், குளிர்ச்சியான ஆகாரங்கள்.
- சைவ உணவு.
- அரிசி, கோதுமை, பார்லி.
- முட்டைக்கோஸ், காரட், பீன்ஸ், தேங்காய், வெள்ளரி, உருளைக்கிழங்கு, கீரைகள், காலிபிளவர், பீட்ரூட், பட்டாணி, சோயா.
- ஆப்பிள், தர்பூசணி, மாதுளை, நெல்லிக்காய், பேரிச்சை, திராட்சை.
- முட்டையின் வெள்ளைக்கரு.
- பசும்பால், ஆட்டுப்பால் சார்ந்த உணவுகள், பாதாம், தேங்காய் எண்ணெய்.
- கொத்தமல்லி, கறிவேப்பிலை, வெந்தயம், மஞ்சள்.

தவிர்க்க வேண்டியவை

- புளிப்பு, உப்பு, காரம் சுவையுள்ள உணவுகள்.
- சோழி, பன்றி மாமிசம்.
- த......ரி, பூண்டு, வெங்காயம், தேன், மதுபானம், ந......ண்ணெய், எலுமிச்சை, மாம்பழம் (குறைவாகப் ப......டுத்தலாம்).
- ெ......ில் உலாவுதல், அதிகம் கோபப்படுதல் ெ......றவற்றைத் தவிர்த்தல் நன்று. நீச்சல் பயிற்சி, ெ......ன ஆசனங்கள் செய்வது நன்மை தரும்.

வரும் நோய்கள்

இரத்தக் கொதிப்பு, தோல் நோய்கள், ஈரல் நோய்கள், மஞ்சள் காமாலை, மூலநோய், குடல்வாய்ப் புண், மூர்ச்சை போன்றவை

பித்தத்துடன் வாயு மிகுந்தால் வரும்நோய்கள்

வாந்தி, விக்கல், குன்மம், பசியின்மை, செரியாமை, புளித்த ஏப்பம், தலைச்சுற்று, அசதி, மார்பு வலி.

பித்தத்துடன் கபம் மிகுந்தால் வரும் நோய்கள்

பசிக்குறைவு, இருமல், வாந்தி, காமாலை, வீக்கம், தோல் நோய்கள்.

நோய் தவிர்க்கும் வழிகள்

நீச்சல் பயிற்சி, லேசான ஆசனங்கள், தியானம் செய்வது, குளிர்ச்சியான இடங்களில் வசிப்பது போன்றவை நன்மை பயக்கும்.

கப பிரக்ருதி

இவர்களின் அங்கங்கள் பளபளப்பாகவும் மிருதுவாகவும் இருக்கும். சுக்ல தாது நிறைந்து காணப்படுவதால், சந்தான விருத்தி உண்டு. சரீரம் கனத்துப் பருமனாக இருக்கும். கபத்தின் மந்த குணத்தால் குணம், விகாரம், பேச்சு, செய்கை எல்லாவற்றிலும் மந்தகதியே காணப்படும். இவர்களின் தலைமுடி அடர்த்தியாகவும் நகங்கள் திடமாகவும் கண்கள் பெரியதாகவும் இருக்கும். பெண்களின் மாதவிடாய் சீரானதாக இருக்கும். எந்தக் காலநிலையும் இவர்களுக்கு ஒத்துப்போகும். இவர்களின் நாடித்துடிப்பு மெதுவாகக் காணப்படும். ஆழ்ந்த உறக்கம் கொண்டவர்கள். ஜீரணச்சக்தி நன்றாக இருக்கும். தேவைக்கேற்றவாறே பேசும் ...மை கொண்டவர். உடலுறவில் ஸ்திரத்தன்மை ...்டவர். இவர்களுக்குக் கோப தாபங்கள் ...வதில்லை. உறுதி, திடத்தன்மை, பொறுமை, ... போன்ற குணங்களும் உறுதியான உடலும் ...வர். பசி, தாகம் குறைந்த அளவில் ...ம். வியர்வை அதிகமிராது. இவர்களின் ...ரம் மென்மையாக, இனிமையாக இருக்கும். ...ான பார்வை, அழகிய முகத் தோற்றம், க...ான குரல் கொண்டிருப்பர். பொதுவாக இ...ர் பலசாலிகளாக, சாந்த குணமுள்ளவராக, தே...வீயராக, படிப்பாளியாக, தீர்க்க ஆயுள் உள்ளவராக இருப்பர். மந்த குணத்தால் தமோ குணமாகவோ, ஸ்திரகுணத்தால் ஸாத்வீகமாகவோ இருப்பர். இவர்கள் அதிக நித்திரை உள்ளவர்கள். இவர்களுக்கு நோய் வந்தால் கடுமையாகப் பாதிக்கும்.

விரைவில் குணமடையாது. பொறுமை குணம் மிக்கவர், எதையும் தாங்கும் இதயம் கொண்டவர்கள்.

வாத, பித்த பிரக்ருதியாளர்களைப்போல இவர்கள் உணர்ச்சிகளையும் ஆசைகளையும் வெளிப்படுத்த மாட்டார்கள். ஆனால் உணர்ச்சிகள் கிளம்பிவிட்டால் இவர்களால் அதைக் கட்டுப்படுத்த முடியாது. மன உறுதி படைத்தவர்கள். கிடைத்தவற்றைக் கொண்டு திருப்திப்பட்டுக் கொள்வார்கள். மாற்றம் என்பது இவர்களைப் பொறுத்தமட்டில் தேவையில்லாதது.

கபப் பிரக்ருதியின் குணாதிசயங்கள்

உடல் அமைப்பு

நன்றாக வளம்பெற்ற உடலை உடையவர்கள். உடல் பருமனாக இருக்கும். விரிந்து பரந்த மார்பகங்களை உடையவர்கள். இரத்த நாளங்களை வெளியே காண இயலாது. தசைகள் நன்றாக வலுப்பெற்று இருக்கும். எலும்புகளுக்கும் பலம் காணப்படும். வெண்மையான நிறம் உடையவர்களாக இருப்பார்கள். உடலில் எண்ணெய்ப் பசை காணப்படும். எண்ணெய்ப் பசையுடன் கூடிய கட்டியான முடி காணப்படும். கண்ணின் வெள்ளைப் பகுதி அதிகமாக இருக்கும். சீரான பசி காணப்படும். மந்தமாகவே உணவு ஜீரணமடையும். காரம், கசப்பு, துவர்ப்பு, உஷ்ணமான ஆகாரங்கள் ஒத்துக் கொள்ளும். ஒருமுறை நன்றாக எண்ணெய்ப் பசையுடன் கூடிய மலம் வெளியேறும். அதிகமாக வேர்க்காது. நன்றாக நீண்ட நேரம் தூங்குவார்கள். நல்ல உடல் ஆரோக்கியம் காணப்படும். நல்ல பொறுமைசாலிகள். மன்னிக்கும் குணம் உடையவர்கள். சில நேரங்களில் ஆசையும் பேராசையும் தன்னுடையது என்ற எண்ணமும் காணப்படும். விஷயங்களை நேரம் எடுத்துப் புரிந்து கொள்வார்கள். ஆனால் மறக்கமாட்டார்கள். நல்ல பொருளாதார மேம்பாடு உடையவர்களாக இருப்பார்கள்.

இவர்கள் நல்ல ஆரோக்கியம் உடையவர்கள். சீரான உடல்வாகு உடையவர்கள். நோய் எதிர்ப்புத் தன்மையுடையவர்கள். சிறிது சாப்பிட்டாலும் உடல் எடை அதிகரிக்கும் தன்மை உடையவர்கள். எந்தப் பொருளிலும் ஆசை உடையவர்கள். ஒரு காரியத்தை எடுத்துக்கொண்டால் அதில் பிடிவாதம் உடையவர்கள். பணம் சேர்க்கும் தன்மை உடையவர்கள். குளிர்ந்த தட்ப வெப்பநிலை, நீர் பாங்கான இடங்கள் இவர்களுக்கு ஒத்துக்கொள்ளாது. மென்மையான தோல், மென்மையான கூந்தல், மிருதுவான கண்கள், அதிகம் சப்தம் இல்லாத மெல்லிய குரல், நல்ல கனமான கட்டுக்கோப்பான உடல்வாகு இருக்கும். மூன்று பிரக்ருதிகளையும் வைத்துப் பார்க்கும்பொழுது கபப்

பிரக்ருதி உடையவர்கள். சக்தி கொண்டவர்கள். மெதுவாகச் செயலாற்றும் தன்மை உடையவர்கள். மெதுவாகவே பேசுவார்கள். எண்ணங்களும் சிந்தனையும் மெதுவாக இருக்கும். தன்னிறைவு பெற்றவர்களாக இருப்பார்கள். காமத்தில் மென்மையாக உணர்ச்சி அடையக்கூடியவர்களாக இருப்பார்கள். பெண்களால் அதிகம் விரும்பப்படக் கூடியவர்களாக இருப்பார்கள்.

மனநிலை

பிரியமுடையவர்கள், அன்பு பாராட்டக்கூடியவர்கள், சிறிய சிறிய புற விஷயங்களால் பாதிக்கப்படாதவர்கள், சமநிலை இழக்காதவர்கள், மெதுவாகச் செயலாற்றக்கூடியவர்கள், மெதுவாகப் படிப்பார்கள்; ஆனால் மறக்கமாட்டார்கள். நீண்ட நாட்கள் ஒரு பொருளை நினைவில் வைத்துக்கொள்ளும் ஆற்றல் உண்டு. மன்னிக்கும் தன்மை உண்டு, கருணை உண்டு, எத்தகைய தன்மை உடையவர்கள் என்று நம்மால் கூற முடியாது. நம்பிக்கை மற்றும் விசுவாசம் காணப்படும். கோபம் வராது. பொதுவாக நட்புறவை விரும்புவார்கள். அமைதியை நிலைநிறுத்த விரும்புவார்கள். சஞ்சலப் படமாட்டார்கள். சில நேரங்களில் ஆழ்ந்த சோகத்திற்கு உட்பட வாய்ப்பும் உண்டு.

பொதுவாக வரும் நோய்கள்

ஜலதோஷம், கபக் கட்டு, பீனஸம், மூச்சுமுட்டு, சளி, ஒவ்வாமை, இரத்த நாளங்களில் கொழுப்பு படிதல், தைராய்டு சுரப்பிகள் குறைவாகச் சுரத்தல், உடல் அரிப்பு, உடல் பருமன், சர்க்கரை நோய் போன்றவை பொதுவாக வரும் நோய்களாகும்.

கப பிரக்ருதியின் உணவுகள்

உண் ந்தவை

ப்பு, காரம், கசப்புச் சுவையுள்ள ஆகாரங்கள், ி, கொள்ளு.

ந்த பழங்கள், ஆப்பிள், அத்தி.

ரிக்காய், முள்ளங்கி, பீன்ஸ், பூண்டு, வெண்டைக்காய், ரகள், சோளம், இஞ்சி.

ருங்காயம், பெருஞ்சீரகம், ஓமம், கிராம்பு, சோம்பு, ளகு.

தவிர்க்க வேண்டியவை

- இனிப்பு, புளிப்பு, உப்புச் சுவையுள்ள ஆகாரங்கள்.

- எண்ணெயில் வறுத்தவை.
- உருளைக்கிழங்கு, மாமிசம்.
- நெய், தேங்காய்.
- அரிசி, கோதுமை, பால் (குறைவாகப் பயன்படுத்தலாம்).
- பகல் உறக்கம், அதிக ஓய்வு.

வரும் நோய்கள்

தோல் அரிப்பு, உடல் பருமன், உடலில் வீக்கம், உணவு செரியாமை, இருமல், சளி, வெள்ளைப் போக்கு, தைராய்டு குறைவாக சுரத்தல், கொழுப்பு படிதல் போன்றவை வர வாய்ப்புண்டு.

கபத்துடன் பித்தம் மிகுந்தால் வரும் நோய்கள்

சளியுடன் கூடிய இருமல், நாசரோகம், தோல் நோய்கள்.

கபத்துடன் வாயு மிகுந்தால் வரும் நோய்கள்

குன்மம், மாரடைப்பு, சுவாசகாசம், வலி, இரத்தக் குறைவு, மயக்கம், விக்கல், வயிற்றுப் பொருமல்.

நோய் தவிர்க்கும் வழிகள்

உடற்பயிற்சி செய்வதும் பகல் தூக்கத்தைத் தவிர்ப்பதும் இவர்களுக்கு நன்மை பயக்கும்.

இரட்டைத் தன்மைகள்

ஒரு சிலருக்கு வாதம், பித்தம், கபம் இவற்றில் ஏதாவது ஒன்றின் தன்மை மட்டுமே அதிகமாகக் காணப்படும். அவர்கள் ஒருவிதத்தில் அதிர்ஷ்டசாலிகள். தங்கள் உடல்கூறு பற்றித் திட்டவட்டமாக அறிந்து அதற்கேற்ப நடந்துகொள்ள முடியும். ஆனால் பலருக்கு இரண்டு தோஷங்கள் அதாவது வாதபித்தம், பித்தகபம், வாதகபம் என்று கலந்து காணப்படும். இவர்கள் இரட்டைத் தன்மை கொண்டவர்கள். சில சமயங்களில் ஒரு தோஷத்தின் குணம் மேலோங்கி வரும். ஒற்றைத் தோஷமுள்ளவர்களுக்கு அதிகப் பிரச்சனை இல்லை. ஆனால் நம்மில் பெரும்பாலோர் இரட்டை பிரக்ருதி உடையவர்களே.

வாத பித்தப் பிரக்ருதி

வாத பித்தத் தன்மையுடையோர் வாத தோஷத்தின் படி உஷ்ணத்தை விரும்பினாலும் அவர்களுடைய பித்த குணம்

டாக்டர் எல். மகாதேவன்

அதை அடக்கிவிடும். பித்த குணம், நிறைய சாப்பிடுவதற்குத் தூண்டினாலும் வாத குணம் இருப்பதால் ஜீரண சக்தி நிலையற்றதாக இருக்கும். உடல் தோற்றம் வாத பித்தத் தன்மையை வெளிக்காட்டும். வாதத்தின் சுருளும் பித்தத்தின் நீளமும் கலந்து தலைமயிர் அலை அலையாகக் காணப்படும்.

பிரச்சனை என்று வரும்போது பயமும் கோபமும் மாறி மாறி வரும். அதன் பலனாக ஆத்திரமும் அதிகாரமும் வெளிப்படும். பித்த குணம் அதிகாரத்தைக் கிளப்பும்போது வாத குணம் தன் சக்தியைப் பிரயோகித்து ஐயத்தை எழுப்பிவிடும். எனவே முன்னைவிடப் பலவீனமே வெளிப்படும்.

ஆரோக்கியமான வாத பித்த மனிதர்களுக்கு வாதத்தின் சுயசிந்தனைகளும் பித்தத்தின் செயல்படுத்தும் தன்மையும் இணைந்திருக்கும். வாதத்தின் எளிமையும் பித்தத்தின் வலிமையும் அவர்களின் பொதுக்குணமாக அமைந்திருக்கும். இந்த வலிமையைச் சுய முன்னேற்றத்திற்காகப் பயன்படுத்த வேண்டும். அல்லாவிடில் போதைப் பொருட்களில் நாட்டம் ஏற்பட ஏதுவாகும்.

வாதத்தையோ பித்தத்தையோ தனியாகக் கொண்டவர்களுக்கு இந்தப் பிரச்சனை இல்லை. இரண்டு பிரக்ருதிகளும் இணைந்திருப்பவர்களுக்கு மட்டுமே இந்தப் பிரச்சனை. இனிப்பு சுவை இவர்களுக்கு ஏற்றதாக இருக்கும்.

பித்த கபப் பிரக்ருதி

பித்த கபப் பிரக்ருதி உடையவர்கள் எந்த நிலைமைக்கும் ஏற்றவா[illegible]களை மாற்றிக்கொள்வார்கள். கபத்தின் உறுதியும் பித்தத்தி[illegible]ணைந்து செல்லும் தன்மையும்தான் இதற்குக் காரண[illegible]ாவகையிலும் வெற்றி காண்பவர்கள் பொதுவாகப் பித்த க[illegible]க்ருதி உடையவர்களாகத்தான் இருப்பார்கள். பித்தத்[illegible]யல் வேகமும் கபத்தின் வலிமையும் இதைக் கவனித்[illegible]ாள்கிறது. பித்தத்தின் கோபத்தை, கபத்தின் எச்சரிக்[illegible]ணர்வு அடக்கிவிடுகிறது. கசப்பு, துவர்ப்பு சுவை இவர்க[illegible]ற்றதாக இருக்கும்.

கப வாதப் பிரக்ருதி

வாதமும் கபமும் குளிர்ச்சியோடு சம்பந்தப்பட்டவை. எனவே வாத கப பிரக்ருதி கொண்டவர்கள் கபத்தின் ஆதரவால் தனி வாத பிரக்ருதிகாரர்களைப்போல் அதிக குளிரால் அவதிப்பட மாட்டார்கள். பித்த பிரக்ருதிகளைப்போல் சற்று உயரமாகச் சாதாரண உடல்கட்டுடன் காணப்படுவார்கள். அதிக உஷ்ணம்

இல்லாததால் ஜீரண பிரச்சனைகள் ஏற்படலாம். கபம் கட்டுதல் போன்றவை நேரலாம்.

வாத கப பிரக்ருதி உடையவர்கள் தங்கள் வேலையில் மிகவும் கவனமாக இருப்பார்கள். சற்று அதிகமாக என்றுகூடச் சொல்லலாம். சிந்திக்காமலேயே முடிவுக்கு வந்துவிடுவார்கள். கபத்தின் உணர்ச்சியும் வாதத்தின் தீவிர உழைப்பும் சேர்ந்து அவர்களை உணர்ச்சி மிக்கவர்களாக ஆக்கிவிடும். சிறிய பாதிப்பும் மனதில் ஆழமான விளைவை ஏற்படுத்திவிடும். இவர்களுக்கு எப்போதும் உஷ்ணம் தேவைப்படும். எனவே இனிப்பு, கசப்பு போன்றவற்றைவிட உப்பு, காரம் போன்ற சுவைகளே மிகவும் பிடிக்கும்.

ஸந்திபாத பிரக்ருதி

வாதம், பித்தம், கபம் மூன்றும் சேர்ந்து இருப்பது ஸந்திபாத பிரக்ருதி. இவர்களிடத்தில் நோய் அண்டாது. நோய் வந்தால் சீக்கிரம் போகவும் செய்யாது.

உங்கள் பிரக்ருதியைக் கண்டுபிடிக்க ஒரு சுலபமான வழி

பிரக்ருதியை ஆய்வு செய்வதன் மூலம் நோய்க் காரணங்களைச் சுலபமாகக் கண்டறியலாம். அதன் மூலம் அக்காரணிகளை ஒதுக்கி நோய் வராமல் பாதுகாத்துக் கொள்ளலாம். இரஸாயன சிகிச்சை (காயகல்பம்) மற்றும் வாஜீகரண சிகிச்சை (ஆண்மையைத் தூண்டி நன்மக்களை அளித்தல்) மூலம் ஆரோக்கியத்தை அதிகரிக்கலாம். தன்னுடைய பிரக்ருதி என்ன என்பதை அறிந்து கொண்டால் ஒருவன் தனது தினசரி வாழ்க்கை முறையையும் கால மாற்றத்தின்போது கடைப்பிடிக்க வேண்டிய முறைகளையும் அனுசரித்து அதற்குரிய அறிவுரைகளைக் கடைபிடித்து நோய் வராமல் பார்த்துக்கொள்ளலாம். ஒருவரின் உடல் மற்றும் மனதின் சக்தி, திடசித்தம், உடம்பின் சகிப்புத் தன்மை, நோய் எதிர்ப்புத் திறன் ஆகியவற்றை அறிந்துகொள்ள பிரக்ருதி உதவுகிறது. ஒருவரது பிரக்ருதியைத் தொடர்ந்து ஆய்வதன் மூலம் அவரது உணவு முறை, வாழ்க்கை முறை இவற்றைத் திருத்திக்கொள்ள முடியும். பொதுவாக கப பிரக்ருதி உள்ளவர்கள் அதிகம் சிரமப்படமாட்டார்கள் என ஆயுர்வேதம் கூறுகிறது.

கீழே சில அட்டவணைகள் தரப்பட்டுள்ளன. அவற்றில் உள்ள கேள்விகளுக்கு உங்களுக்குப் பொருத்தமானவற்றை நிச்சயித்து அந்தந்த கட்டத்திற்கான மதிப்பெண் (மார்க்) கொடுங்கள். முதல் கட்டமான 'எனக்குப் பொருந்தாது'

என்பதற்கு *0* மதிப்பெண். அடுத்த கட்டமான ‘எப்போதாவது பொருந்தும்’ கட்டத்திற்கு *1* மதிப்பெண். அடுத்த கட்டமான ‘சிலசமயம் பொருந்தும்’ கட்டத்திற்கு *2* மதிப்பெண்ணும் அதற்கடுத்த கட்டமான ‘அனேகமாகப் பொருந்தும்’ என்பதற்கு *3* மதிப்பெண்ணும் கொடுங்கள். அந்தக் கேள்விக்கு நீங்கள் கொடுத்த மதிப்பெண்ணை அடுத்த கட்டமான ‘மொத்த மதிப்பெண்’ கட்டத்தில் குறித்துக்கொள்ளுங்கள். பின் மொத்த மதிப்பெண்களையும் கூட்டிப்பாருங்கள். எந்தப் பாகத்தில் நீங்கள் அதிகம் மதிப்பெண் எடுத்திருக்கிறீர்களோ அதுதான் உங்கள் பிரக்ருதியாக இருக்கும்.

அது என்ன என்பது ‘குறிப்பு’ பகுதியில் தரப்பட்டுள்ளது.

எல்லாக் கேள்விகளுக்கும் நீங்கள் நலமுடன் இருக்கும் சமயத்தில் உள்ளபடி பதில் அளிக்கவும். மிகவும் நோயுற்ற நேரத்தில் செய்ய வேண்டாம்.

நீண்ட நாள் வாழ்வைப் பொறுத்தே உங்கள் பதில் இருக்கட்டும். தற்போதைய நிலைக்குத் தக்கபடி அல்ல.

உள்ளதை உள்ளபடியே குறிப்பிடுங்கள். உங்களைப் பற்றித் தாழ்வாகவோ மிக உயர்வாகவோ கருதிக்கொள்ள வேண்டாம்.

ஒரு பகுதியில் நீங்கள் குறைந்த மதிப்பெண் எடுத்திருந்தாலும் கவலைப்பட வேண்டாம். ஆயுர்வேத முறைப்படி உங்கள் பிரக்ருதியைக் கண்டுபிடிக்கவே இந்த முயற்சி.

நல்ல அமைதியான மன நிலையில் ஓய்வாக இருக்கும்போது விடைகளைக் குறித்துக்கொள்வது நல்லது.

குறிப்பு

ப... ல் அதிக மதிப்பெண் இருந்தால் வாதம் மிகுதியான பிரக்ரு... ம் 2இல் அதிக மதிப்பெண் இருந்தால் பித்தம் மிகுதிய... க்ருதி. பாகம் 3இல் அதிக மதிப்பெண் இருந்தால் கபம் ப... ன பிரக்ருதி.

ஏத... ஒரு பாகத்திலுள்ள மதிப்பெண் மற்ற பாகத்தைவிட அதிகமா... ந்தால் அந்தப் பாகம் சம்பந்தப்பட்ட பிரக்ருதி என்று எ... க்கொள்ளவும்.

	எனக்குப் பொருந்தாது	எப்போதாவது பொருந்தும்	சிலசமயம் பொருந்தும்	அனேகமாகப் பொருந்தும்	மொத்த மதிப்பெண்கள்
மதிப்பெண்	***0***	***1***	***2***	***3***	
பாகம் 1					
1. எனது உடற்கட்டு மெலிந்திருக்கிறது *2.* சதைப்பற்று மெலிந்துள்ளது *3.* எலும்புகள் மெலிந்தவை. இணைப்புகள் தெளிவாகத் தெரியும் *4.* எவ்வளவு முயன்றாலும் உடல் சதை போடாது *5.* கண்கள் கூர்மையானவை. சிறியவை *6.* தோல் வறட்சியாக இருக்கும் *7.* தோலின் நிறம் கறுப்பு (Dark colour) *8.* முடி கறுப்பாக இருக்கும் *9.* பொதுவாக உஷ்ணமான காலநிலை எனக்குப் பிடிக்கும் *10.* சீக்கிரம் பசி ஏற்பட்டுவிடும். ஆனால் குறைவாகவே சாப்பிடுவேன்					

11. ஒழுங்காக மலம் போவதில்லை. மலம் கட்டியாக உலர்ந்து இருக்கும். மலச்சிக்கல் உண்டு					
12. ஜீரண சக்தி சில சமயம் நன்றாயிருக்கிறது. சில சமயம் இல்லை					
13. ஒரு ஒழுங்கு முறையான வாழ்க்கையை எனக்கு அமைத்துக்கொள்ள முடிவதில்லை					
14. நான் ஓயாத சிந்தனையாளன்					
15. எப்போதும் பரபரப்பாக இருக்கிறேன்					
16. மனதை அடிக்கடி மாற்றிக்கொள்கிறேன்					
17. மனஉளைச்சலின்போது பயமும் கவலையும் ஏற்படுகிறது					
18. நிறைய கனவுகள் ....கிறேன்					
19. ...., புளிப்பு, உப்பு ....ள ஆகாரங்கள்					
20. ....த் தீனி ச.... ....து எனக்குப் பி....					
21. கை.... ....கள் குள.... ....ருக்கின்றன					
22. காய....ல் வரும்போது உடல் வலியும் இருக்கிறது					

23. லேசான உறக்கம்தான் வருகிறது					
24. எனக்காகப் பணம் செலவு செய்வதைப் பற்றி நான் கவலைப்படுவதில்லை					
25. நகங்கள் விரைவில் உடைந்துவிடுகின்றன					
26. மனதில் மாறிமாறி ஒரு விருப்பும் வெறுப்பும் தோன்றுகிறது					
27. கை கால்களில் வெடிப்புகள் அதிகம் இருக்கின்றன					
28. நண்பர்களை அடிக்கடி மாற்றிக் கொள்கிறேன்					
29. உடல் உறவுபற்றி வித விதமான கற்பனைகளும் எண்ணங்களும் உண்டு					
30. நாடித்துடிப்பு வேகமாக அடிக்கிறது. லேசாக இருக்கிறது. அடிக்கடி மாறுகிறது.					
மொத்த மதிப்பெண்கள்					

	எனக்குப் பொருந்தாது	எப்போதாவது பொருந்தும்	சிலசமயம் பொருந்தும்	அநேகமாகப் பொருந்தும்	மொத்த மதிப்பெண்கள்
மதிப்பென்	0	1	2	3	
பாகம் 2					
1. என் உடல் நன்கு கட்டமைந்தது					
2. நான் சராசரி உயரம்					
3. என் உடல் அமைப்பு சாதாரணமானது (அ) நடுத்தரமானது.					
4. நான் நினைத்தால் என் எடையைக் கூட்டவோ குறைக்கவோ முடியும்					
5. என் பார்வை கூர்மையானது. கண்கள் லேசான பழுப்பு அல்லது சாம்பல் நி காணப்படும்					
6. தே த யிலும் எ ப் பசை இ					
7. நா நிறம். வெ அலைந்தால் தே வந்துவிடுகிறது					
8. தலை டி எண்ணெய்ப் பசையுடையது. லேசாக அழகாக இருக்கிறது. சீக்கிரம் நரைத்து விடுகிறது					

ஆயுர்வேதத்தின் அடிப்படைகள்

9. நல்ல காற்றோட்டமான குளிர்ந்த இடம் பிடிக்கும்					
10. நல்ல பசியுள்ளபோது உணவு கிடைக்கா விட்டால் எரிச்சல் அடைகிறேன்					
11. எளிதாக மலம் கழிக்கிறேன். தினசரி ஒன்றிரண்டு தடவை, மிருதுவாக எண்ணெய்ப் பசையுடன் மலம் வெளியாகிறது					
12. நல்ல ஜீரணசக்தி உண்டு					
13. திட்டமிட்ட நடை முறையை விரும்புகிறேன்					
14. உணர்ச்சிகள் சிதறிப் போகாமலிருக்க உடல் பயிற்சிகள் உதவுகின்றன					
15. விளையாட்டுப் போட்டிகளில் பங்கெடுக்க விருப்பமுண்டு					
16. எண்ணங்களைப் பிறருடன் பகிர்ந்து கொள்வேன்					
17. அழுத்தமான சூழ்நிலையில் கோபமும் எரிச்சலும் ஏற்படுகிறது					
18. அழகிய கனவுகள் காண்கிறேன். விழித்த பின்பும் அவை நினைவில் இருக்கின்றன					
19. என் கருத்துக்களையும் உணர்ச்சிகளையும் அழுத்தமாக வெளியிடுவேன்					

20. இனிப்பு, துவர்ப்பு, கசப்பு சுவையுள்ள உணவுகள் பிடிக்கும்					
21. உடல் நலமில்லாதபோது உடம்பில் உஷ்ணம் அதிகரிக்கிறது. சிவந்த தடிப்புகள் தெரிகின்றன					
22. தூக்கமின்மை அதிகமாகப் பிடிக்கும்					
23. நல்ல காரியங்களுக்கு பணத்தைத் தாராளமாகச் செலவிடுவதும் அவசியமான பொருட்களை வாங்குவதும் நல்லது என நினைக்கிறேன்					
24. நகங்கள் மிருதுவாக ஆனால் வலுவாக இருக்கின்றன					
25. சீக்கிரம் வியர்த்து விடுகிறது					
26. வாய்ப்புண் அதிகமாக [illegible]து					
27. [illegible], கால்களும் சற்று [illegible]வ இருக்கின்றன					
28. ஒ[illegible]ப்பாட்டின் கீழ் உட[illegible]வுகொள்கிறேன்					
29. நாடி[illegible]டிப்பு பொதுவாக இரு[illegible]					
30. மனநிலையை ஸ்திரமாக வைத்துக் கொள்ள விரும்புகிறேன்					
மொத்த மதிப்பெண்கள்					

	எனக்குப் பொருந்தாது	எப்போதாவது பொருந்தும்	சிலசமயம் பொருந்தும்	அநேகமாகப் பொருந்தும்	மொத்த மதிப்பெண்கள்
மதிப்பெண்	*0*	*1*	*2*	*3*	
பாகம் 3					
1. எனக்கு நல்ல உடல்வாகு உள்ளது					
2. சற்று குண்டாக இருக்கிறேன்					
3. எலும்புகள் கனமாக இருக்கின்றன					
4. எடை சீக்கிரம் அதிகரித்துவிடுகிறது					
5. எனக்கு பெரிய அழகிய கண்கள், மற்றும் அடர்த்தியான புருவங்கள் உள்ளன					
6. தோல் கனமாக எண்ணெய்ப் பசையுடன் சற்றுக் குளிர்ந்து இருக்கிறது					
7. தோல் மெதுவாக, சீராக இருக்கும்; மற்றவர்களை விட நீண்ட நேரம் குளிர்ந்து இருக்கும்					
8. முடி அடர்ந்து அலை அலையாகச் சிறிது எண்ணெய்ப் பசையுடன் கறுப்பாக இருக்கும்					
9. அதிக புழுக்கமில்லாத எந்தச் சூழ்நிலையும் எனக்குப் பிடிக்கும்					

10. நன்றாகச் சாப்பிடுவேன். நல்ல பசியுண்டு. ஒரு வேளை சாப்பிடாவிட்டாலும் பிரச்சனை இல்லை						
11. மலம் ஒழுங்காக கழிக்கிறேன். கட்டியாகக் கனமாகப் போகிறது						
12. ஜீரணம் நன்றாயிருக்கிறது. சில சமயம் மந்தம் உள்ளது						
13. காலமுறைப்படி நான் உழைக்கிறேன்						
14. எனது வேலை அல்லது திட்டங்களைச் சீராக நடத்திச் செல்கிறேன்						
15. ஓய்வை நன்கு அனுபவிக்கிறேன்						
16. உணவுக் கட்டுப்பாட்டை விட உடற்பயிற்சிகளே என் எடையைக் கட்டுப் ...டல் வைத்திருக்கிறது						
17. ச... களையும் எ... களையும் ெ... க மாற்றிக் ெ... ாட்டேன்						
18. ே... ன நிலைகளைத் த... விடுவேன்						
19. ச... காரம், துவர்ப்பு சு... ள்ள உணவுகள் பி... ம்						
20. எனது உணர்ச்சிகள் நேரானவை, நம்பிக்கையானவை. விரைவில் மாறாதவை						

ஆயுர்வேதத்தின் அடிப்படைகள்

21. நல்ல சத்தான உணவுகளை விரும்புகிறேன்					
22. உடல் நலமில்லாத போது ஜலதோஷமோ கபமோ ஏற்படுகிறது					
23. நல்ல ஆழ்ந்த தூக்கம் வருகிறது					
24. பணத்தைச் சேமிப்பது சுலபமாயிருக்கிறது					
25. நகங்கள் கட்டியாக வலுவாக இருக்கின்றன					
26. பொதுவாகக் குறைவாகவே வியர்க்கிறது					
27. அடிக்கடி தாகம் ஏற்படுவதில்லை					
28. நாடித் துடிப்பு லேசாகவும் மெதுவாகவும் இருக்கிறது					
29. கைகளும், கால்களும் குளிர்ந்து இருக்கின்றன					
30. உடல் உறவு திருப்திகரமாக இருக்கிறது					
மொத்த மதிப்பெண்கள்					

முடிவுரை

உடலமைப்புகள் மாறாது, ஆனால் கண்ணோட்டம் மாறும். இப்போதுள்ள உங்கள் உடலமைப்பைக் கணக்கிட்டு உங்கள் பிரக்ருதியைத் திட்டமிடுங்கள்.

ஒவ்வொரு மனிதருக்கும் உள்ள உடலமைப்பும் மனநிலையும் அவருக்கு மட்டுமே உரித்தானவை. அதைப் போன்று இன்னொருவரிடம் இருக்கும் என்று எதிர்பார்க்க முடியாது. இந்தக் கணக்கிடுதல் உங்கள் நல்வாழ்க்கைக்காக ஒரு அஸ்திவாரம் அமைப்பதுதான். அஸ்திவாரம் பலமாக இருந்தால் கட்டிடமும் உறுதியாக இருக்கும்.

உங்கள் பிரக்ருதியைக் கண்டுபிடித்துவிட்டு, அதற்கான முன்பு கூறியுள்ள உணவுமுறைகளையும் ஒருமுறை படியுங்கள்.

பிரக்ருதி ஒரு நவீன கண்ணோட்டம்

மேற்கத்திய விஞ்ஞானிகளின் திசு சாஸ்திரத்தை ஆதாரமாகக் கொண்டும், உடலில் காணப்படுகின்ற மூன்று திசுக்களை ஆதாரமாக வைத்தும், அவற்றை சரீர மனோ பிரக்ருதிகளுடன் ஒப்பிடலாம். இந்த திசுக்கள் *Ectoderm, Misoderm, Endoderm* என்று அழைக்கப்படும். நாம் பிரக்ருதி என்று சொல்லுகின்ற உடல், மனத்தன்மையை இந்த திசுக்கள் நிர்ணயிக்கின்றன. நாம் மனிதர்களை *Ectomorph, Mesomorph, Endomorph* என்று பிரிக்கலாம். சுக்ரமும் சோணிதமும் கர்ப்பாசயத்தில் சேரும்பொழுது கர்ப்பம் உண்டாகிறது. நான்காவது முதல் எட்டாவது வாரம்வரை இந்த கர்ப்பமானது பல பரிணாமங்களை அடைகிறது. திசுக்கள் பலமுறையில் பிரிவுபட்டு மூன்று சவ்வுகளாக உருவெடுக்கிறது. அவற்றை *Ectoderm, Mesoderm, Endoderm* என்று குறிப்பிடுகிறோம்.

எக்டோடெர்மல் *(Ectodermal)* திசுவானது நம்மைப் புற உலகுடன் தொடர்புடையதாக்குகிறது. மத்திய நரம்பு மண்டலம், கைகால்களின் நரம்புகள், புலன் இயக்கம், கண், காது, மூக்கு, தொடு ர்வு, முடி, நகம், பிட்யூட்டரி சுரப்பிகள், வியர்வைச் சுரப்பி ல்லின் இனாமல் போன்றவை இதனால் ஏற்படுத்தப் படுகி

ம ர்மல் *(Mesodermal)* திசுவானது இணை திசுக்களை உருவா ாங்குகிறது. இதில் இரத்த மண்டலம், இருதயம், இரத்த கள், சுத்த இரத்தக் குழாய்கள், அசுத்த இரத்தக் குழாய்க ண் ஆண் ஜனன உறுப்பு இயக்கம், சிறுநீரகங்கள், பெண் சி முட்டை, ஆண் விதைகள், மண்ணீரல், சுரப்பிகள், தசைகள், ம்புகள், எலும்புகளுக்கிடையில் உள்ள சவ்வுகள், தசை நார்கள் போன்றவை இதில் அடங்குகின்றன.

எண்டோடெர்மல் *(Endodermal)* லேயர் திசுக்கள் என்பது கோஷ்டத்தை நிர்ணயிக்கிறது. அதாவது குடல் பகுதியை நிர்ணயிக்கிறது. மேலும் தைராய்டு, பேரா தைராய்டு, கல்லீரல், கணையம், நுரையீரலில் உள்ள சவ்வுகள், காதின் உட்புறமுள்ள

சவ்வு, *Eustation tube* எனும் தொண்டையிலிருந்து காதுக்கு செல்லும் குழாய் போன்றவை இதனால் உருவாகின்றன. இந்த மூன்று திசுக்களும் உடலில் சமஅளவில் காணப்படுவதில்லை. சிலருக்குத் தசை பிடிப்பு அதிகமாகக் காணப்படுகிறது. சிலர் புறச்சூழலுக்கு தாக்கம் உடையவர்களாகக் காணப்படுகிறார்கள். சிலருக்கு கொழுப்பு அதிகமாகக் காணப்படுகிறது. சிலர் பருத்துக் காணப்படுகிறார்கள். எனவே மனிதர்களை இந்த மூன்று திசுக்களில் எது ஆதாரமாக அதிகமாக உள்ளதோ அதை வைத்து நாம் பிரிவுபடுத்தலாம்.

- *Ectoderm* சவ்வானது அதிகமானால் ஒரு மனிதனுக்கு நரம்பு மண்டல இயக்கம், *sympathetic* நரம்பு மண்டல இயக்கம், அபதர்ப்பணம் எனும் தாதுக்ஷயம் *(catabolism)* போன்றவை ஏற்படும்.
- *Mesoderm* சவ்வு அதிகமாகப் பரிணாமம் அடைந்தவர்களுக்கு தசைகளின் செயல்பாடுகள், இரத்த நாணங்களின் செயல்பாடுகள் அதிகமாக இருக்கும்.
- *Endoderm* திசு அதிகமாக செயல்பட்டவர்களுக்கு உணவின் செரிப்புத் தன்மை, செரித்த வஸ்துவை உடல் ஏற்றுக்கொள்ளுதல், இதனால் உடல் புஷ்டியடைதல் போன்றவை காணப்படும்.

முதலில் கூறியவர்களை *Ectomorph* பிரிவினர் என்றும், இரண்டாவது வகையினரை *Mesomorph* பிரிவினர் என்றும், மூன்றாவது வகையினரை *Endomorph* பிரிவினர் என்றும் அழைக்கலாம்.

சைக்கோ சொமாடிக் என்று கூறுவார்கள். சொமட்டோ என்றால் அது நமது உடலைக் குறிக்கும். *Somato typing* என்று ஆங்கிலத்தில் ஒரு பதம் உண்டு. உடலை மென்மையானது, நடுத்தரமானது, பருத்தது, உயர்ந்தது, குள்ளமானது என்றெல்லாம் பிரிப்பார்கள். இந்த நிலையை வைத்து கருவளர்ச்சியை குறிப்பிடமுடியும். இது குறித்து *Dr. William Sheldon, Dr. Robert Woller* போன்றவர்கள் நன்றாக ஆராய்ந்து கட்டுரைகள் எழுதியுள்ளார்கள். Dr. உல்லர் எழுதிய புத்தகத்தில் உடற்கூறு, இரசாயன மாற்றம், மன நிலை, உணர்வு நிலை போன்றவற்றை ஒரோர் உடல் மனத்தன்மைக்கும் கூறியுள்ளார். இவை நம் ஆயுர்வேதத்தில் கூறும் வாத பித்த கப பிரக்ருதிகளுடன் தொடர்புடையதாகக் காணப்படுகின்றன. எக்டோமார்ப், மீசோமார்ப், எண்டோமார்ப் ஆகியவையே வாத பித்த கபங்களாக உருவெடுத்துள்ளன. இவற்றை எவ்வாறு இணைத்துப் பார்ப்பது என்பதை நாம் ஆராய்வோம்.

எக்டோமார்பிற்கு வரும் நோய்கள்

இருதயப் படபடப்பு நோய், தைராய்டு சுரப்பி அதிகமாக சுரக்கும் தன்மை, வயிற்று வலி, மூட்டு வாதம், நரம்புத் தளர்ச்சி, இருதயத் துடிப்பு பாதிப்பு நோய், இரத்தக் கொதிப்பு, மாதவிடாய் வலி, இரத்த நாளங்கள் அழற்சி, இரத்த வாதம், அசுத்த இரத்தக் குழாய் நோய் போன்றவை.

எக்டோமார்பின் குணாதிசயங்கள்	**வாதத்தின் தன்மை**
மென்மையான உடல் வாகு	மெலிந்த உடல் வாகு, வெளியே தெரிகின்ற மூட்டுக்கள்.
சுருங்கிய உடல், கூடு போன்ற மார்பகம்	கூடு போன்ற மார்பகம், குளிர்ந்த கைகள், கால்கள்.
குறுகிய வெளியில் தெரிகின்ற புஜங்கள்	வறட்டு முடி, விஷயங்களை உடனே புரிந்துகொள்ளுதல், உடனே மறத்தல், பரபரப்பு
நீண்ட குச்சி போன்ற கை, கால்கள்	கற்பனையில் மிதத்தல், யதார்த்தத்தில் வாழ இயலாமை,
வெளியே தெரிகின்ற மு[illegible]கள், மென்மை, உ[illegible] வசப்படும் தன்மை, கு[illegible]ங்களில் அடிக்கடி ம[illegible]தன்மை, வ[illegible]ங்க இயலாமை, உற[illegible]றவு, கு[illegible] வலை செய[illegible] சோர்வு.	உறக்கமின்மை, உறக்கமின்மையால் அவதி.

வாதத்[illegible] வரும் நோய்கள்

ந[illegible]ண்டல நோய்கள், இரத்தக் கொதிப்பு நோய், மனப் பரபரப[illegible]நாய், தசை இறுக்க நோய், உறக்கமின்மை, ஜீரண மாறுபாடு, [illegible]கை கால்களில் வலி.

மீசோமார்பில் வரும் நோய்கள்

வயிற்றுப்புண், கணையப்புண், குடல் புண், சிறுகுடல் புண், பெருங்குடல் புண், வயிற்றுப்போக்கு, வாந்தி, அழற்சி.

மீசோமார்பின் குணாதிசயங்கள்	பித்தத்தின் குணாதிசயங்கள்
நீண்ட தீர்க்கமான எலும்புக் கூடுடன் சேர்ந்த உடல் வாகு, தசை பிடித்தம், பெரிய புஜங்கள், அகண்ட மார்பகம்	மத்தியமமான உடல் வாகு, மத்தியமமான தசைபிடித்தம், நல்ல பசி
சக்தி மான்	புத்திமான்
விளையாட்டில் ஆர்வம், செயல்திறன் மேம்பாடு, சாதனை செய்வதில் விருப்பம், எல்லோரிடமும் அன்பு பாராட்டுதல்.	விவாதி, தைரியவான்.

பித்தத்தினால் ஏற்படும் நோய்கள்

ஜீரண மண்டலக் குறைபாடுகள், ஜீரண மண்டலக் கோளாறு, தோல் நோய்கள், முகப்பரு, பல்லில் இரத்தம் கசிதல், மஞ்சள் காமாலை, மூர்ச்சை.

எண்டோமார்பினால் வரும் நோய்கள்

சளி, கசிவுடன் வரும் தோல் நோய்கள், ஒவ்வாமை, ஆஸ்துமா நோய், உடலில் நீர் படிதல், பித்தக் கட்டு, பித்தப்பையில் கல், இருதய துடிப்பு குறைவு, தைராய்டு குறைவாக சுரத்தல், சிறுநீரகம் வழியாக புரதம் வெளியேறுதல், சைனஸ் தலைவலி.

எண்டோமார்பின் குணதிசயங்கள்	கபத்தின் குணாதிசயங்கள்
மிகப்பெரிய உடல்வாகு, கனமான கழுத்துக்கள், உருண்டு திரண்ட கைகள், வட்ட முகம்	ஸ்தூலமான உடல் வாகு
உடல் பருமன் பருமன்	இலகுவான உடல் அடையும் தன்மை
மன அமைதி, மனப்பதற்றம் குறைவு, அழுத்தமான சூழ்நிலையிலும் மனதின் ஒருமுகத் தன்மையை இழக்காமை, பொறுமை	சாந்தியான மனம், போதுமென்ற மனநிலை, பொறுமை.

இலகுவாக உடலில் கொழுப்பு படிதல்	அமைதியான உடல் நிலை, நோய்எதிர்ப்பு சக்தி அதிகமான நிலை, எடையைத் தூக்கிக் கொள்வதில் ஆற்றல்

கபத்தினால் வரும் நோய்கள்

அடிக்கடி ஜலதோஷம் பிடித்தல், ஒவ்வாமை, உடல் பருமன், மந்த நிலை, மூச்சு முட்டு நோய்கள் போன்றவை.

மற்றொரு கண்ணோட்டம்

நரம்பு மண்டலங்களை ஆதாரமாகக் கொண்டு நாம் மக்களின் பிரக்ருதிகளை இருவிதமாகப் பிரிக்கலாம். நரம்பு மண்டலம் *sympathetic* என்றும் *Para sympathetic* என்றும் இருவகையாகப் பிரிக்கப்படுகிறது. (தன்னிச்சை செயலற்ற நரம்பு மண்டலமாக இது இருக்கிறது.) நமது உடலை ஒரு நீண்ட குழாயாக நாம் கருதலாம். உடலின் வெளிப்புறமாகிய சாகம் அதாவது தோல், நரம்பு மண்டலம், மேலுறுப்புகள் போன்றவையும், உள்ளுறுப்பாகிய ஜீரணப்பையையும் குறிப்பிடலாம். உடலின் வெளிப்பகுதியானது எக்டோடர்மல் திசுவினால் ஆனது. உள்பகுதியானது எண்டோடர்மல் திசுவினால் உருவானது; இரண்டுக்கும் நடுவில் உள்ள தசை இணக்க திசுக்கள் போன்றவை மீஸோடர்மல் திசுவினால் ஆனது. உடலின் வெளிப்புறமாகிய எக்டே [illegible] மல் திசு *Sympathetic* நரம்பு மண்டலத்தினால் இயக்க [illegible] றது. உடலின் உள்திசுவாகிய எண்டோடர்மலை *Para syn* [illegible] *erve system* இயக்குகிறது. உடலின் நடுத்திசுவாகிய மீஸோ [illegible] திசு நரம்புமண்டலத்தால் இயக்கப்படுகிறது. ஒரு திசுவா [illegible] க்குவிக்கப்பட்டால் மற்றது மங்கும் தன்மையைப் பெறுசி [illegible] டோடர்மல் திசுக்கள் தூண்டப்படும்பொழுது எண்டே [illegible] ல் திசுக்கள் அமைதியடைகின்றன. இதனால் தோஷ [illegible] பம் எனும் *Homeostasis* உருவாகிறது.

அ [illegible] செயல்பாடு – இந்த இரண்டுமே ஒரு மனிதனுடைய வாழ்க் [illegible] இருக்கின்றன. அமைதி கபத்தைக் குறிக்கிறது. செயல்ப [illegible] ாதத்தைக் குறிக்கிறது. இரண்டுக்கும் இடைப்பட்ட சமநிலையைப் பித்தம் நிர்ணயிக்கிறது. இதையே ஆரோக்யம் என்று சொல்கிறோம். இருதயம் துடிக்கிறது, பின்பு ஓய்வெடுக்கிறது. தசை இறுகுகிறது, பின்பு நெகிழ்கிறது. நாம் விழித்திருக்கிறோம், பின்பு உறங்குகிறோம்.

மனம், உணர்வு, உடல் அழுத்தம் போன்றவை *sympathetic* நரம்பு மண்டலத்தால் அதிகரிக்கப்படுகின்றன. இந்த நிலையில் உள்ளூறுப்புக்களுடைய செயல்பாடுகள் தடுக்கப்படுகின்றன. ஜீரணம் மந்தமாக்கப்படுகிறது. நாம் சாப்பிடும்பொழுதும் உறங்கும்பொழுதும் தசைகள் நெகிழ்கின்றன *(Relaxation).*

இந்த நேரத்தில் உள்ளூறுப்புகளின் தசைகள் தூண்டப் படுகின்றன. நாம் பயத்தினால் ஓடிக்கொண்டிருக்கும்பொழுது ஒருசில பரிணாம மாற்றங்கள், வேதியல் மாற்றங்கள் உடலில் நடக்கின்றன. இந்தநிலையில் *sympathetic* செயல்பாடுகள் ஜீரண மண்டலத்திலிருந்து தசை மண்டலத்திற்குப் பாய்கிறது. *Adrenalin* சுரக்கிறது. இந்த *sympathetic* நரம்பு மண்டலம் உடலிலுள்ள எல்லாச் செயல்பாடுகளையும் குறைக்கிறது. இருதயம், தைராய்டு, அட்ரினல், ஜீரண வாயில் போன்றவற்றைத் தவிர இருதயத் துடிப்பு அதிகரிக்கிறது, மூச்சுத் துடிப்பு அதிகரிக்கிறது. அன்னப் பரிணாமம் அதிகரிக்கிறது. குடலின் செயல்பாடு குறைகிறது. நரம்பு மண்டலம் அதிகமாக வேலை செய்யும்பொழுது அட்ரினல் சுரப்பி சுரக்கப்படுகிறது. இதனால் *epinephrine / nor epinephrine* போன்ற ஹார்மோன்கள் உருவாகின்றன. இது கோஷ்டத்தின் செயல்பாடுகளை மந்தம் செய்கிறது. இரத்த நாளங்களைச் சுருங்கச் செய்கிறது. இருதயத்தின் செயல்பாடுகளை அதிகரிக்கிறது. இதை வாதத்தின் ஒரு நிலையாக நாம் கருதலாம். நமது உடல் தளர்ந்து இருக்கும்பொழுது எதிர்ப்பதமான நிலை ஏற்படுகிறது. *Para sympathetic* செயல்பாடுகள் அதிகரிக்கிறது. இருதயத் துடிப்பு குறைகிறது. பரிணாம நிலை குறைகிறது. கண்ணின் கருவிழி சுருங்குகிறது. ஜீரணம் அதிகரிக்கிறது. குடலின் ஓட்டம் அதிகரிக்கிறது. *Para sympathetic* செயல்பாடுகள் அனைத்தும் அதிகரிக்கின்றன.

இருதயம், தைராய்டு, அட்ரினல், ஜீரண மண்டல நாளம் போன்றவற்றில் *sympathetic* செயல்பாடு அதிகரிப்பதின் அறிகுறிகள்:

- கண்ணின் கருவிழி விரிவடைகிறது.
- கண் வெளியே வருகிறது.
- ஜீரண மண்டல உறுப்புகள் குறைவாக சுரக்கின்றன. எச்சில் குறைவாக ஊறுகிறது.
- கண்ணில் கண்ணீர் குறைகிறது.
- மூக்கில் மற்றும் தொண்டையில் சளி குறைகிறது.
- ஜீரணம் தாறுமாறாகிறது.
- குடலின் ஓட்டம் குறைகிறது. குடல் செயல்பாடு குறைகிறது. மலச்சிக்கல் ஏற்படுகிறது.

- சிறுநீரகப் பைக்கு வெளியே உள்ள வாய்முகம் சுருங்குகிறது.
- அட்ரினல் சுரக்கிறது, பரிணாம நிலை அதிகரிக்கிறது.
- தைராய்டு சுரப்பி அதிகரிக்கிறது, நடுக்கம் ஏற்படுகிறது.
- சிறுநீர் போவது குறைகிறது.
- நாடித்துடிப்பு அதிகரிக்கிறது.

Para sympathetic nerve system – செயல்பாடு அதிகரித்தால்

- கண்ணின் கருவிழி சுருங்குகிறது. கண்கள் நெகிழ்கின்றன.
- ஜீரண சுரப்பிகள் அதிகமாகச் சுரக்கின்றன.
- கண்ணீர் அதிகமாகச் சுரக்கிறது.
- மூக்கு மற்றும் தொண்டையிலிருந்து சளி அதிகமாக சுரக்கிறது. ஆனால் சீரான உணவு செரிமானம் நடக்கிறது.
- குடலின் ஓட்டம் சீராக உள்ளது.
- பெருங்குடல் அசைவு சீராக உள்ளது.
- சிறுநீரக முகம் நெகிழ்கிறது.
- அட்ரினல் சுரப்பி குறைகிறது.
- தைராய்டு சுரப்பியின் செயல்பாடு குறைகிறது.
- பரிணாம நிலை குறைகிறது.
- நரம்பு மண்டலம் அமைதியாகிறது.
- நாடித்துடிப்பு குறைகிறது.
- மூச்சுப்பாதையில் உள்ள சுரப்பியின் செயல்பாடுகள் அதிகரிக்கின்றன.
- [illegible]த்தில் சர்க்கரையின் அளவு அதிகரிக்கிறது.

நா[illegible]தரை *sympathetic dominant* என்றும் *para sympathetic domina*[illegible]ம் பிரிக்கலாம். *sympathetic* நிலை அதிகமாக உள்ள[illegible]ாதம் அல்லது *ectoderm* நிலையை சார்ந்தவர்கள். *Sympath*[illegible]ும் *para sympathetic* சமநிலையில் கொண்டுபோகக் கூடியவ[illegible]ித்தம் அல்லது *Mesoderm* நிலையைச் சார்ந்தவர்கள். *Para sym*[illegible] *dominant* நிலையைச் சார்ந்தவர்கள் கபம் அல்லது *endoderm* [illegible]லயைச் சார்ந்தவர்கள்.

உடல் நிலை

- வாதநிலை எக்டோமார்ப் *Sympathetic* நரம்பு மண்டலச் செயல்பாடு

- பித்த நிலை மீசோமார்ப் *Sympathetic para sympathetic* சம நிலை
- கபம் எண்டோமார்ப் *Para sympathetic dominant*

இதில் வாதத் தன்மையுள்ளவர்கள் நரம்பு மண்டலத் துடிப்புத் தன்மையுள்ளவர்களாகக் காணப்படுவார்கள். பித்தத் தன்மையுடையவர்கள் உஷ்ணத் தன்மையுள்ளவர்களாகவும், வலுவான ஜீரண சக்தியைப் பெற்றவர்களாகவும் காணப்படு வார்கள். கபத்தன்மையுடையவர்கள் பொறுமை மிக்கவர்களாகக் காணப்படுவார்கள்.

ரஸாயனம்

ரஸாயனம் (மூப்பு அடையாமல் காத்தல்) இந்திய மருத்துவப் பாரம்பரியத்தில் அவசியமான ஆராய்ச்சிக்குரிய விஷயமாகவும் இருந்து வருகிறது. சித்த மருத்துவத்தில் முக்கியப் பிரிவான காய கல்பமும், ஆயுர்வேதத்தில் காய கல்ப முறைகளும் இதற்கு உதாரணமாகும். சித்த மருத்துவத்தில் அற்புதமான ரஸாயனங்கள் உள்ளன. சித்தர்கள் பாதரஸத்தைக் கையாண்டு மூப்பு எனும் வயோதிகத்தைத் தள்ளிப் போட்டார்கள். அகத்தியர், பாபாஜீ போன்றவர்கள் கல்ப முறையைக் கையாண்டு இருக்கலாம். ஆனால் இதனை நமக்குச் சொல்லித் தரவோ அல்லது இதை அறிந்துகொள்ளும் இறையாற்றலோ இல்லை. ஆனால் இதில் உண்மை இருக்கிறது என்ற நம்பிக்கை மட்டும் இருக்கிறது.

ஸாயனம் என்ற வார்த்தைக்கு உரம் என்று
மெ ர் கூறலாம். உயிருக்கு உரம், உடலுக்கு
உ எதிற்கு உரம் தருவதே ரஸாயனம் ஆகும்.
ர ம் என்ற வார்த்தையில் ரஸம் என்றும்,
அ என்றும் இரு பதங்கள் உள்ளன. ரஸம்
எ சால் மருத்துவப் பாரம்பரியத்தில் பல
பெ களை நமக்கு உணர்த்துகிறது. மூலிகைகளின்
சா ரஸம் அல்லது ஸ்வரஸம் என்கிறோம்.
சா ட்டில் நாம் உண்டு மகிழ்வதையும் ரஸம்
என றாம். அறுசுவைகளையும் நாம் ரஸம்
என றோம். நாட்டியத்தில் நவரஸம் என்ற வார்த்தை பயன்படுத்தப்படுகிறது. இரஸ வாதத்தில் பாதரஸத்தை ரஸம் என்று அழைக்கிறார்கள்.

ரஸம் என்ற வார்த்தைக்குச் சுவையானது என்று பொருள். ஏழு தாதுக்களில் முதன்மையானது ரஸம் ஆகும். இந்த ரஸமானது நாம் சாப்பிடுகின்ற உணவிலிருந்து உருவாகிறது. இவ்வாறு உருவாகின்ற ரஸ தாதுவானது இரக்தம், மாம்ஸம் போன்ற பிற ஏழு தாதுக்களை உருவாக்கி ஒரு மனிதனுடைய சரீரத்தைத் தாங்குகிறது. இந்த ரஸம் இரக்தமாக மாறுவதற்கு அக்னி எனும் ஜீரண சக்தி சரியாக வேலை செய்ய வேண்டும். இந்த ரஸம் செல்லும் பாதையும் மாசு அற்றதாக குற்றமற்றதாக இருக்க வேண்டும்.

அயனம் என்ற வார்த்தை தடையற்ற பாதையினைக் குறிக்கும். இராம அயனம், கிருஷ்ண அயனம், உத்திர அயனம், தக்ஷிண அயனம் என்று குறிப்பிடுகிறோம். இராமன் சென்ற பாதை இராமாயணம் என்று அழைக்கப்படுகிறது. அதைப்போல் கல்பம் என்ற சொல்லும் ரஸாயனத்தைக் குறிக்கும் சொல்லாகும். காயம் என்ற வார்த்தை அக்னியைக் குறிப்பது.

எல்லா நாட்டிலும் மூப்பைத் தடுப்பது, மூப்பிலிருந்து விடுபடுவது, மூப்பைத் தள்ளிப் போடுவது போன்றவை ஒரு மருத்துவ ஆராய்ச்சியாகவே இருந்து வந்திருக்கின்றது. நமது சித்தர்களும் ரிஷிகளும் இதை ஒரு விஞ்ஞான ஆராய்ச்சியாகவே மேற்கொண்டு வந்தார்கள். காய கல்ப முறையினால் வயோதிகத்தை மாற்ற முடியும் என்றும், இளமையை நிலைநிறுத்த முடியும் என்றும் அவர்கள் நம்பினார்கள். வயது ஆக ஆக உடல்நலம் குறைகிறது. பலம் குறைகிறது. நினைவாற்றல் குறைகிறது. அழகு குறைகிறது. ஆதலால் இவற்றை நிலைநிறுத்திட ரஸாயன சிகிச்சைகளை மேற்கொண்டார்கள்.

வாழ்நாளை அதிகரித்தல் சித்தர்கள் மற்றும் ரிஷிகளின் கொள்கையாக இருந்தது. வரலாற்றுச் சான்றிதழ்களின்படி அதிகபட்சமாக ஒரு நபர் 122 வருடங்கள் 164 நாட்கள் வாழ்ந்தார். இவர் பிரெஞ்சு தேசத்தைச் சேர்ந்த ஒரு பெண்மணி; இவருடைய பெயர் ஜானி கால்மண்ட் என்பதாகும். ஒரு மனிதன் அதிகப்பட்சமாக 115 முதல் 120 வருடங்கள்வரை வாழ்ந்ததாக வரலாற்று ஆவணங்கள் தெரிவிக்கின்றன. வாழ்நாளை நீட்டிப்பதற்கு முடியும் என்று நடைமுறை ஆராய்ச்சிகள் தெரிவிக்கின்றன. போஷாக்கான ஆகாரங்கள், உடற்பயிற்சி, தடுப்பூசி போன்றவற்றையெல்லாம் வைத்து வாழ்நாளை நீட்டிக்க செய்ய முடியும் என்ற கருத்து காணப்படுகிறது.

சில விலங்குகளின் வாழ்நாள் விபரம்.

விலங்குகள்	**வருடங்கள்**
• பூனை	*34*
• நாய்	*29*
• யானை	*78*
• குதிரை	*62*
• எலி	*4*
• ஆமை	*188*
• திமிங்கலம்	*110*

மரங்கள் 5000 வருடங்கள்வரை உயிர்த்திருந்ததாக சான்றுகள் உள்ளன.

எதிர்வரும் காலங்களில் *Stemcell* ஆராய்ச்சி *(Nano technology)* மூலம் பல விஷயங்கள் சாத்தியப் படலாம்.

பழைய காலத்தில் சீன அரசர்கள் பல இளைஞர்களை ஜப்பான் நாட்டிற்கு அனுப்பி அங்கிருந்து ஒரு அபூர்வ முத்தைக் கொண்டு வந்ததாகப் படித்திருக்கிறேன். இந்த முத்திற்கு ரஸாயன சக்தி உள்ளதாக அவர்கள் நம்பினார்கள். பதினாறாம் நூற்றாண்டு களில் ரஸாயனத்தைப் பற்றிப் பல கதைகள் உள்ளன. ஸ்பெயின் நாட்டைச் சேர்ந்த ஜீவான் போன்ஸ் டீ லியான் கரிபிய தீவுகளில் இளமை ஊற்றுக்காகச் சுற்றித் திரிந்தார் என்ற கதைகளையெல்லாம் நாம் படித்திருக்கிறோம். இரஸ வாதத்தில் ரஸாயனம் முக்கியப் பங்கை வகிக்கிறது. வேதத்தில் சதாயுபுருஷன் (100 வருடங்கள் வா[illegible]வர்) என்று குறிப்பிடப்பட்டுள்ளது. அறம், பொருள், இ[illegible] வீடு இவற்றை அனுபவிப்பதற்கு ஆரோக்கியமான நீண்[illegible]புள் தேவை என்பதை வேதம் வலியுறுத்துகிறது. மூப்பு என்[illegible] சுக்களின் பாதிப்பாகும்.

[illegible]ாதனைக் கூடங்களில் விலங்குகளின் வாழ்க்கையை அதி[illegible]ற்கு ஆராய்ச்சிகள் மேற்கொள்ளப்பட்டு வருகின்றன. இள[illegible]ல் இந்த மிருகங்களில் காணப்படும் ஹார்மோன்களைச் செலு[illegible]ந்த ஆராய்ச்சிகள் மேற்கொள்ளப்பட்டு வருகின்றன. வளர்[illegible]க்கான ஹார்மோன், பாலியல் ஹார்மோன், ஈட்ஸ்[illegible]ஜன், *progesterone,* இன்சுலின், *melatonin,* தைராய்டு, *DHEA (Dehydroepiandrosterone)* போன்றவற்றை உடலில் செலுத்தி ஆராய்ச்சிகள் மேற்கொள்ளப்படுகின்றன. குரோமோசோம் அளவில் புதிய ஜீன்களைச் செலுத்தி *genetic repair*க்கான முயற்சிகள் நடந்து வருகின்றன. குறைபாடு உள்ள *DNA*க்களை மாற்றும் முயற்சி நடந்து வருகிறது. *Stem cell*களை அப்புறப்படுத்தி அதைச் சரிசெய்து மீண்டும் வைக்கும் சிகிச்சைக்கான ஆராய்ச்சிகள்

நடந்து வருகின்றன. சிலர் அறுவை சிகிச்சை மூலம் இளமையை நிலைநிறுத்தி வருகிறார்கள். இதற்கு *cosmetic surgery* என்று பெயர். கொழுப்பை எடுக்கிறார்கள். மார்பகத்தைச் சிறிதாக்குகிறார்கள், பெரிதாக்குகிறார்கள். திசுக்களில் காணப்படும் அழிவு மாற்றக் கூடியது. நோய் எதிர்ப்புத் தன்மையை அதிகரிப்பதன் மூலம் அழிவைத் தள்ளிப் போட முடியும். யோக முறையில் மூச்சுப் பயிற்சி மூலமும், ஒழுக்கமான வாழ்க்கையின் மூலமும் மூப்பைத் தள்ளிப் போடலாம் என்ற குறிப்புகள் காணக் கிடைக்கின்றன.

நான்கு வருட வாழ்வைக் கொண்ட ஒரு எலியின் இருதயத்தில் காணப்படுகின்ற மைட்டோகான்ரியா திசுக்களையும், முப்பது வருடம் வாழக்கூடிய புறாவின் மைட்டோகான்ரியா திசுக்களையும், பரிசோதனை செய்து பார்த்தபொழுது புறாவின் மைட்டோகான்ரியா திசுக்கள் மிகக் குறைவான அளவிலே காணப்பட்டன. ஆனால் எலிக்கும் புறாவுக்கும் ஒரே அளவிலான இருதயச் செயல்பாடுகளே உள்ளன என்று கண்டுபிடிக்கப்பட்டுள்ளது. *Free radical* உற்பத்தி குறைதலும், *DNA repair* அதிகமானாலும் வாழ்க்கை அதிகரித்து புற்றுநோய் தடுக்கப்பட்டு ஒரு மனிதன் நீண்ட காலம் வாழ வழி கிடைக்கிறது.

ரஸம் முதலிய தாதுக்களை அதிகரிக்கச் செய்வது, கிழத் தன்மையை அகற்றுவது, வாழ்நாளை நீடிக்கச் செய்வதான சிகிச்சை முறைகளுக்கு ரஸாயனம் என்று பெயர். ரஸாயன சிகிச்சையினால் ஆயுள், நினைவுத் திறன், இளமை, ஒளி, குரல், பலம், பேச்சுத்திறன், ஆண்மை, காந்தி முதலியவை அடையப் பெறுவர். நடுவயதிலேயே ஒருவர் ரஸாயன சிகிச்சை செய்து கொள்ள வேண்டும். ஸ்நேஹாதி சிகிச்சைகளைச் செய்து குடலைச் சுத்தி செய்தபிறகு புலன் அடக்கத்துடன் இருப்பவருக்கு ரஸாயன சிகிச்சை பலனளிக்கும். இந்த ரஸாயன சிகிச்சை குடிபிராவேசிகம் என்றும் வாதாதபிகம் என்றும் இரு வகைகளாகப் பிரிக்கப்படுகிறது.

குடிபிராவேசிகம் ரஸாயனம்

ஒரு சில ரஸாயனங்களை அக்னி தீபனம், ஸ்ரோதோசோதனம் செய்துவிட்டு ஒரு குடிசையில் அமர்ந்து பிரம்மசர்ய விரதத்துடன் இயமம், நியமம் என்னும் அக புற ஒழுக்கத்தோடு கூடி, ஒரு மருத்துவரின் ஆலோசனையின் பெயரில் பரிசாரகரின் உதவியுடன், வாழ்ந்து அறுபதாம் குறுவை அரிசி பால் கஞ்சி உபயோகிக்க வேண்டும். இதனால் பல நற்குணங்கள் கிடைக்கும் என்று ஆய்வுநூல்கள் கூறுகின்றன. பெரியவர் பண்டித மதன்மோகன் மாளவியா இதைச் செய்தார் என்றும் ஆனால் இது முடிவு பெறவில்லை என்றும் கூறுவார்கள்.

வடக்கு திசையில் மூன்று அறைகளைக் கொண்ட ஒரு குடிலை அமைத்து நோயாளியை அந்தக் குடிலில் பிரவேசிக்கச் சிகிச்சை கொடுக்க வேண்டும். அங்கு சோதன சிகிச்சையும் கொடுக்க வேண்டும். பெண் சேர்க்கை கூடாது. கருணை உள்ளவராக தெய்வ நினைப்புடன் ரஸாயனங்களைச் சாப்பிட வேண்டும். முதலில் இவர்களுக்கெல்லாம் கடுக்காய், நெல்லிக்காய், சுக்கு, வசம்பு, இந்துப்பு, மஞ்சள், திப்பிலி ஆகியவற்றைப் பொடித்து வெல்லத்தில் லேகியமாகவோ அல்லது சூடுதண்ணீராகவோ கொடுத்து வயிற்றைச் சுத்திச் செய்வார்கள். இந்த சுத்தியடைந்த பிறகு கஞ்சி முதலியவற்றைக் கொடுத்து யவை அன்னமோ, கோதுமையன்னமோ, நெய் சேர்த்துக் கொடுப்பார்கள். பிறகு இரஸாயனங்களைப் பயன்படுத்துவார்கள்.

அபயாமலஹ ரஸாயனம்

கடுக்காய்க்கு அகணி நஞ்சு
சுக்கிற்குப் பரணி நஞ்சு

ஆயுர்வேதத்தில் முதலில் ஆயுஷ்காமீயம் என்ற அத்தியாயத்தில் பிரம்ம ரஸாயனத்தைப் பற்றிக் குறிப்பிடப்பட்டுள்ளது. இதில் ஆயிரம் கடுக்காயும், மூவாயிரம் நெல்லிக்காயும், ஐந்து வகை பஞ்சமூலங்களும் சேருகின்றன. இந்த ரஸாயனத்தை வைகானசர் மற்றும் பல தவயோகிகள் உட்கொண்டதாகவும், இதனால் சோம்பல், களைப்பு, நரை, திரை நீங்கி விளங்கினர் என்றும் குறிப்பு காணக்கிடைக்கிறது. கடுக்காயும் நெல்லிக்காயும் அற்புதமான இரஸாயனமாகக் கூறப்பட்டுள்ளன. நெல்லிக்காய் ரஸாயனத்திற்குப் பாலை அனுபானமாகக் கொடுக்க வேண்டும். ஒரு மா லம் இவ்வாறு உண்ண வேண்டும். குளிர்ந்த நீரைக் கைய ாடக் கூடாது என்ற விதி இங்கு கூறப்படுகிறது. இதன ள், நகங்கள், கேசங்கள் விழுந்து மீண்டும் முளைக்கும் என் பிடப்பட்டுள்ளது. ஆனால் நடைமுறையில் அவ் ார்த்ததில்லை. இதன்பிறகு பிரஸித்தி பெற்ற ச்யவ ம் ரஸாயனம் ஆயுர்வேதத்தில் கூறப்பட்டுள்ளது. ச்யவ ஷியின் பெயர் ரிக் வேதத்திலும் பாகவதத்திலும் காண க்கிறது. தாந்திரீக அர்த்தத்தின் படி ச்யவனம் என்ற து வெளியேறுதல் என்று பொருள். ச்யவனர் என்ற இந்த மருந்துக் கலவையை உணவாக உண்டதால் இதற்கு னப்ராசம் என்று பெயர் ஏற்பட்டது. இதை தயாரித் காடுத்தவர்கள் தேவ மருத்துவர்களாகிய அஸ்வினி தேவர்களாவர்கள். சுகன்யா எனும் இளம்பெண்ணை திருமணம் செய்து வாழ வேண்டிய வயோதிகக் காலத்தில் இம்மருந்து தயாரித்து அளிக்கப்பட்டதாகப் புராணங்கள் கூறுகின்றன. இது நெல்லிக்காயை முக்கிய மருந்தாகக் கொண்டது. இதற்கு

பார்கவ இரஸாயனம் என்ற பெயரும் உண்டு. இருமல், சளி, வாத ரக்தம், சிறுநீர் குற்றம், சுக்ர தோஷம், குரல் பிரச்சனைகள் போன்றவற்றிற்குச் சிறந்தது. வாயுவை அனுலோமனம் செய்யும் குணமும் உடையது. இதை நெய் சேர்த்தும் நல்லெண்ணெய் சேர்த்தும் தயார் செய்கிறார்கள்.

த்ரிபலை

ஆயுர்வேதத்தில் முக்கிய காய கல்பமாக கடுக்காய், நெல்லிக்காய், தான்றிக்காய் கலவை கருதப்படுகிறது. இது நித்ய இரஸாயனமாக ஸூத்திர ஸ்தானத்தில் கூறப்பட்டுள்ளது. நித்ய இரஸாயனம் என்றால் தினமுமே அனைவரும் சாப்பிடலாம் என்று பொருள். கடுக்காய் கப ஹரமானது, நெல்லிக்காய் பித்த ஹரமானது, தான்றிக்காய் வாத ஹரமானது. இந்தக் கலவையைச் சம அளவில் பொடித்துச் சாப்பிடும்பொழுது இது முக்குற்றங்களையும் சமனம் செய்கிறது. திரிபலாவுடன் அதிமதுரம் ஒரு ஸ்பூன், தேன் 2 ஸ்பூன், நெய் 1 ஸ்பூன், லோக பஸ்பம் 500 மி.கி சேர்த்து சாப்பிடுவது கண்களுக்குச் சிறந்த இரஸாயனம் ஆகும். இது அல்லாமல் வல்லாரையின் சாறு, பாலுடன் கலந்த அதிமதுர சூரணம், சீந்தில் சாறு, சங்குபுஷ்ப வேர் கல்கம் (காகணம்) இவையெல்லாம் புத்தியை அதிகரிக்கும் ரஸாயனங்கள் ஆகும்.

பஞ்சாரவிந்தம்

தாமரைக் கிழங்கு, தாமரைத் தண்டு, தாமரை தாது, தாமரை இலை, தாமரை விதை இவற்றுடன் தங்க பஸ்பம் சேர்த்துப் பக்குவம் செய்யப்பட்ட நெய் புத்தியை அதிகரிக்கும். இதே குணங்கள் கருங்குவளைக்கும் உண்டு.

நாகபலா ரஸாயனம்

ஆனைக் குறுந்தோட்டி வேருடன் தேனும் நெய்யும் கலந்து சாப்பிட மிக்க பலம் பெறுவர்.

நெருஞ்சில் ரஸாயனம்

இது இரஸாயனம், விருஷ்யம் என்ற குணங்கள் கொண்டது. ஆண்மையைப் பெருக்கும்.

அஜமாம்ஸ ரஸாயனம்

ராஜயக்ஷ்மா போன்ற நோய்களில் அக்னி தீபனம் செய்யப்பட்டு ஸ்ரோதோ சோதனம் உண்டான பிறகு மாம்ஸ ரஸம் சேர்ந்த மருந்துகளை நாம் கொடுத்துவருகிறோம்.

மேலும் வாதத்திற்கு தசமூல ரஸாயனம், பித்தத்திற்கு ச்யவனபிராசம், கபத்திற்கு வர்த்தமான பிப்பிலி, பல்லாதக ரஸாயனம் என்று தோஷங்களின் நிலையறிந்து ரஸாயனங்களை உபயோகிப்பது சிறந்தது.

- **வாராகி**

நிலப்பனைக் கிழங்கு கிழத் தன்மையை மாற்றும் ஒரு ரஸாயனம் ஆகும்.

நோய்களுக்கான ரஸாயனங்கள்

கொடுவேலி ரஸாயனம்

கொடுவேலி வேரை நிழலில் உலர்த்திப் பொடித்து நெய், தேன் கலந்து சாப்பிடலாம். இந்த ரஸாயனத்தைத் தைலத்துடன் சாப்பிட வாத நோய்கள் தீரும். வெண்குஷ்டம் குறையலாம்.

பல்லாதகம் (சேராங்கொட்டை ரஸாயனம்)

நெல்லிக்காய், தயிர்த் தெளிவு, வெல்லம், பால், தேன் இவற்றுடன் சேராங்கொட்டையை உபயோகிக்கலாம். கப நோய்கள் எல்லாவற்றிற்கும் இது பயன்படும். கேன்சர் நோய்களுக்கும் பயன்படுத்தலாம்.

கார்போகிலரிசி ரஸாயனம்

வெண்குஷ்டம் போன்றவற்றிற்குச் சிறந்தது.

சிலாஜித் ரஸாயனம்

[illegible] ன்றால் கல் அல்லது மலை என்று பொருள். ஜது என்ற [illegible] யின் அழுகை (அ) மலையிலிருந்து வெளிப்பட்டது என்று [illegible] ள். எந்த மலையிலிருந்து உருவாகிறதோ அந்தத் தாது [illegible] ப குணம் காணப்படும் என்று ஸங்கிரஹத்தில் பாடம் [illegible] ஸ்வர்ணம், தாமிரம் என்று பலவகை கூறினாலும் இன்று [illegible] ுச் சத்து நிறைந்த சிலாஜித்தே கிடைக்கிறது. கோமூத் [illegible] ஜித் என்று சொல்லுகின்ற பசு நீரின் மணமுடைய சிலாஜித் [illegible] இந்தியாவிலிருந்து டின் டின்னாக வருகிறது. இதில் [illegible] ராலியம் டார் சேர்க்கிறார்களா, திரிபலாவை மை போ [illegible] ய்ச்சிச் சேர்க்கிறார்களா என்று தெரியவில்லை. ஒருசில ச [illegible] ந்தர்ப்பங்களில் சிலாஜித் உபயோகிக்கும்போது இரத்தத்தில் யூரியா அதிகரித்ததை நான் பார்த்திருக்கிறேன். இன்றைய ஆயுர்வேத மருத்துவ உலகத்திற்கு தேவைப்படும் அளவுக்கு சிலாஜித், மலைகளில் உற்பத்தியாகிறதா என்றால்

இல்லை என்பதே விடை. சோதன சிகிச்சை செய்துகொண்டு சிலாஜித்துவைச் சாப்பிடலாம். கடையில் வாங்குகின்ற சிலாஜித்தை திரிபலா கஷாயம், பேய்ப்புடல் கஷாயம், அதிமதுரம் கஷாயத்தில் சேர்த்துப் பயன்படுத்தலாம். சிலாஜித் மூழ்கும்வரை கஷாயத்தில் ஊற்றி காலையில் வெயிலில் வைத்திருந்து மாலை எடுத்து மறுநாள் கஷாயத்தை மாற்றியும் செய்யலாம். கப நோய்களுக்கு மிகவும் சிறந்தது.

வாதாதபிகம் ரஸாயனம்

அஷ்டாங்க ஹ்ருதயத்தில் இரண்டாவதாகக் கூறப்பட்டுள்ள ஆமலக ரஸாயனத்தை எனது தாத்தா கொடுத்து முயற்சி செய்ததை நான் பார்த்திருக்கிறேன். அது பசுமரத்தாணிபோல் என் மனதில் இன்றும் உள்ளது. ச்யவன பிராசத்தைக் கடையில் வாங்கிக் காலையில் 1 ஸ்பூன் இரவு 1 ஸ்பூன் சாப்பிட்டால் எந்தப் பலனும் கிடைக்காது. நியமங்கள் அதிகம் இன்றி அன்றாட வாழ்வில் எந்தச் செயலும் பாதிக்காது. ரஸாயனம் எடுத்துக் கொள்வதற்கு வாதாதபிகம் என்று பெயர். வாதம் வாயுவையும், ஆதபம் என்றால் சூரியனையும் (பித்தத்தையும்) குறிக்கும். இதிலிருந்து என்ன தெரிகிறது என்றால் வாதபித்தத்தை வர்த்தனம் செய்கின்ற செயல்கள் இந்த ரஸாயனத்தினுடைய குணாதிசயங்களைப் பாதிக்காது என்று பொருள் கொள்ளலாம். நஸ்யத்தில் மர்சத்திற்கு குணம் உண்டு. பிரதி மர்சத்திற்குத் தீங்கு இல்லை. அதுபோல் அனுவாஸன மாத்ரா வஸ்திகளில் அனுவாஸனத்திற்குக் குணமும் உண்டு. தீங்கும் உண்டு. மாத்ரா வஸ்திக்கு தீங்கு இல்லை. குடிபிரவேசிக வாதாதீபிக ரஸாயனங்களில் குடிபிரவேசிகத்திற்கு அதிக குணம் உண்டு. வாதாதபிகத்தினால் கெடுதல் அதிகம் இல்லை. அதனால் வாதாதபிகம் இன்று எல்லோராலும் ஏற்றுக் கொள்ளப்பட்டு பயன்படுத்தக்கூடிய நிலையில் இருக்கிறது.

- குளிர்ந்த நீர், பால், தேன் நெய் இவையெல்லாம் நாம் தினமும் உணவில் பயன்படுத்தலாம்.
- தினமும் ஒரு கடுக்காய் இடித்து வெல்லமும் தேனும் கலந்து சாப்பிடலாம்.
- நெல்லிக்காய் சாறை தினமும் பருகலாம். லோக பஸ்பத்தை (500 mg) தேனில் சேர்த்துச் சாப்பிடலாம்.
- சாரணை வேர் அரை பலம் (15 கிராம்) எடுத்து கல்கமாக்கி பாலுடன் சேர்த்துப் பதினைந்து நாட்கள் அல்லது இரண்டு மாதம் உட்கொள்ளலாம்.

முதுமையடைந்தவர்கள் இளைஞராவர் என்று குறிப்பிடப் பட்டுள்ளது.

இவற்றை நாம் செய்து பார்த்திருக்கிறோம். இதில் விசேஷப் பலன் ஒன்றும் என்னால் கண்டுபிடிக்க இயலவில்லை.

இதைப் படிக்கும்போது பலவும் மிகைப்படுத்தப்பட்ட வார்த்தைகளோ என்ற எண்ணங்கள் என் மனதில் தோன்றி இருக்கின்றன.

- அமுக்குரா சூரணத்திற்கும் ரஸாயனக் குணம் உண்டு.
- கருப்பு எள்ளைச் சாப்பிட்டுக் குளிர்ந்த நீரை அனுபான மாகப் பயன்படுத்தினால் பற்கள், எலும்புகள் பலம் பெறும். இவற்றை நான் கொடுத்துப் பார்த்திருக்கிறேன். இவற்றில் பலன் உண்டு.
- கரிசலாங்கண்ணியைச் சாப்பிட்டுப் பால் உணவாகக் கொண்டு வந்தால் நல்ல பலன் கிடைக்கும். இராமலிங்க அருள் பிரகாச வள்ளலார் கரிசலையைப் பற்றி அற்புதமாக குறிப்பிட்டுள்ளார்.
- நாரஸிம்ம ரஸாயனம் என்று ஒரு ரஸாயனம் குறிப்பிடப்பட்டுள்ளது. இதிலும் பல்லாதகம் சேருகிறது. இதை ஒரு பலம் சாப்பிடலாம். காட்டு எருமையை ஒத்த பலமும், குதிரையைப் போன்ற வேகமும், வண்டு போன்ற கேசமும் வருவதாகப் புத்தகங்கள் மிகைப் படுத்திக் கூறுகின்றன.

ஆச்சார ரஸாயனம் எனும் அகவொழுக்கம், புறவொழுக்கம், உண்மை பேசுதல், கோபமின்மை, தத்துவ மார்க்கத்தில் ஈடுபடுதல், புல...க்கம், அமைதி, ஒழுக்கமுடைமை போன்றவை என்றுமே இ... ...னங்களாகக் கூறப்பட்டுள்ளன. சாஸ்திரங்களை அ... ...ச் செயல்களைச் செய்தல், இங்கிதம் அறிந்த பரி... ..., விஷயங்களில் தவறில்லாத அறிவு போன்றவை பரி... ...ாயனங்களாகக் குறிப்பிடப்பட்டுள்ளது.

- ...நாதுவிற்கு சதாவரி, பால்.
- ...தாதுவிற்கு சீந்தில் கொடி.
- ...ஸ தாதுவிற்கு மாம்ஸ ரஸம்.
- ...தோ தாதுவிற்கு குக்குலு.
- ...தி தாதுவிற்கு எள்ளு ரஸாயனம்.
- ...ஜா தாதுவிற்கு ஸ்வர்ணம், யாபன வஸ்தி.
- சுக்ர தாதுவிற்கு நரஸிம்ஹ ரஸாயனம்

போன்றவற்றை நாம் குறிப்பிடலாம்.

நோய்களுக்கென்று எடுத்துக்கொண்டால்

• நாள்பட்ட சுரத்திற்கு	–	புராண கிருதம் (பழைய நெய்)
• ரக்த பித்தத்திற்கு	–	ஆடாதோடைச் சாறு
• கிரஹணி நோய்க்கு	–	சார்ங்கேரி (புளியாரை) எனும் ரஸாயனம், பர்படி ரஸாயனம்
• ரத்தம் இல்லா மூலத்திற்கு	–	பல்லாதக ரஸாயனம்
• வாத ரக்தம்	–	க்ஷீரபலா ரஸாயனம்
• பித்த பிரதான்ய வாத ரக்தம்	–	சியவன பிராசம்
• கப பிரதான்ய வாத ரக்தம்	–	வர்த்தமான பிப்பிலி
• குஷ்டத்திற்கு	–	துவரக ரஸாயனம், பல்லாதக ரஸாயனம்,
• பிரமேகத்திற்கு	–	சிலாஜித் ரஸாயனம்
• அபஸ்மார உன்மாத நோய்களுக்கு	–	புராண கிருதம், சுவர்ணம், வசம்பு, கொட்டம், சதாவரி, வெள்ளைப் பூண்டு, பஞ்ச கவ்யம்

போன்றவை ரஸாயனங்களாகப் பயன்படுத்தப்படுகின்றன.

அனுபவ உரை

புத்தகத்தில் கூறப்பட்டுள்ள அனைத்து ரஸாயனங்களையும் நான் கொடுத்துப் பார்த்திருக்கிறேன். வாத ரக்தம் என்று சொல்லுகின்ற முடக்குவாதத்தை வஸ்தியெல்லாம் செய்து முடித்த பிறகு மாலை 6 மணி அளவில் 75 அல்லது 100 கிராம் ச்யவன பிராசத்தை உணவாகக் கொடுத்து கோதுமை பால் கஞ்சியைக் கொடுத்திருக்கிறோம். இவ்வாறு ஆறு மாதம் கொடுக்க *SLE and mixed connective tissue disorder* போன்ற உத்தான வாத ரக்த நோய்கள், அவஸ்தைகள் நன்றாக குறைந்திருக்கின்றன. ச்யவன பிராசத்தை செய்யும்பொழுது சர்க்கரையின் அளவை குறைத்துப் போட்டு செய்வது நல்லது. நல்லெண்ணெய் பயன்படுத்தாமல் செய்யப்படும் ச்யவனபிராசத்தைப் பயன்படுத்துகிறோம். நல்லெண்ணெயும் நெய்யும் சேரும்போது யமளத்தின் குணங்கள் அதற்கு கிடைக்கலாம். ஆனால் நெய்யில் செய்தால் போதுமானது. இதை எல்லாவற்றிற்கும் கொடுக்கலாம்.

வியாதி இல்லாத ஒருவன் ஸ்வஸ்த்த ஸம்ரக்ஷண (ஆரோக்கியத்தைப் பேணும்) சிகிச்சைக்கு வரும்பொழுது அவனுக்கு மலசுத்தி செய்தபிறகு பிரம்ம ரஸாயனத்தை நான் கொடுத்திருக்கிறேன். 20 கிராம் இரண்டு வேளைகள் உணவுக்கு முன் பிரம்ம ரஸாயனம் கொடுத்துள்ளோம். பிரம்ம ரஸாயனத்தில் நோய் சார்ந்த பலன்கள் எதுவும் குறிப்பிடப்படவில்லை. நரை, திரை, மூப்பு, அவதி போன்றவையே பலன்களாகக் குறிப்பிடப்பட்டுள்ளன.

வர்த்தமான திப்பிலி

தமக ஸ்வாசத்தினால் அவதிப்படும் நோயாளிக்கு இந்துகாந்தம், ஷட்பலம் போன்றவற்றை வைத்து ஸ்நேஹபானம் செய்து வமனம் செய்து பின்பு வர்த்தமான திப்பிலி கொடுத்துள்ளோம். கப பிரதான்யமாகிய முடக்குவாதத்துக்கும், கல்லீரல் நோய்களுக்கும் வர்த்தமான திப்பிலி முக்கிய பலனைக் கொடுக்கிறது. புத்தகத்தில் கூறியுள்ள அளவு கொடுக்கவில்லை என்றாலும் 2 கிராம் என்றும், 4 கிராம் என்றும் நாம் அளவைக் கூட்டலாம். ஏழும் ஏழும் பதினான்கு நாட்களாகக் கூட்டிக் குறைத்துக்கொள்ள வேண்டும். வயிற்றில் எரிச்சல் வராமல் பார்த்துக்கொள்ளவும். பால் உணவு சிறந்தது. பிப்பிலி இரஸாயனம் செய்தபிறகு திருவிருத் சூரணமோ, கல்யாணகுளமோ கொண்டு மிருது விரேசனம் செய்வது சாலச் சிறந்தது.

பூண்டு

பக்கவாதத்தின் சிகிச்சை முடிந்தபிறகு நாம் வெள்ளை பூண்டு இரஸாயனம் கொடுத்திருக்கிறோம். மஜ்ஜா தாதுவில் வருகின்ற *multiple sclerosis, parkinsonism* எனும் நடுக்கவாதம், ஞாபக ... போன்றவற்றிற்கு எல்லாம் லசுன இரஸாயனம் கொடு... ளோம்.

ஒ... மண ரஸாயனம் கொடுக்கும்போது ஒரு கர்சன ரஸாய... செய்வதில் தவறில்லை. உதாரணமாக சித்தரக ரஸாய... பல்லாதக ரஸாயனமோ, லசுன ரஸாயனமோ செய்த பிறகு ... மஸ ரஸாயனமோ, ச்யவன பிராசமோ கொடுக்கலாம். இவ்வ... ந நோய்க்கு மட்டுமே ஸ்ரோதோசோதனமாக உள்ள ரஸாய... ம் போஷாக்கு அளிக்கின்ற பிரம்மண ரஸாயனமும் தரலா... தில் தவறில்லை. இதற்கு ஸ்ரோதோசோதனம் எனும் தத்துவ... அடிப்படையாக அமைந்துள்ளது. தாதுக்களில் இருக்கின்ற அக்னியை ரஸாயனம் சரியாக்குகின்றது. சிகிச்சைகள் பொதுவாக தோஷங்களுக்கு செய்யப்படுவது வழக்கம். ஆனால் ரஸாயனத்தை நாம் தாதுக்களுக்குச் செய்து வருகிறோம்.

துவரகம்

துவரக ரஸாயனம் கொடுக்கும்போது நோயாளியின் அருகே மருத்துவன் இருக்க வேண்டும். கடுமையான வாந்திபேதி ஏற்பட வாய்ப்புண்டு. ஆனால் பலன் நிச்சயம். துவரக எண்ணெய் வெளியில் ரஸாயனமாகப் பயன்படுத்துவதில் தவறில்லை. குஷ்டக்ன கணத்தையே கல்கமாக சேர்த்து துவரக எண்ணெயில் காய்ச்சுவதில் தவறில்லை. ரஸாயன பிரகரணத்தில் கூறப்படாத பிற பல ரஸாயனங்களும் அனுபவத்தில் மிக்க பலனைத் தருகின்றன.

அகஸ்திய ரஸாயனம்

இது காஸ சிகிச்சையில் கூறப்பட்டுள்ளது. இதன் முக்கிய சரக்கான கடுக்காய் கபஹரமான ரஸாயனமாக உள்ளது. இதை அதிக நாட்கள் பயன்படுத்தினால் ஆண்மை குறைவை ஏற்படுத்தும். அகஸ்திய ரஸாயனம் இருமல், சளியை மிகவும் அதிகமாகக் குறைத்தது என்று சொல்ல முடியாது. அகஸ்திய ரஸாயனத்தை போன்ற குணம் உடையதே வாசிஷ்ட ரஸாயனம் ஆகும். இது எல்லா ருதுக்களிலும் பயன்படுத்தலாம் என்ற குறிப்பு காணக் கிடைப்பதால் வர்ஷ ருது, கிரீஷ்ம ருது போன்றவற்றில் நாம் கடுக்காய் இரஸாயனம் பயன்படுத்துவதில்லை.

வாஜீகரணம்

ஓர் ஆணுக்கும் ஒரு பெண்ணுக்குமான உள்ளம், உடல் சார்ந்த உறவுகள் இரண்டைக் குறிக்கவும் அக்காலத்தார் காமம் என்ற சொல்லைத்தான் வழங்கினர். சங்க இலக்கியத்திலும் திருக்குறளிலும் காமம் என்ற சொல்தான் வழங்கப்பட்டது.

கமம் என்ற சொல்தான் முதல் நீண்டு காமம் என்று ஆகின்றது. ஆகக் கமம் என்றாலும் காமம் என்றாலும் பொருள் ஒன்றுதான். உயிரியலில் 'கமம் நிறைந்தியலும்' என்பார் தொல்காப்பியர். நிறைவைக் குறிக்க வரும் சொல்தான் கமம் என்பது. 'கமஞ் சூல் மாமழை' என்ற தொடருக்கு "நிறை சூலுற்ற மேகம்" என்று உரையாசிரியர்கள் பொருள் கூறுதல் காண்க. ஆகக் காமம் என்ற சொல்லுக்கு நிறைவு என்பதுதான் சரியான பொருள்.

ாலுணர்ச்சியின் தலையாய நோக்கம் என்ன ற்கு நிறைவுத்துய்ப்பு *(Experience of Satisfaction)* விடையளிக்கின்றார் உளவியல் அறிஞர்). நிறைவு என்பது மனம் சார்ந்தது. துய்ப்பு உடல் சார்ந்தது. ஆக உடல் வழியாகவே நிறைவை எட்டிப்பிடிக்க வேண்டியுள்ளது.

ங்க காலப் புலவர்கள் இக்காமம் பற்றித் வாக அறிந்துள்ளனர். அது மனிதனின் டபோடு ஒட்டிவருவது என்று இன்றைய உளவியலார் கூறும் கருத்தை அவர்கள் அன்றே அறிந்து உள்ளனர்.

'மெய்யிற் றீரா மேவரு காமம்' (அகம் 28) என்ற தொடர் பாலுணர்ச்சி உடம்போடு ஒட்டிப்பிறந்த இயல்பூக்கம் அல்லது உள்ளுணர்ச்சி என்கிறது. இன்னும் 'மெய்ம்மலி காமம்' என்ற நற்றிணைத் (187) தொடர் காமம் என்ற உள்ளுணர்ச்சியானது உடம்பின் ஒவ்வொரு திசுவிலும் ஊடுருவி நிற்கின்றது என்பதைத் தெளிவாக்குகின்றது. இன்றைய உளவியலார்கள் பாலுணர்ச்சி பற்றிக் கூறுகின்ற வரைவிலக்கணங்கள் சங்ககாலக் 'காமம்' என்ற சொல்லினுள் நிரம்பி இருப்பதை அறிகின்றோம்.

காமம் காமம் என்ப காமம்
அணங்கும் பிணியும் அன்றே நுணங்கிக்
கடுத்தலும் தணிதலும் அன்றே யானை
குளகு மென்று ஆள்மதம் போலப்
பாணியும் உடைத்தது காணுநாப் பெறினே. (குறு. 136)

காமம் காமம் என்று ஓயாது கூறிக்கொண்டிருக்கின்றார்கள். காமம் என்பது துன்பமும் அன்று பிணியும் நோயும் அன்று. நுண்ணிய உணர்வுடையதாகிய அக்காமம் திடீரெனத் தோன்றி மிகுதலும் இல்லை. அது தன்னிலையினின்றும் (தாழ்ந்து) இல்லாமற் போவதும் இல்லை. அது என்றும் எப்பொழுதும் நம் உடம்பினுள்ளேயே இருப்பது. அது மட்டுமா? யானையானது பசுந்தழைகளைத் தின்ன அதனால் மதம் பெருகப் புதிய பொலிவுபெற்று விளங்குவதைப்போல அக்காமத்தால் மனிதர் புதிய பொலிவினை அடைகின்றனர் என்ற பாடல்கள் சங்க இலக்கியத்தில் உள்ளன.

வாஜீகரணம் எனும் விருஷ்ய சிகிச்சை

ஆஹாரம் எனும் உணவு, நித்திரை எனும் தூக்கம். அப்பிரம்மசரியம் எனும் முறைப்படுத்தப்பட்ட இல்வாழ்க்கை இம்மூன்றும் ஒரு மனித வாழ்வின் மூன்று தூண்களாகக் கூறப்பட்டுள்ளன. ஆகாரம் பித்தத்தினுடைய இயக்க சக்தியாகவும், தூக்கம் கபத்தைத் தாங்குகின்ற சக்தியாகவும், அப்பிரம்மசரியம் எனும் காமம் வாதத்துடன் தொடர்புடைய சக்தியாகவும் கருதப்படுகிறது. இதற்குமுன் நாம் ஆஹாரத்தைப் பற்றியும், தூக்கத்தைப் பற்றியும் பார்த்தோம். இப்பொழுது அப்பிரம்மசரியம் அல்லது கிராம்யதர்மம் என்று சொல்லக்கூடிய ஆண் பெண் இனச் சேர்க்கையைப் பற்றி ஆராய்வோம்.

உலகம் தொடங்கியது முதல் காம இச்சையும் மனிதனுக்குத் தொடங்கிற்று. இறைவன் ஆண் வடிவமாகவும், இறைவி பெண் வடிவமாகவும் புராணங்களில் சித்தரிக்கப்பட்டுள்ளனர்.

தந்திரங்களில் பாதரசம் ஆண்மையின் வடிவமாகவும், கந்தகம் பெண்ணின் வடிவமாகவும் சித்தரிக்கப்பட்டுள்ளது. சிவலிங்கத்தை எடுத்துக்கொண்டால் லிங்கம் ஆண் உறுப்பு வடிவமாகவும், ஆவுடையானது யோனி வடிவமாகவும் சித்தரிக்கப்பட்டுள்ளது. சிவன் என்று சொல்லக்கூடியது வஸ்து *(matter)* ஆகும். சக்தி என்பது எனர்ஜியைக் குறிக்கிறது. இந்த தத்துவத்தைச் சார்ந்தே சோமம் மற்றும் அக்னி தத்துவம், ஆண் பெண் தத்துவம், இடகலை பிங்கலை தத்துவம், பாசிட்டிவ் நெகட்டிவ் தத்துவம் மற்றும் மேட்டர் எனர்ஜி தத்துவம் போன்ற இருமைத் தத்துவங்கள் உருவாகின. ஒரு மனிதனுக்கு ஐந்து வயதிலேயே காமம் தோன்றுகிறது என்று புத்தகங்களில் நான் படித்து இருக்கிறேன். காமம் மனிதனின் வாழ்க்கைக்கு மிகத் தேவையான ஒன்றாக இருந்திருக்கிறது. திருக்குறளை எடுத்துக்கொண்டால் அதில் அறத்துப்பால், பொருட்பால், காமத்துப்பால் என்று தர்மம், அர்த்தம், காமம் மூன்றையும் குறிப்பிடுகிறார். மோட்சம் எனும் வீடுபேற்றை அறத்திலேயே குறிப்பிடுகிறார். இதில் காமத்துப்பாலில் அற்புதமான குறள்களை தெய்வப்புலவர் எழுதியுள்ளார்.

காதலும் ஒருவகை நோய்தான். இதற்கு மருந்து இல்லை. இங்கு மனங்கள் ஒன்றுபடுகின்ற நிலையே மருந்தாகும். பிற மருந்துகள் பலன் அளிக்காது. எனவே வள்ளுவர்,

> நினைத்தொன்று சொல்லாயோ நெஞ்சே எனைத்தொன்றும்
> எவ்வநோய் தீர்க்கும் மருந்து (குறள் 1241)

என்று கூறுகிறார். ஒரு பெண்ணினுடைய கண்களில் ஏற்படுகின்ற பிரத்யேக சக்தி இரண்டு விதங்களால் இருக்கின்றது. அவற்றில் ஒரு [illegible] வை நோயை உண்டு செய்யும். மற்றொரு பார்வை அந்த [illegible] க்கு மருந்தாகும் என்கிறார்.

> [illegible] க்கு இவள்உண்கண் உள்ளது ஒருநோக்கு
> நாக்கு ஒன் றந்நோய் மருந்து (குறள் 1091)

> [illegible] து மருந்து பிறமன் அணியிழை
> [illegible] ாய்க்குத் தானே மருந்து (குறள் 1102)

என் [illegible] றிப்பிடுகிறார். காதல் பிணிக்கு காதலியே மருந்து இவ் [illegible] றல்லாம் காமத்தைப் பற்றியும் காதலைப் பற்றியும் குறிப்புகள் காணக் கிடக்கின்றன. ஆதலால் அப்பிரம்மசரியம் என்பது ஒரு மனிதனுக்கு மிகவும் முக்கியமானதாகும். ஒழுக்கமான மனைவியுடன் வாழும் வாழ்க்கை வாஜீகரணத்திற்கு அடிப்படை.

அறத்தாற்றின் இல்வாழ்க்கை ஆற்றின் புறத்தாற்றில்
போஒய்ப் பெறுவ தெவன் (குறள் 46)

தன்நலம் பாரிப்பார் தோயார் தகை செரிக்கி
புன்நலம் பாரிப்பார் தோள் (குறள் 916)

ஒரு ஆண்மகன் பிற பெண்களுடன் தொடர்பு ஏதும் வைத்துக்கொள்ளாமல் இருக்க வேண்டும் என்றால் அவன் மனைவி அவளது ஆரோக்கியத்தைப் பேணிக் காக்க வேண்டும். அழகு குறையாமல் எச்சரிக்கையாக இருக்க வேண்டும். மனைவி நலத்துடன் கணவன் நலம் இணைந்தது என்கிறார்.

தற்காத்துத் தற்கொண்டாற் பேணித் தகைசான்ற
சொற்காத்துச் சோர்விலாள் பெண் (குறள் 56)

ஒரு தனிப்பாடலில் மனைவி,

அன்னை தயைமம் அடியாள் பணியும்
மலர் பொன்னின் அழகும் செவிபுறையும்
வன்புறும் பேசி துயிலும் விரல் மந்திரி
மறையும் பேசில் இவை உடையாள் பெண்

என்று விளக்குகிறது. கணவனைப் பார்த்துக் கொள்வதில் தாயாகவும் இருக்க வேண்டுமாம். கணவனின் சொல் கேட்டு நடப்பதில் அடிமை போன்று இருக்க வேண்டுமாம். தாமரைப் பூவில் வீற்றிருக்கும் திருமகளைப் போன்று அழகு உடையவளாக இருக்க வேண்டுமாம். பூமாதேவியைப் போன்று பொறுமை உடையவளாக இருக்க வேண்டுமாம். நயமாகப் பேசுவதில் விலைமகளைப்போல் இருக்க வேண்டுமாம். அமைச்சருக்கு உடைய அறிவு இருக்க வேண்டுமாம்.

மேலும் நாலடியார்,

கட்டினியாள் காதலன் காதல் வகை புனைவாள்
உட்டுகுடையாள் ஊர்நாண் இயல்பினாள் – உட்கி
இடனறிந் தூடி இனிதின் உணரும்
மடமொழி மாதராள் பெண்

எனக் கூறுகிறது. இவ்வாறெல்லாம் பல விஷயங்கள் காணக் கிடைக்கின்றன.

திருக்குறளில் கணவன் மனைவிக்கிடையே ஏற்படும் ஊடல், நுணுக்கம், புணர்ச்சி விதும்பல், மலரை விட மென்மையுடைய

காமத்தின் தன்மை, குறிப்பறிவித்தல், கனவு நிலை உரைத்தல், காதல் சிறப்புரைத்தல் போன்றவையெல்லாம் வாஜிகரணத் தத்துவத்தை விளக்கி, காதலின் பெருமையை உணர்த்தி, காமத்தைப் பூரணமடையச் செய்கின்றன என்று சொன்னால் மிகையாகாது.

ஆயுர்வேதத்தில் எட்டு அங்கங்களில் வாஜிகரணம் ஒரு முக்கியமான அங்கமாகக் கருதப்படுகிறது. பல போலி மருத்துவர்களுக்கு அன்றாட உணவளிக்கும் ஒரு மருத்துவத் பிரிவாகவும் இது இன்று விளங்கி வருகிறது. எந்தத் தொலைக் காட்சியைப் பார்த்தாலும் குழந்தையின்மையைப் பற்றியும், ஆண்மைக் குறைவைப் பற்றியும் மருத்துவர்கள் வந்து பேசுவதற்கு இதற்கு ஆதாரமாக விளங்கி வருகிறது. ஏதோ சிருஷ்டியை இவர்கள்தான் உருவாக்குகிறவர்கள் போல் பேசி வருவதை நாம் தொலைக்காட்சியில் தினமும் காணலாம். இதை விலை உயர்ந்த செட் என்றும், விலை குறைந்த செட் என்றும், தங்கபஸ்பம் சேர்த்தது என்றும், சிட்டு குருவி சேர்த்தது என்றும் பலவிதமான விளம்பரங்கள் செய்து மக்களை மதி மயக்கி வருகின்றனர். இதில் மயங்குகிறவர்களில் படித்தவர்கள், படிக்காதவர்கள் என அனைவரும் அடக்கம். ஏனென்றால் காமத்தின் தன்மை அப்படி. வாரியார் சுவாமிகள் காமதேவனாகிய மன்மதனைக் குறிக்கும்பொழுது அவன் ‘காமன்’, எல்லோருக்கும் *Common* என்று குறிப்பிடுவார். மனிதன் பிறந்த நாள் முதலே மனிதனுடன் காம இச்சையும் பிறந்துவிட்டது. காமத்தை நோயாகக் குறிப்பிடு பவர்களும் உண்டு. காமத்தை அடக்கி ஆள நினைப்பவர்களும் உண்டு.

[illegible]த்திய நாடுகளில் *Spanish fly* என்று உண்டு. *Beetle* என்று
சொ[illegible]டிய பூச்சிகளை உலர்த்தி அரைத்து உருவாக்கப்
படு[illegible] நமது நாட்டில் உள்ளதுபோல இதுவும் வியாபார
சமா[illegible]ான். ஏமாற்று வேலைதான். இதை *blister beetle* என்று
அன[illegible]ள். ஆண்குறியை எழும்பச் செய்ய வேண்டும்
என்று[illegible]நேரம் காமத்தில் ஈடுபட வேண்டும் என்றும் உள்ள
எண்[illegible]கம் முழுவதும் இருந்திருக்கிறது. இதில் எந்த நாடும்
குறைந்[illegible]லை. இது யூரித்திரா *(Urethera)* எனும் சிறுநீர் செல்லும்
பகுதிய[illegible]ரிப்பு ஏற்படுத்தி இதனால் விரைப்புத்தன்மையை
ஏற்படு[illegible]தாக நம்பப்பட்டது. ஒரு சில நிலைகளில் *Priapism*
என்னும்[illegible]விரைத்து எழும்பிய ஆண்குறி உருவாகின்ற நிலை
இதனால் ஏற்படுகிறது. ஆண்குறி இதில் எப்பொழுதுமே விரைத்துக் காணப்படும். மருத்துவ உதவி சேவை செய்து இதைத் தணிக்க

வேண்டும். இதனால் சிறுநீரக பாதிப்பும் புண்ணும் வரலாம்; மரணம்கூட ஏற்படலாம். தோல் அரிப்பு ஏற்படலாம். *Saffron* என்று சொல்லக்கூடிய குங்குமப்பூவும் ஆண்மை பெருக்கியாக உள்ளது. மஞ்சள் நிறம் உடைய குரோசின் என்ற துகள் இதில் காணப்படுகிறது. இதனால் ஆண்மை அதிகரித்து, ஆண்குறி எழும்புவதற்கு வாய்ப்பு உள்ளது. குரோசின், சேப்ரானால் என்று சொல்லக்கூடிய இரு வேதியப் பொருட்கள் உள்ளன. இதை கரோட்டினாய்டு என்று குறிப்பிடுவார்கள். இது *paracetamol* சேர்ந்த *crocin* அல்ல. இதையும் அதையும் குழப்பிக்கொள்ளக் கூடாது. இதைப் படித்துவிட்டு அதை வாங்கிச் சாப்பிட்டுவிடக் கூடாது.

காமமோ மத்யபானமோ அசைவ உணவோ ஆயுர் வேதத்தில் தவிர்க்கப்படவில்லை. சிலர் ஏதோ ஆயுர்வேதம் சைவம் என்பதைப் போல் பேசி வருகிறார்கள். அது உண்மை அல்ல.

காமம் மனிதனுடைய வாழ்க்கையில் ஒரு அங்கமாக இருப்ப தால் கோவில் சிற்பங்களில் நாம் ஆண் பெண் சேர்க்கையைக் காணலாம். இதிலிருந்து ஒரு மனிதன் காமத்தால் எவ்வளவு தாக்கப்பட்டு இருக்கிறான் என்பதை நாம் உணர முடியும். சிருஷ்டி என்கிற உற்பத்தி காமத்தைச் சார்ந்து இருக்கிறது. இனப்பெருக்கம் காமத்தைச் சார்ந்து இருக்கிறது. சுகமும் காமத்தை சார்ந்து இருக்கிறது.

காமத்தை மிகவும் ஆராய்ச்சி செய்தவர்கள் இந்தியர்கள். காம சூத்திரம் என்ற ஒரு புத்தகம் இந்தியாவில் எழுதப்பட்டு இன்று உலகப் பிரசித்தி வாய்ந்ததாக விளங்குகிறது. இதை இயற்றியவர் மல்ல நாத வாத்ஸ்யாயனர் என்பவராவார்.

இது மனிதனின் பாலியல் தன்மையைப் பற்றி விளக்கிக்கூறும் நூலாக உள்ளது. ஆயுர்வேதத்தின் எட்டு அங்கங்களையும் பற்றி நாம் குறிப்பிடும்பொழுது இறுதி நான்கு அங்கங்களையும் சல்லிய தந்திரம், சாலாக்கிய தந்திரம், அகத தந்திரம், வாஜீகரண தந்திரம் என்று கூறுகிறோம். இந்த நான்கையும் சாஸ்திரம் என்று கூறாமல் தந்திரம் என்று குறிப்பிடுகிறோம். அதர்வத்தின் தாக்கமே இதற்குக் காரணம். எதையுமே ஒரு அறிவியல் கண்ணோட்டத்தில் பார்த்ததால் காமமும் ஒரு அறிவியலாகவே கருதப்படுகிறது. இதை நந்திதேவரிடம் கற்றதாக நூலாசிரியர் கூறுகிறார். வரலாற்று ஆசிரியரான கே. ஜாண் என்பவர், இந்தப் புத்தகம் இரண்டாவது

நூற்றாண்டின் நடுப்பகுதியில் தொகுக்கப்பட்டு இருக்கலாம் என்று கருதுகிறார். இந்தப் புத்தகத்தில் 36 அத்தியாயங்கள் உள்ளன. இது ஏழு பகுதிகளாக பிரிக்கப்பட்டுள்ளது. இந்தப் புத்தகத்தில் வாழ்க்கையின் அறம், பொருள், இன்பம், வீடு பற்றிய குறிப்புகள் காணக்கிடைக்கின்றன. காதலைப் பற்றிய குறிப்புகள் காணக் கிடைக்கின்றன. காம இச்சைகள் பற்றிய குறிப்புகளும் காணப்படுகின்றன.

தழுவுதலைப் பற்றியும், முத்தம் கொடுப்பதைப் பற்றியும், நகத்தைப் பயன்படுத்துவதைப் பற்றியும், காமத்தில் ஈடுபடும்போது பல்லால் கடிப்பதைப் பற்றியும், காமத்தில் ஏற்படும் நிலைகளைப் பற்றியும், அறுபத்திநான்கு வகையான காமக் கலைகள் பற்றியும் குறிப்பிடப்பட்டுள்ளன.

மனைவியின் தன்மைகள், திருமணங்கள், பெண்ணைக் கொண்டுவருதல் போன்றவை காணப்படுகின்றன. ஒரு அத்தியாயம் காம இச்சையை மேம்படுத்துவதற்காகக் குறிப்பிடப்பட்டுள்ளது. சர். ரிச்சர்டு பிரான்சிஸ் பர்டன் என்பவர் 1983ல் இதன் ஆங்கில மொழிபெயர்ப்பைச் செய்தார். இது மேற்கத்திய நாடுகளில் மிகவும் புகழ் பெற்றுத் தந்தது. வரலாற்று ஆசிரியர் புர்ஜார் அவாரி என்பவர் புர்டனின் மொழிபெயர்ப்பு சரியாக இல்லை என்று குறை கூறுகிறார். 1980ஆம் ஆண்டு இந்திரா சின்கா என்பவர் மொழிபெயர்த்துள்ளார். சிகாகோ பல்கலைக்கழகத்தில் உள்ள வென்டி டோங்கியர் என்னும் பேராசிரியர் 2002இல் ஒரு அற்புதமான மொழிபெயர்ப்பைச் செய்துள்ளார். இன்று இந்தியாவிற்கு வரும் மேற்கத்தியர்கள் விமான நிலையங்களில் உள்ள புத்தகக் கடைகளுக்குச் சென்று பலவிதமான படங்களுடன் கூடிய [illegible] சூத்திரப் புத்தகங்களை வாங்குவதைப் பார்க்கலாம். காஜ[illegible] கோவில்களில் காணக் கிடைக்கின்ற காம சிற்பங்கள் உ[illegible] களும் அதில் இருக்கும். பழைய காலத்தில் கோவில் கட்[illegible] கூட இந்த மாதிரி விஷயங்களுக்கு முக்கியம் செலு[illegible] திருக்கிறார்கள்.

[illegible] ஒரு முக்கிய விஷயமாகக் கருதப்படுகிறது. ஆணி[illegible] வீரியத்தைப் பெருக்கி ஓய்வு இல்லாமல் மீண்டும் மீண்டு[illegible] த்தில் ஈடுபட வேண்டும் என்ற எண்ணம் அவர்களுக்கு இருந்த[illegible] றது. சரகர், சுஸ்ருதர், வாக்படர் என்று எந்தவொரு ஆசிரிய[illegible] காமத்தை எழுதாமல் இருந்ததில்லை. வாஜீகரண சிகிச்சையை எடுத்துக் கொண்டால் தினம் புணர்ச்சியில் ஈடுபடலாம் என்ற குறிப்பு ஆயுர்வேதத்தில் காணப்படுகிறது.

இந்த வாஜீகரண தந்திரத்தைப் படித்துப் பார்க்கின்றபொழுது முழுக்க முழுக்க ஆண்மகனின் காம இச்சையைத் தூண்டி ஆண்மகனுக்கு வலுவேற்றிக் காமத்தில் அவன் பூரணத் தன்மை அடையவேண்டும் என்பதாகவே எழுதப்பட்டுள்ளன.

இதில் பெண்ணுடைய குறைகளோ, பெண்ணுக்கு ஏற்படும் வேதனையோ, ஆணினால் பெண்ணுக்கு வரும் துன்பமோ, பெண்ணின் மனநிலையைப் பற்றியோ ஒரு குறிப்பும் காணப்படவில்லை. இது ஆண் ஆதிக்கச் சமூகத் தாக்கத்தினால் எழுதப்பட்டது என்று கூறினால் மிகையாகாது.

இனி வாஜீகரண தந்திரத்தில் உள்ள விஷயங்களைப் பார்ப்போம். வாஜீ என்ற சொல்லுக்குக் குதிரை என்று பெயர். குதிரை காமத்தில் ஈடுபடுவதில் மிகவும் சிறப்புடையதாகக் கருதப்படுகிறது.

காமத்தில் ஈடுபடும் மிருகங்களில் குதிரைக்கு அதிக பலம் உண்டு என்ற குறிப்பு காணப்படுகிறது (நான் பார்த்ததில்லை). அதனால் இதற்கு வாஜீ என்று பெயர் வைத்தார்கள். அஸ்வகந்தாவுக்கும் வாஜீகந்தா என்ற மற்றொரு பொருளுண்டு. குதிரையைப்போல் வலுவைப் பெற்ற பெண்ணுடன் புணர்ச்சியில் ஈடுபடலாம் என்ற கருத்து காணக்கிடைக்கிறது. குதிரை புணர்ச்சியில் ஈடுபடுவதை பழையக் காலத்தில் பார்த்திருக்கலாம். குதிரைப் படை, யானைப்படை என்றெல்லாம் பழைய காலத்தில் இருந்திருக்கிறது. விலங்குகளுக்கு உள்ள காம இச்சைக்கும், மனிதனுக்கு உள்ள காம இச்சைக்கும் வித்தியாசம் உண்டு. தெருக்களில் நாம் நடந்து செல்லும்பொழுது நாய்கள் இனச்சேர்க்கையில் ஈடுபடுவதைப் பார்த்திருக்கிறோம். ஆடி மாதம் அல்லது கார்த்திகை மாதத்தில்தான் அவை இனச்சேர்க்கையில் ஈடுபடுகின்றன. இந்த காம இச்சையை தூண்டுகின்ற சுரப்பிகள் இந்த மாதத்தில் தான் அவற்றிற்கு இவ்வுணர்வுகளைக் கொடுக்கின்றன. ஆனால் மனிதனுக்கு 365 நாளும் காம இச்சை உண்டு. இதற்காகவே இவர்கள் வாஜீகரணம் என்ற தந்திரத்தை எழுதினார்கள். சரக சம்ஹிதை சிகிஸ்தா ஸ்தானம் இரண்டாவது அத்தியாயத்தில் சரகர் இந்த வாஜீகரணம் எனும் ஆண்மைப் பெருக்க சிகிச்சையைப் பற்றிக் குறிப்பிடுகிறார். இதன் முதற் பாகத்திற்கு ‘ஸம்யோக சரமுலீய வாஜீகரணம்’ என்று பெயர் வைத்துள்ளார். நாணல் வேர் முதலியவற்றை வைத்து மருந்து செய்வதால் இந்த அத்தியாயத்திற்கு இந்தப் பெயர் வந்தது. இதில் மகப்பேறின் தன்மையை விளக்கிறார்.

பெண்ணின் பெருமையை விளக்குகிறார். ஐம்புலன்களையும் திருப்திப்படுத்துபவளாக பெண் வர்ணிக்கப்பட்டு இருக்கிறாள். லக்ஷ்மியின் இருப்பிடமாகப் பெண் குறிப்பிடப்பட்டுள்ளாள். அர்த்தாபத்தி நியாயம் என்று எடுத்துக்கொண்டால் பெண்களுக்கு வாஜீகரணம் ஆண்களே என்று நாம் கருதவேண்டும். ஆனால் அந்தவகையான குறிப்புகள் துரதிர்ஷ்டவசமாகக் காணக் கிடைக்கவில்லை. ஏதோ இந்தப் பகுதியைப் படிக்கும்போது காம சாஸ்திரத்தைப் படிப்பதைப்போல் எண்ணம் வருகிறது. ஒரே கோத்திரத்தில் உள்ள பெண்ணுடன் புணர்ச்சி வைத்துக்கொள்ளக் கூடாது என்றும் குறிப்பிடுகிறார். இன்றும் மக்கட்பேறு மிகவும் இன்றியமையதாகவேக் கருதப்படுகிறது.

> பழைய காலத்தில் நமது சமுதாயச் சூழ்நிலையில் குழந்தையற்றவர்களை எவ்வளவு தூரம் கொடுமையாக நடத்தி இருப்பார்கள் என்பதை உணர முடிகிறது.

பல குழந்தைகளை ஒருவன் பெற வேண்டும் என்ற குறிப்புகள் காணக் கிடைக்கின்றன. பால்முதப்பன் கிழங்கு, நெருஞ்சில்முள், திராட்சைப்பழம், பூனைக்காலி, இலுப்பைப்பூ, சர்க்கரை, உளுந்து, கோதுமை, குருவியின் மாமிசம், கோழியின் மாமிசம் போன்றவை ஆண்மையை அளிக்கும் மருந்துகளாக சரகர் கூறுகிறார். ஆண்மை சிகிச்சை அளிக்கும் முன் உடலை சுத்தி செய்து, சோதனம் செய்துகொண்டு பின்பு சிகிச்சை எடுத்துக்கொள்ள வேண்டும் என்று சொல்லிவிட்டு ஆஸிக்தக்ஷிரியம் என்கின்ற பாகத்திற்குப் போகிறார்.

இவற்றை மருந்தாக உண்பவன் குலிங்கம் என்னும் சிட்[illegible]வியைப்போல உடலுறவு கொள்வான் என்று குறிப்பு காண[illegible]றது. சிட்டுக்குருவி உடலுறவு கொள்வதில் சிறந்தது என்[illegible]கள் எப்படி அறிந்தார்கள் என்பது தெரியவில்லை. சில [illegible]கள் மிகைப்படுத்திக் கூறப்பட்டுள்ளன. ஒரு மரு[illegible]றிக் குறிப்பிடும்போது அதைச் சாப்பிட்டவன் நூறு [illegible]ளுடன் உடலுறவு கொள்வான் என்ற கருத்து காண[illegible]து. இது எப்படி சாத்தியமாகும்? இது சமுதாயத்தில் ஏற்றுக்[illegible]ளப்பட்டதா என்று தெரியவில்லை. பூனைக்காலி வித்து[illegible]ந்தப் பலன் இருப்பதாகக் குறிப்பிடப்பட்டுள்ளது. இதை [illegible]கஞ்சி வைத்துச் சாப்பிடுபவர்கள் இரவு முழுவதும் சோர்[illegible]அடையாமல் பல பெண்களுடன் உல்லாசமாக இருப்பார்கள் என்று வாக்படர் குறிப்பிடுகிறார். ஒருசில இடங்களில் மருந்துகளின் பலன்களைக் குறிப்பிடும்பொழுது ஆண் விருஷம் என்று சொல்லக்கூடிய காளையைப்போல் விளங்குவான் என்ற

கருத்து காணப்படுகிறது. ஒருசில இடங்களில் கழுதையைப்போல் உடலுறவு கொள்வான் என்ற கருத்தும் காணப்படுகிறது. இளமை திரும்பும் என்ற கருத்தும் காணப்படுகிறது. ஒரு ஆண் பெண்ணை நெருங்கும்பொழுது அவள் சுத்தமானவளாகவும், மலர்களால் அலங்காரம் செய்துகொண்டவளாகவும், ஐம்புலன்களுக்கும் இன்பத்தைத் தரக்கூடியவளாகவும், கணவனின் மனது அறிந்து நடப்பவளாகவும், வாத்யம் இசை போன்றவற்றில் திறமை பெற்றவளாகவும், அங்க நளினத்தைப் பெற்றவளாகவும், காமத்தை வளர்க்கின்ற வார்த்தைகளைப் பேசக்கூடியவளாகவும் இருக்கவேண்டும் என்று விவரிக்கப்பட்டுள்ளது.

ஆனால் ஒரு பெண் ஆணிடம் என்ன எதிர்ப்பார்ப்பாள் என்பதைப் பற்றி ரிஷிகள் குறிப்பிடவில்லை. ஏன் இந்த ஒருதலைபட்சம் என்று தெரியவில்லை.

அறுபதாம் குருவை அரிசியை (ஷாஸ்டிகத்தை) பயன்படுத்து வதைப் பற்றிய கருத்துக்கள் காணக் கிடைக்கின்றன. குலிங்கம் என்ற சிட்டுக்குருவியின் மாமிசம் புத்தகத்தில் உள்ளதுதான். இதைத்தான் விளம்பரமாகச் செய்து வருகிறார்கள். தயிரில் மிளகு சேர்த்துச் சாப்பிடுவது ஒரு வாஜீகரணமாகக் குறிப்பிடப் பட்டுள்ளது. குதிரையைப்போல் பலம் பெற வேண்டும் என்றும், யானையைப்போல் விந்து உற்பத்தி பெற வேண்டும் என்றெல்லாம் கருத்துக்கள் காணக் கிடைக்கின்றன.

மூன்றாவது பாகமாகிய 'மாஷ பர்ணீய'த்தில் காட்டு உளுந்தைக் கொண்டு செய்யக்கூடிய மருந்துகளைக் குறிப்பிடுகிறார். காட்டு உளுந்தைச் சாப்பிட்டு நன்கு பருத்த காம்புகளை கொண்ட பசுவின் பாலை அருந்துவது ஆண்மையை வளர்க்கும் என்று கூறுகிறார். பலவிதமான பாயசங்கள் பற்றி எல்லாம் குறிப்பிடுகிறார். பூமாஞ்சாத பலாதிகத்தில் மனிதனுக்கு வலிமை உண்டாக்கிப் பெண்களுடன் சேர்ந்து மகப்பேறு பெறுவதைப் பற்றி குறிப்பிடுகிறார். இதிலும் பலவிதமான தின்பண்டங்கள், அப்பங்கள், நெய்களைப் பற்றிய குறிப்புகள் காணக் கிடக்கின்றன. புணர்ச்சியின் கட்டுப்பாடுகளைப் பற்றியும், பதினாறு வயதுக்கு முன்பும் எழுபது வயதிற்குப் பின்பும் பெண்களோடு சேரக் கூடாது என்ற குறிப்பும் காணக் கிடக்கிறது. வயதாவதாலும் கவலையினாலும் நோயினாலும் உழைப்பினாலும் பட்டினியினாலும் அதிக பெண் புணர்ச்சியினாலும் விந்து குறைவு ஏற்படுகிறது என்ற குறிப்பும் காணக் கிடக்கிறது. பயம், கவலை, நம்பிக்கையின்மை, துக்கம், பெண்களிடம் குற்றத்தைக் காணுதல் போன்றவை சிற்றின்ப வேட்கையைத் தோற்றுவிப்பதில்லை என்ற கருத்தும்

காணக் கிடைக்கின்றது. கரும்பின் சாற்றைப் போன்றும், தயிரின் நெய்யைப் போன்றும், எள்ளின் எண்ணெயைப் போன்றும் விந்து மனிதனின் உடலில் பரவியுள்ளது என்றும், தொடுபுலன்களின் சிறப்பான தொடர்பினால் அது வெளியாகிறது என்றும், ஆண் பெண்களின் சேர்க்கையில் செயல், மனவிருப்பம் இவற்றால் இது வெளியாகிறது என்றும் இவர் கூறுகிறார்.

வாயுவினாலேயே விந்து உடலிலிருந்து வெளியாகிறது. ஹர்ஷம் எனும் விருப்பம், தர்ஷம் எனும் காம தாகம், திரவத்துவம் எனும் இளகும் தன்மை, பிச்சிலம் எனும் பிசுபிசுப்பு, அணுபிரவனபாவம் எனும் நுண்ணிய தன்மை, வாயுவின் வேகம் இவற்றால் விந்து வெளிப்படுகிறது.

அடர்த்தியானதும் இனிமையானதும் எண்ணெய்ப் பசை உடையதும் கெட்ட நாற்றம் இல்லாததும் குருகுணம் உடையதுமான விந்து மகப்பேற்றைத் தரவல்லது என்கிறார். இந்தக் குறிப்புகள் அனைத்தும் சரகத்தில் காணக் கிடக்கின்றன.

ஸுச்ருத சம்ஹிதையில் 'க்ஷீணபலியம் வாஜீகரணம்' என்ற சிகிச்சையில் அவர் தாம்பத்திய வாழ்க்கையைப் பற்றிக் குறிப்பிடுகிறார். ஆரோக்கியம் உள்ளவர்கள் வாஜீகரண சிகிச்சை எடுத்துக் கொண்டால் எப்பொழுதும் தாம்பத்தியத்தில் ஈடுபடலாம் என்று கூறுகிறார். ஆண்மைக் குறைவுக்குக் காரணமாக மனத்துயரம், சத்தில்லாத ஆஹாரங்கள், சுக்ர தாது க்ஷீணம் அடைதல், ஆணுறுப்பில் அடிபடுதல், பிறப்பிலேயே ஆண்மை அற்றவர்கள் போன்றவற்றையெல்லாம் விளக்குகிறார். ஸுச்ருதர் எள், வெள்ளாட்டின் பால், வெள்ளாட்டின் வித்து, திப்பிலி, அறுப [illegible] தருவை நெல், பால் முதப்பன் கிழங்கு, நெல்லிக்காய், அரச [illegible] பூனைக்காலி வித்து, முட்டை, நீர்முள்ளி வித்து போ [illegible] ற ஆண்மை பெருக்கியாகச் சிறப்பாகக் கூறுகிறார்.

[illegible] ல் முள்ளைப் பற்றியும் நிறைய ஆராய்ச்சிகள் நடந்து [illegible] காக்ஷுரம் என்று ஆயுர்வேதத்தில் சொல்லுகிறோம். இந்தப் [illegible] னது பசுவின் குளம்புபோல் காட்சியளிக்கிறது. இதை [illegible] ன்று குறிப்பிடுவார்கள். *Testosterone* என்கின்ற ஆண் ஹ [illegible] மானை இது அதிகரிக்கிறது. நெருஞ்சிமுள்ளுக்கு இரத்த [illegible] ந்தத்தைக் குறைகின்ற தன்மை உண்டு. இரத்த நாளங்கள [illegible] விரிவடையச் செய்யும். இது நைட்ரிக் ஆக்ஸைடு உற்பத்தியைப் பெருக்கும். தசமூலாரிஷ்டம் போன்ற மருந்துகளில் இது சேர்க்கப்படுகிறது. சீனாவிலும் இதை அதிகமாகப் பயன்படுத்துகிறார்கள். அமெரிக்காவிலும் இது விளைகிறது.

நிறைய நாள் நெருஞ்சிமுள் சாப்பிட்டால் நடுக்கவாதம் வரும் என்றெல்லாம் ஆராய்ச்சி கட்டுரைகள் உள்ளன. நாம் இதுவரை அவ்வாறெல்லாம் பார்த்ததில்லை.

ACE inhibitor என்ற செயல்பாடு இதற்கு உள்ளது. இஞ்சிக்கும் ஆண்மையைப் பெருக்குகின்ற தன்மை உண்டு. அஸ்வகந்தாவில் நிறைய வேதீயப் பொருட்கள் இருப்பதாகவும், அது ஆண்மையை பெருக்குவதாகவும் நம்புகிறார்கள். தேங்காயிலும் ஆண்மையை பெருக்குகின்ற சக்தி உள்ளதாகக் கருதப்படுகிறது. சிங்கப்பூர் நேஷனல் பல்கலைக்கழகத்தில் இதற்கான ஆராய்ச்சிகள் செய்யப் பட்டுள்ளன. இது மதுர ரஸமாகவும் ஸ்நிக்தமாகவும் இருப்பது நாம் அறிந்ததே. தேனுக்கும் *nitric oxide*ஐ அதிகரிக்கின்ற தன்மை உண்டு. சில பொடிகளை (பஸ்மம்) தேனில் குழைத்து சித்த வைத்தியர்கள் கொடுப்பார்கள். செடிகளில் *Phyto Androgen* என்கின்ற ஆண்மைப் பெருக்கிகள் காணப்படுகின்றன. *Phyto oestrogen* என்ற பெண் சுரப்பிகளும் காணப்படுகின்றன. சீன மருத்துவத்தில் இதைப்பற்றிய ஆராய்ச்சிகள் நிறைய உள்ளன.

கடல் குதிரை என்று ஒன்று உண்டு. சீனர்கள் இதை அதிகம் பயன்படுத்தினார்கள். இதை உணவாகச் சாப்பிடுகிறார்கள். கடற்கரைகளில் இதை விற்பதற்கென்றே கடைகள் உள்ளன. இதனால் கடல்குதிரை என்ற சீஹார்ஸ் (இனம்) அழிக்கப் படுகின்றன. இது ஒருவகை மீன் வகையாகும். சில மனிதர்கள் இதைச் சாப்பிடுவதற்கு வெறுப்பு காட்டி வருகிறார்கள். கடல் குதிரைகளின் இனப்பெருக்கம் வித்தியாசமானது. இதில் ஆண் மீன்கள் தம் குஞ்சுகளை ஈன்றெடுக்கும். பெண் மீன்களிடமிருந்து வித்துக்களை வாங்கிக் கொள்ளும்.

சதாவரியும் ஒரு ஆண்மை பெருக்கியாகக் கண்டு பிடிக்கப் பட்டுள்ளது. ஸ்டீராய்டு போன்ற செயல்பாடு இதில் உள்ளது. *Sex harmone receptor*இல் இது வேலை செய்கிறது. சதாவரி என்பதற்கு ஆயிரம் கணவனை உடைய பெண் என்று ஒரு தாந்திரி விளக்கம் கொடுத்தது இப்பொழுதும் எனக்கு நினைவு இருக்கிறது. இந்த மூலிகை, ஒரு பெண்ணுக்கு ஆயிரம் கணவன்களின் வேகத்தைத் தாங்குகின்ற சக்தியைக் கொடுத்ததாம். உவமானத்திற்கு நமது மருத்துவத்தில் குறைவேயில்லை.

ஒரு பெண்ணுடன் மாதவிடாய்க் காலங்களில் உடலுறவு வைத்துக்கொள்ளக் கூடாது, கர்ப்பக் காலங்களில் உடலுறவு வைத்துக்கொள்ளக் கூடாது, குழந்தைப் பெற்றவளுடன் (முதல் 3 மாதங்கள்) உடலுறவு வைத்துக்கொள்ளக் கூடாது,

விபச்சாரிகளுடன் உடலுறவு வைத்துக்கொள்ளக் கூடாது, நோயுற்றவர்களுடன் உடலுறவு வைத்துக்கொள்ளக் கூடாது என்றும், அன்னிய யோனிகளில் (பிறப்புறுப்பு இல்லாத பிற பகுதிகளில்) உடலுறவு வைத்துக்கொள்ளக் கூடாது என்றும், மிகவும் வயதானவர்களுடன் வைத்துக்கொள்ளக் கூடாது என்றும் குறிப்புகள் காணக் கிடக்கின்றன.

உடலுறவு சமயத்தில் மனம் மகிழ்ச்சியுடன் இருக்க வேண்டும், உடல் சுத்தமாக இருக்க வேண்டும், வாஜீகரண மருந்துகள் சாப்பிட்டு இருக்க வேண்டும் என்ற கருத்துக்கள் காணக் கிடக்கின்றன.

> வஸந்த ருதுவில் இரண்டு நாட்களுக்கு ஒருமுறையும், வெயில் காலங்களில் பதினைந்து நாட்களுக்கு ஒருமுறையும், மழைக் காலங்களில் பதினைந்து நாட்களுக்கு ஒரு முறையும், ஹேமந்த சிசிர ருதுக்களில் 3 நாட்களுக்கு ஒரு முறையும், ஆரோக்கியம் உள்ளவர்கள் எத்தனைமுறை வேண்டுமானாலும் உடலுறவு வைத்துக்கொள்ளலாம் என்ற குறிப்புகள் காணக்கிடக்கின்றன.

உடலுறவுக்குப் பின் குளித்தல், நறுமணமுள்ள வஸ்துக்களைப் பூசிக்கொள்ளுதல், சிறிது மதுவோ, பாலோ அருந்துதல், ரசாலம் (தயிர் கல்கண்டு கலந்தது) என்று சொல்லக்கூடிய உணவுகளைச் சாப்பிடுதல், நன்றாக உறங்குதல் போன்றவை குறிப்பிடப் பட்டுள்ளன. அதிகமான உடலுறவு பலவீனத்தை ஏற்படுத்தும் என்ற குறிப்பும் காணக் கிடக்கிறது.

> ப[illegible]ய காலத்தில் ஆண்மையைப் பற்றிக் கூறப்பட்டுள்ள (க[illegible]கள் ஒருதலைப்பட்சமாகவே இருக்கின்றன. இதில் [illegible]முழுக்க ஆண் ஆதிக்க சிந்தனையே வெளிப்படுகிறது.

[illegible]நிய உறவின்போது ஒரு பெண்ணுக்கு ஏற்படுகின்ற அதி[illegible]யோ, வேதனையையோ, குறையையோ ரிஷிகள் கண்[illegible]டதாகத் தெரியவில்லை. இது எனக்குத் தெரிந்து எந்தப[illegible]ந்திலும் இல்லை.

> பதி[illegible]ம் நூற்றாண்டிற்கு முன்பு உள்ள புத்தகத்தில் குடு[illegible] கட்டுப்பாடு பற்றியக் குறிப்புகள் இல்லை.

வாஜீகரண சிகிச்சை செய்துகொண்ட ஒரு மனிதன் பெண்களால் மிகவும் விரும்பப்படுவான் என்ற கருத்தும் காணப்படுகிறது. புத்த மதத்தைத் தழுவிய வாக்படர், பிரம்மசரியம்,

பிரம்மசரியத்தின் முக்கியத்துவம், இகபரவாழ்வில் அதனால் விளையும் நன்மைகளை மிகவும் விளக்கிக் கூறியுள்ளார். பலவீனமடைந்த ஒருவனுக்கு வாஜீகரண சிகிச்சை பலன் அளிக்கும் என்றும் கூறியுள்ளார். ஆண்மைப் பெருக்கத்திற்கு முன்பு உடலை நன்றாகச் சுத்தி செய்துகொள்ள வேண்டும் என்றும், பால், பால்படுபொருட்கள் போன்றவற்றைச் சாப்பிட வேண்டும் என்ற குறிப்புகளும் காணக் கிடைக்கின்றன.

இது அல்லாமல் உடம்புக்கு எண்ணெய் தேய்த்துக் குளிப்பது, மாலை அணிவது, பாடல்களைக் கேட்பது, கதை கூறுவது, தண்ணீர்த் தொட்டிகளில் அல்லது தாமரைத் தடாகங்களில் நீராடுவது, நறுமணப் பூக்களைச் சூடிக்கொள்வது, குளிர் பிரதேசங்களில் வசிப்பது, மலை உச்சிகளில் வாழ்வது, கண்ணுக்கு ரம்மியமான இடங்களில் கூடுவது, அதிக உஷ்ணமில்லாத தட்ப வெப்ப நிலைகளில் வாழ்வது, மதிரம் எனும் மதுபானம் அருந்துவது போன்றவை மனோ ரீதியாகக் காமத்தை வளர்க்கும் விஷயங்களாகக் கூறப்பட்டுள்ளன.

உத்தர ஸ்தானத்தில் வாஜீகரணத்தைப் பற்றி விரிவாக வாக்படர் கூறுகிறார். வாஜம் என்ற சொல் சுக்ரத்தை குறிப்பதாகவும், இச்சிகிச்சை ஆண்மையற்றவர்களுக்கு சுக்ர பலத்தை அதிகரிப்பதாகவும் அவர் கருதுகிறார். எல்லா பருவங்களிலும் இதனால் பெண் சேர்க்கை செய்யலாம் என்றும், சோதன சிகிச்சைகளைச் செய்துகொண்டு பல வஸ்தி முறைகளையும் செய்துகொள்ளலாம் என்றும், வாஜீகரண வஸ்திகளையும் குறிப்பிடுகிறார். நீர்முள்ளி வேர், பூனைக்காலி விதை, நிலபூசணி, அதிமதுரம், கற்கடசிருங்கி, கீழாநெல்லி சூரணம், க்ஷீரகாகோலீ, தயிர்த் தெளிவு, உளுந்து, தண்ணீர் விட்டான் கிழங்கு போன்றவற்றையெல்லாம் இவர் ஆண்மைப் பெருக்கியாகக் குறிப்பிடுகிறார்.

சூக தோஷம்

பழைய காலத்தில் ஆண்குறியை எழுப்ப செய்ய வேண்டும் என்ற எண்ணமும், வலுவான ஆண்குறியைப் பெற்று பெண்ணைத் திருப்திப்படுத்த வேண்டும் என்ற எண்ணமும் ராஜா முதல் சாதாரண மனிதன்வரை இருந்துள்ளது. இதற்காகவே எழுதப்பட்ட ஒரு அத்தியாயம்தான் சூகதோஷம். அறியாமையில் வாழ்ந்து கொண்டிருந்த காலத்தில் பலவிதமான மூலிகைகளையும், கையில் கிடைத்த பொருட்களையும் ஆண்குறியில் நன்றாகத் தடவி, அதனால் ஆண்குறியைப் பெரிதாக்க வேண்டும் என்று

டாக்டர் எல். மகாதேவன்

நினைத்தார்கள். அதிகபட்சமாக விரைப்புத் தன்மையுள்ள ஆண்குறி *13cm* நீளம் பெறும். பலவிதமான தண்ணீரில் கிடைக்கின்ற பொருட்களையும் பூச்சிகளையும் விஷ செடிகொடிகளையும் இதற்காகப் பயன்படுத்தினார்கள். இதனால் பலவிதமான கொப்பளங்கள் வந்தன. சூக தோஷத்தை ஆழ்ந்து படிக்கின்ற பொழுது பால்வினை நோய்களாகிய *Chancre, peyronies disease* ஒவ்வாமை, *urethral fistula, biodherma* போன்ற நோய்களை இவை ஒத்து உள்ளன.

உவதம்ஸம் என்று சொல்லக்கூடிய *veneral disease* பற்றியும், *neo plastic venereal disease* பற்றிய குறிப்பும் காணக் கிடைக்கின்றன. இதிலிருந்து பால்வினை நோய்கள் சமூகத்திற்குப் புதிது அல்ல என்பது தெரிகிறது. லிங்க வர்த்தி என்று சொல்கின்ற *penile wart granuloma* பற்றிய குறிப்பும் காணக் கிடைக்கின்றது.

விந்தணு

பீஜம், பீஜபாகம், பீஜபாக அவயவம் என்று சரகர் பிரித்துக் கூறுகிறார் என்று நாம் இதை வெளிப்படுத்தலாம். *Sperm* என்று சொல்லக்கூடிய பீஜம், *semen* என்று சொல்லக்கூடிய பீஜ பாகம் என்றெல்லாம் பிரிவினைகள் காணக் கிடைக்கின்றன. *Fructose* என்ற வஸ்து மதுர ரஸமாக இருக்கிறது. சுக்ரம் மதுர ரஸமாகும்.

70 சதவிகிதம் விந்துவில் உள்ள பொருட்கள் *seminal vesicle*ஆல் உருவாக்கப்படுகின்றன. *Prostrate secretion* இதில் உண்டு. பெண் உறுப்பானது அசிட்டிக் (திக்ஷ்ம், உஷ்ணம்) ஆக உள்ளது. விந்து சீதம், சோபம் எனும் குணம் உடையது. சுக்ரத்தில் காணட[illegible]ம் *Amine alkaline* ஆனது. இது விந்து அணுக்களில் உள்ள [illegible]யப் பாதுகாக்கிறது. சராசரியாக விந்து வெளியேறும் போது[illegible]ருந்து *500* மில்லியன் *sperm*கள் சுக்ர அணுக்கள் அதில் [illegible] கிடைக்கின்றன. 2ml முதல் 3ml அளவாக வெளி[illegible]து என்று குறிப்பிடப்பட்டுள்ளது. இதன் pH *7.2* கருத்த[illegible]ில்லியனுக்கு மேலே அதிகமாக இருக்க வேண்டும். இதற்கு [illegible]ncentration என்று பெயர். *Sperm count* $40x10^6$ அளவு இருக்க [illegible]டும். *50%* மேல் முன்நோக்கி செல்லும் தன்மை இருக்க [illegible]டும். *60* நிமிடத்திற்குமேல் முன்நோக்கி செல்லும் தன்மை[illegible] அடைவதாக இருக்க வேண்டும். விந்துவானது வெள்ளை[illegible]கவும், சற்றே சாம்பல் நிறம் அல்லது மஞ்சள் நிறம் உடையதாகவும் இருக்கும். இரத்தம் கலந்து போனால் அதற்கு *haemoto sperms* என்று பெயர். இதற்கு மருத்துவ ஆலோசனை தேவை. விந்து வெளியானபிறகு இறுகி, பின் திரவ நிலையை

அடைகிறது. விந்து வெளியாகும்பொழுது பெண் உறுப்பில் இருப்பதற்கும், திரவ வடிவம் அடைகின்றபொழுது முன்நோக்கி சென்று சினைமுட்டையுடன் சேரும் தன்மையும் பெறுகிறது. 40 நிமிடங்களில் தண்ணீரைப்போல் ஆகிவிடுகிறது. *HIV* போன்ற நோய்கள் விந்து அணுக்களினால் வரலாம். ஒரு சில நோயாளிகளுக்கு *semen allergy* ஏற்படுவதுண்டு. *Human seminal plasma hyper sensitivity* என்று பெயர். தாம்பத்தியத்தில் ஈடுபட்ட பிறகு அரிப்பு, சிவப்பு, வீக்கம், கட்டிகள் போன்றவை முப்பது நிமிடத்தில் ஏற்படும். ஆணுறை பயன்படுத்துவதன்மூலம் இதைத் தடுக்கலாம். சீன மருத்துவத்திலும் இந்திய தந்திர சாஸ்திரத்திலும் விந்து சக்தி வடிவமாகக் கருதப்பட்டிருக்கிறது. இதற்குக் கலாச்சார பின்னணிகள் உண்டு. அரிஸ்டாட்டில் போன்றவர்களும் இதைப் பற்றிய கருத்துக்களைக் கூறியிருக்கிறார்கள். பாரம்பரிய இந்தியக் கலாச்சார மரபும் ஆன்மீகப் பெரியோர்களும் விந்தைப் பாதுகாக்க வேண்டும் என்றும், விந்து விட்டவர் நொந்து கெடுவர் என்றும், ஒரு விந்து எட்டு சொட்டு இரத்தத்திற்குச் சமம் என்றும் கூறி வருவதை நவீன மருத்துவம் ஏற்பதில்லை. புத்த மதத்திலும் இதைப்போன்ற நம்பிக்கைகள் காணக் கிடைக்கின்றன.

விந்துவின் மஹத்வம்

வீயம்அது ஆகிய விந்துவின் சத்தியால்
ஆய அகண்டமும் அண்டமும் பாரிப்பக்
காயஐம் பூதமும் காரிய மாயையில்
ஆயிட விந்து அகம் புறம் ஆகுமே. (திருமந்திரம்)

விதையான விந்துவின் ஆற்றலால் உருவாகின்ற அண்டமும் (புருஷன்) அகண்டமும் (பிரம்மாண்டம்) விளங்கி, வான் முதலிய ஐம்பூதங்களும் காரிய மாயையில் தோன்ற , விந்து அவற்றின் உள்ளும் புறமுமாய் விளங்கும்.

விந்து நாதப்புணர்ச்சியின் பயன்

புறம் அகம் எங்கும் புகுந்துஒளிர் விந்து
நிறம்அது வெண்மை நிகழ்நாதம் செம்மை
உற மகிழ் சத்தி சிவபாதம் ஆயுள்
திறனொடு வீடு அளிக்கும் செயல் கொண்டே. (திருமந்திரம்)

உள்ளும் புறமும் புகுந்து விளங்குகின்ற விந்துவின் நிறமானது வெண்மையாகும். நாதத்தின் நிறம் செந்நிறமாகும். அவை பொருந்துவதால் சிவசத்தி பதிதலாகும். இச்செயலால் ஆயுளும் ஆற்றலும் வீடும் அமையும்.

விந்துவின் குணம்

மதுர ரஸம், பிச்சில குணம், ஸ்நிக்தம், குரு, ஸரம், ஸ்படிகம் போன்ற தன்மை, திரவம் போன்ற குணங்கள் உடையது.

விந்துவும் சிவமும் ஒன்றே!

வித்தினி லன்றி முளையில்லை அம்முளை
வித்தினி லன்றி வெளிப்படு மாறில்லை
வித்து முளையும் உடனல்ல வேறல்ல
அத்தன்மை யாகும் அரனெறி காணுமே. (திருமந்திரம்)

வித்தின்றி செடி இல்லை. அதனால் அச்செடி விதையினின்று தோன்றுவதே அல்லாது வேறிடத்தில் தோன்றுவதில்லை. வித்தும் செடியும் ஒன்றைவிட்டு ஒன்று இல்லாமையால் இரண்டையும் ஒரு பொருளாகக் கருத வேண்டும். அதைப்போலவே விந்துவும் சிவமுமாகும்.

விந்து அழிவு தீயது

அழிகின்ற விந்து அளவை அறியார்
கழிகின்ற தன்னை உள் காக்கலும் தேரார்
அழிகின்ற காய்த்து அழிந்து அயர்வுஉற்றோர்
அழிகின்ற தம்மை அறிந்தொழி யாரே. (திருமந்திரம்)

அழியும் விந்துவின் அளவை அறியமாட்டார். இறந்து அழியும் தன்னைக் காப்பாற்றிக் கொள்ளவும் அறியமாட்டார். உடலி[illegible] அழியும் தன்மையை அறிந்தும் விந்து நீக்கத்தினின்றும் நீங்கம[illegible]ர்.

வி[illegible] பலமடங்கு இரத்தமே மாறி ஒரு துளி வீரியமாகிறது என்னு[illegible]ாமையை, 'விந்து அளவு அறியாமை' என்றார்.

விந்து [illegible] வகை (சுக்ரசோஷ காரணம்)

[illegible]தில் விந்து அடங்கும்படி கண்டு,
ம[illegible]ிராணனாம் வந்து மறித்திட்டு
மி[illegible]த விந்து நாதாந்தத்து விட்டிட
வ[illegible], திருவிந்து மாயும் காயத்திலே. (திருமந்திரம்)

இந்த உடம்பு அன்னமய கோசம். இதில் விந்து வற்றும் முறையை அறிந்து, பிராண சத்தியான வீரியம் கீழ் நோக்காதபடி தடுத்து மேலே போகும் வகையில் மின்னல் ஒளியுடன் கூடிய

விந்து நாதத்தில் நிலைபெற்றால் பிரணவ ஒளி தோன்றக் காரணமான வீரியம் வெளிப்படாமல் உடம்பில் வற்றிவிடும்.

வாதத்தை அதிகரிக்கின்ற உணவுகளாலும், குறிப்பாக சத்து இல்லாத வறண்ட உணவுகளாலும், வாஜீகரண சிகிச்சை எடுத்துக் கொள்ள தவறுவதாலும், அதிகமான பெண் சேர்க்கையாலும், மன சோகத்தினாலும், தாதுக்ஷயத்தை உண்டாக்குகின்ற நோய்களாலும், உடலில் சுக்ரம் குறைகிறது.

(அஷ்டாங்க ஸங்ரஹம் ஸூத்திரம்)

காமம் ஒரு தாரணீய வேகம் – மற்றொரு கண்ணோட்டம்

குடரும் கொழுவுங் குருதியும் என்பும்
தொடரும் நரம்போடு தோலும் – இடையிடையே
வைத்த தடியும் வழும்புமாம் மற்றிவற்றுள்
எத்திறத்தாள் ஈங்கோதை யாள். (திருமந்திரம்)

குடலும் கொழுப்பும் ரத்தமும் எலும்பும் நரம்பும் இவற்றோடு தசையும் நிணமும் சேர்த்துத் தோலால் மூடிய இவ்வுடம்பில் அழகு எங்கு எந்தப் பொருளில் உள்ளது? எங்கும் இல்லை. இது தெரியாமல் பெண்ணுடலை, பூமலர் போன்ற அழகிய இளம்பெண்ணே என்று புகழ்கிறார்களே, இது என்ன மடமை?

'காமம் எனும் கள் அறியாது உண்டு கவல்கின்றேன்' என்று திருவருட்பா மூன்றாம் திருமறையில் ஒரு பிரமாணம் உள்ளது. அறிவை மறைத்து மாயை எனும் உட்பகையால் காமம் எனப்படுகின்ற கள்ளை பிறர் அறியாது உண்டு நான் கவலைப்படுகின்றேன் என்கிறார் வள்ளலார். அதனால் கவலை வருகிறது. மேலும்,

வெம்பாம்பின் வாய்ப்படுவோர் தேரையைப்போல் வாடுகின்றேன்.

ஐந்து புலன்களால் வயப்பட்டு கொடிய பாம்பின் வாயில் அகப்பட்ட தவளையைப்போல் வாட்டம் கொள்கின்றேன் என்பது இதன் பொருளாகும். இதிலிருந்து காமம் மெய், வாய், கண், மூக்கு, செவி எனும் ஐம்புலன்களையும் ஆட்டிப் படைக்கும் தன்மை உடையது என்பதை நாம் அறியலாம்.

கடலில் விழுந்தேன் கரை காணேன்

என்று அவர் மீண்டும் கூறுகிறார்.

முடிபொருள் உணர்ந்தோர் முதுநீர் உலகில் கடியப்பட்டன ஐந்து உள என்ற கருத்து உள்ளது. அவற்றில் கள்ளும் பொய்யும் களவும் கொலையும் தள்ளாது ஆகும் காமம். சான்றோர்களால் காமம், மது, பொய், திருடுதல், கொலை புரிதல் ஆகிய ஐந்து தீமைகளும் விலக்கப்பட்டன. இவற்றுள் மத்தியபானம், பொய் பேசுதல், திருடுதல், கொலை செய்தல் ஆகிய தீமைகளைக் காமம் நீக்காது. தன்னுடன் தோன்றச் செய்யும், கண்ணை மறைத்துவிடும் என்ற ஒரு பாடல் காணப்படுகிறது.

ஔவையார் 'மோகத்தை முறி' என்று ஆத்திச்சூடியில் கூறுகிறார். இதற்குக் காமத்தை வெறுத்து வாழ வேண்டும் என்று அர்த்தம். மேலும்

ஊருள் எழுந்த உறுகழு செந்தீக்கு நெருள் குளித்தும் உயலாகும் நீருள் குளிப்பினும் காமம் சுடுமே குன்றேறி ஒழிப்பினும் காமம் சுடும் என்கிறார்.

ஒரு ஊருக்குள் தீ பற்றிக்கொண்டால் அதிலிருந்து தப்ப அங்கு இருக்கின்ற நீர் நிலைக்குள் மூழ்கி நம்மைக் காத்துக்கொள்ள இயலும். ஆனால் தண்ணீருக்குள் மூழ்கி இருந்தாலும் காமத்தீ அணையாது. மலையிலே ஏறி ஒரு குகைக்குள் ஒளிந்து கொண்டாலும் காமம் அடங்காது, சுடும் என்ற கருத்துக்கள் காணக் கிடக்கின்றன.

பிரக்ஞாபராதம்

மெய்யறிவுக்கு 'பிரக்ஞை' என்று பெயர். இது மூன்று தன்மைகளை உள்ளடக்கியது. தீ எனும் அறிவு, திருதி எனும் தைரியம், ஸ்மிருதி எனும் நினைவாற்றல் என்பன அவை.

இதில் 'தீ' கபத் தன்மை உடையதாகவும், 'த்ருதி' பித்தத் தன்மை உடையதாகவும், 'ஸ்மிருதி' வாதத் தன்மை உடையதாகவும் இருக்கிறது. இந்தப் பகுத்தறிவு என்று சொல்லுகின்ற பிரக்ஞை சீராக இருந்தால் பல தவறுகளைச் செய்யாமல் நாம் வாழ முடியும். இந்தப் பகுத்தறிவானது சீர்கெட்டுப் போனால் பல நோய்கள் ஏற்படும். இது ஒரு நோய்க்குக் காரணமாக இருக்கிறது,

பரம் என்று சொன்னால் மெய்ப்பொருள் என்று பொருள். இந்த பிரக்ஞுமானது பரம் என்கின்ற மெய்ப்பொருளை நாடாமல் அபரம் என்ற மாயையை நாடுவதால் அபராதம் என்று சொல்லக்கூடிய ஒரு நோயைப் பெறுகிறது. இதனால் சர்வ தோஷ பிரகோபனம் என்று சொல்லக்கூடிய வாத பித்த கபங்கள் துஷ்டியடைகின்ற நிலை உருவாகிறது.

விஷமமான செயல்கள் பிரக்ஞாபராதத்தால் உண்டாகின்றன. இதனால் மனஸோ கோசரம் ஹிதத் என மன துஷ்டியும் ஏற்படுகிறது.

பிரக்ஞாபராதத்தை அறிவின் தடுமாற்றம் என்று கூறலாம். இதனால் வாத பித்த கபங்கள் மட்டுமின்றி ரஜஸ், தமஸ் எனும் தோஷங்களும்

பிரகோபம் அடைகின்றன. தானாக வெளிவரக்கூடிய மலம் போன்றவற்றைத் தடுத்தல், வெளிவராதபோது அவற்றைப் பலாத்காரமாக வெளிப்படுத்தல் அல்லது தடுத்து நிறுத்துதல், தன் தகுதிக்கு மீறிய செயல்களைச் செய்தல், இல்வாழ்க்கையில் அதிகமாக ஈடுபடுதல், நோய்களுக்கு சிகிச்சை செய்யாமல் விடுதல், பஞ்சகர்மங்களை முறையாகச் செய்யாமை, தினசரியை, ருதுசரியைகளை செய்யாமல் இருத்தல், ஆசான், குருமார் போன்றவர்களை வணங்காமல் இருத்தல், கேலி செய்தல், ஒருசில செயல்கள் நன்மை பயக்காதவை என்று தெரிந்திருந்தும் அதைச் செய்தல், மனதுக்கு கலக்கம் உண்டாக்குகின்ற செயல்களைச் செய்தல், ஒத்துகொள்ளாத கால தேசங்களில் வாழ்ந்து வருதல், தீயவர்களுடன் நட்பு வைத்துக்கொள்ளுதல், பொறாமை, செருக்கு, அச்சம், கோபம், பேராசை, மோகம், அறிவு போன்ற தீய குணங்களைக் கொண்டிருத்தல். இவற்றையெல்லாம் செய்யும் பொழுது ரஜஸ், தமஸ் மற்றும் திரிதோஷம் பிரகோபம் அடைந்து நோய்களை உண்டாக்குகிறது. இச்செயல்களுக்கு பிரக்ஞாபராதம் என்று பெயர். இது ஒரு தொகுப்புப் பெயராகும். தன் அறிவைக் கொண்டு தகாத விஷயங்களை அறிதல், பின்பு தகாதவற்றைச் செய்தல் இவை பிரக்ஞாபராதத்தில் உட்படும்.

அஸாத்மிய இந்திரிய அர்த்த ஸம்யோகம்

ஸாத்மியம் என்றால் ஒத்துப்போதல் என்று பொருள். இந்திரியம் என்றால் புலன்கள் என்று பொருள். அர்த்தம் என்று சொன்னால் புலப்பொருட்கள் என்று பொருள். ஸம்யோகம் என்று சொன்னால் இணைத்தல் என்று பொருள். நாம் கண்ணால் ஒரு [illegible]ளைப் பார்க்கின்றபொழுது ஏற்படுகின்ற தொடர்பே இந்தி[illegible]ர்த்த ஸம்யோகம் ஆகும். இது ஒத்துக்கொள்வதாக இரு[illegible]த்மிய இந்திரிய அர்த்த ஸம்யோகம் எனப்படும். ஒத்து[illegible]வில்லை என்றால் அஸாத்மிய இந்திரிய அர்த்த சம்[illegible]னப்படும். ஒத்துக்கொள்ளாத புலப்பொருள் தொட[illegible]று நிலைகளில் ஏற்படும். குறைவான தொடர்பு, அதிக[illegible]டர்பு, மித்யா என்று சொல்லக்கூடிய மாறுபட்ட தொட[illegible]து ஐம்புலன்களுக்கும் கர்மேந்திரியத்துக்கும் ஞானே[illegible]த்துக்கும் பொருந்தும்.

செ[illegible]புலன் என்று எடுத்துக்கொண்டால் அதிகமாக ஒலியைக் [illegible]கேட்டல், செல்போனில் பேசிக்கொண்டு இருத்தல், டிவியை மிகுந்த ஓசையில் வைத்துக் கேட்டல் போன்றவை செவியைக் கெடுக்கின்றன

தொடுஉணர்வு என்று எடுத்துக்கொண்டால் அப்யங்கம், உத்வர்த்தனம் போன்றவை செய்யாமல் இருப்பதனால் அதனுடைய நோய்க்குக் காரணமாகின்றன. நஞ்சு கலந்த காற்று படுதலும் இதற்குக் காரணமாகின்றது. அதிக நேரம் டி.வி. பார்த்தல், மிகுந்த ஒளியுள்ளதைப் பார்த்தல் இருட்டில் இருந்து படித்தல், போன்றவை கண்ணைக் கெடுக்கின்றன.

அறுசுவைகளை அளவு கடந்து சுவைத்தல், சுவைக்காமல் இருத்தல், மாறுபட்ட நிலையில் சுவைத்தல் இவை நாக்கைக் கெடுக்கின்றன.

தீவிரமான மணத்தை நுகர்தல், மணத்தை நுகராமல் இருத்தல், கெட்ட நாற்றமுடைய நஞ்சு கலந்த மணத்தை நுகர்தல் போன்றவை மூக்கைக் கெடுக்கின்றன.

அதிகமான தொடர்பு, குறைந்த தொடர்பு, தவறான தொடர்பு இவற்றால் வாத பித்த கபங்கள் கேடு அடைகின்றன.

இவ்வாறு புலன்கள் சார்ந்த நோய்கள் வருகின்றன.

புலன்களுக்கும் பொருட்களுக்கும் இடையேயுள்ள ஒவ்வாத் தொடர்பு , மெய்யறிவின் தடுமாற்றம், காலத்தின் கோலம் இவையே நோய் ஏற்படுவதற்குக் காரணம். எனவே திருவள்ளுவர்,

> பொறிவாயில் ஐந்தவித்தான் பொய்தீர் ஒழுக்க
> நெறிநின்றார் நீடுவாழ் வார் (குறள் 6)

என்று கூறியுள்ளார். மெய், வாய், கண், மூக்கு, செவி என்கின்ற ஐம்புலன்களின் வாயிலாக வருகின்ற ஆசைகளை விட்டு பொய் இல்லாத ஒழுக்கமான வழியில் தவறாது வாழ்பவர்கள் எக்காலத்திலும் நீடூழி வாழ்வார்கள் என்று இதற்கு அர்த்தம். மேலும் நாலடியாரில் ஒரு பாடல்

> மெய்வாய்கண் மூக்குச் செவியெனப் பேர்பெற்ற
> ஐவாய் வேட்கை யவாவினைக் – கைவாய்க்
> கலங்காமற் காத்துய்க்கும் ஆற்றல்உடையான்
> விலங்காது வீடு பெறும் (நாலடியார் 59)

என்று கூறுகிறது.

உடல், வாய், கண், மூக்கு, காது என்ற ஐந்து புலன்களாலும் எழும் ஆசைகளை அடக்கி அவற்றை தீய வழியில் செல்லாமல் காத்து நல்வழியில் செலுத்தும் மன வலிமை உடையவர்கள்

பேரின்ப பெருவாழ்வு பெறுவார்கள். அதாவது நோயற்ற வாழ்வு வாழ்வார்கள் என்று பொருள்.

ஔவையார் ‘அஞ்சாலும் மாய அறம் பொருள் இன்பமும் துஞ்சாதவர் துறக்கும் ஆறு’ – ஐம்புலன்கள் வழியாக வரும் இச்சைகளை விட்டு அடக்கி ஆள்வதே அறம் என்று கூறுகிறார்.

பரிணாமம்

பரிணாமத்திற்குக் காலம் என்றும், ஸ்வபாவம் என்றும் பெயர். வயதான பிறகு ஒருவனுக்கு முடி நரைக்கிறது. எலும்பு தேய்கிறது. மரணம் வருகிறது. இவை பரிணாம நோய்கள் (அ) சுபாவ நோய்கள் எனப்படும். இவற்றை மாற்றி அமைக்க இயலாது. இங்கு வேதாந்த பாடமும் இரஸாயன சிகிச்சையும் சிறிது பலன் அளிக்கும்.

ஆறு சக்கரங்கள்

1. மூலாதாரம்

- மலவாயிலுக்கும் குறிக்குமிடையே முக்கோண வடிவம் கொண்டது. குண்டலினி என்ற மகா சக்தி இங்கு நிலைபெற்று விளங்குகிறது. மூலாதாரம் முதுகெலும்பின் அடியில் அமைந்துள்ளது.
- இதனை அடித்தளம் என்று கூறலாம்
- அபான பிராணன், மூலக்கனல், நாதம், ஹம்ஸ என்ற மந்திரம் எல்லாம் உண்டாவது இங்குதான். இதுவே காமகிரி பீடம்.
- எல்லா ஆதாரங்களுக்கும் ஆதாரமாக இருப்பது இதுவே.
- யோக நாடிகள் எண்ணிக்கை நான்கு. இந்நான்கு தளங்கள் மனம், புத்தி, சித்தம், அகங்காரம் இவைகளைக் குறிக்கின்றது.

- பஞ்சபூதம் — பிருத்வீ
- உருவம் — சதுரம், நடுவில் முக்கோணம்
- நிறம் — மஞ்சள்
- பீஜ அக்ஷரம் — "லம்"
- சமமான லோகம் — பூலோகம்
- தெய்வம் — சித்தி, புத்தி ஸஹித கணபதி

இங்கு அம்பிகைக்கு காமா என்று பெயர்.

எப்படி எல்லாவற்றிற்கும் பூமி ஆதாரமாக உள்ளதோ, அதுபோலவே இந்த மூலாதாரம்

டாக்டர் எல். மகாதேவன்

இல்லாவிட்டால் சரீரத்திற்கு ஹானி உண்டாகும் என்று ருத்திர ரஹஸ்யம் கூறுகிறது.

இந்த மூலாதாரத்திற்கு அகோரம் என்ற பெயரும் உண்டு. இம்முக்கோணம் இச்சை, கிரியை, ஞானம் மூன்றும் சேர்ந்தது. இங்குதான் குண்டலினி, மின்னல்போன்ற ஒளியுடன் விளங்குகிறது. இது மூன்றரை அங்குல சுற்றளவுள்ள வலம் வடிவாக தன் வாலை வாயில் கவ்விக்கொண்டு ஸுஷும்னை (சுழிமுனை) துவாரத்தில் விளங்குவதாக சிவஸம்ஹிதை வருணிக்கிறது. யோக ஸங்கிரஹணம் என்ற நூல் குண்டலினி எட்டு வளையங்களாக சுற்றிக் கொண்டிருக்கிறது என்கிறது.

இதை வாக்தேவி பீஜமான ஐம் உடன் உருவகப்படுத்துகிறார்கள். இதுவே பிரம்ம நாடி என்றும் சில நூல்கள் கூறுகின்றன. இக்குண்டலினி பாம்புபோல மூச்சுவிட்டுக் கொண்டிருக்கிறாள். இரு காதுகளையும் அடைத்துக்கொண்டு மிக உன்னிப்பாகக் கேட்டால் இந்த மூச்சின் சப்தம் கேட்கும். இந்த மூச்சுதான் பிராணன். இதை எழுப்புவதைத்தான் சித்தர்கள் ஆடுபாம்பே என்று குறிப்பிடுகிறார்கள்.

சக்தி தடைபட்ட நிலை குறிகுணங்கள்	**சக்தி மிகுந்த நிலை குறிகுணங்கள்**	**உடல் நிலை வெளிப்பாடுகள்**
குளிர்ந்த கைகள்	வீண்வாதம்	நாட்பட்ட சோர்வு
சக்தியின்மை	அதிக பொருளாசை	மந்தத்தன்மை
வாழ்க்கையில் எதிலும் அவநம்பிக்கை	முரட்டுத்தனம்	ஜீரணக் கோளாறுகள்
சோக [illegible]வு	சுயநலம்	இடுப்பு வலி

2. சுவா[illegible]ம்

- [illegible]ாபிக்கும் குறிக்குமிடையே உள்ள சக்ரம்.
- [illegible]ானம் என்றால் இருப்பிடம் என்று பொருள். இ[illegible] குண்டலினி எனும் சக்தி குறையும்.
- கு[illegible]லினி தானே அதிஷ்டானமாகி விளங்கும் இ[illegible]ாதலால் சுவாதிஷ்டானம்.
- குறியின் ஆரம்பத்தில் இரைப்பையின் இடதுபுறம் உள்ளது.
- யோக நாடிகள் ஆறு.
- ஆறுதளங்களில் ஆறு அக்ஷரங்கள்.

- மண்டலம் உருவம் – பிறை
- அக்ஷரம் – வம்
- சமமான லோகம் – புவர் லோகம்
- தெய்வம் – சாவித்ரி சரஸ்வதி யுடன் கூடிய பிரும்மா.

குமாரி என்ற அவஸ்தையைப் பெற்ற குண்டலினி 'மஹா காலா புஜாரி' என்ற வடிவத்துடன் சேர்க்கும் புலனாகும். மத்யம ஸ்வரத்தை எழுப்புகிறான்.

சுவாதிஷ்டானம் தூண்டப்படும்போது மனோமய கோசத்தில் முழு உடம்பும் எழுச்சி பெறுகிறது. பிராணமய கோசத்தில் மனோமய கோசத்தில் நடக்கும் நிகழ்ச்சிகள் நினைவுக்கு வருகின்றன.

சக்தி தடைபட்ட நிலை குறிகுணங்கள்	**சக்தி மிகுந்த நிலை குறிகுணங்கள்**	**உடல் நிலை வெளிப்பாடுகள்**
உணர்வில்லா தன்மை	உணர்வுகளை சமநிலைப்படுத்த இயலாமை	அதிக மாதவிடாய் வலி
பழகும்தன்மை குறைதல்	நிர்வகிக்கும் திறனில் குறை	உடலுறவில் நாட்டமின்மை
தன்மான உணர்வு குறைவு, பொறாமை, குற்ற உணர்வு	அதிக உடலுறவு மோஹம், மனக்கட்டுப்பாடு அற்ற நடத்தை	முதுகு வலி, சிறுநீரக, மூத்திரப்பை பிரச்சனைகள்

3. மணிப்பூரகம்

நாபி தேச சக்ரம் மணிபூரகம். இது ரத்னங்களின் நகரம் ஆகும்.

இது நாபி (தொப்புள்) பகுதியிலுள்ளது. யோக நாடிகள் 10

- பஞ்சபூதம் – அக்னி
- உருவம் – முக்கோணம்
- நிறம் – செம்மை
- பீஜ அக்ஷரம் – 'யம்'
- சமமான லோகம் – ஸுவர்லோகம்
- தெய்வம் – ஸ்ரீதேவி, பூதேவியுடன் கூடிய விஷ்ணு,

ஜல தத்துவத்துடன் கூடியது. குண்டலினி சக்தி ஸஹஸ்ராரத்தில் அமுதப் பெருக்கை மிகவும் நுண்ணியதாக உண்ணும்போது அவை மிகவும் நுண்ணிய திவலைகளாக சிதறிய மணிகளைப் போல இந்த ஆதாரத்தில் விழுகின்றனவாம்.

மணிபூரகம் தூண்டப்படும்போது மனோமய கோஷத்தில் நிகழ்ச்சிகளின் காரணங்கள் தெரியும். பிராணமய கோஷத்தில் மனோமய கோஷத்தைத் தாக்கும் எல்லா சக்திகளும் இக்கோலத்திலும், அன்னமய கோஷத்திலும் அறியப்படும்.

சக்தி தடைபட்ட நிலை குறிகுணங்கள்	**சக்தி மிகுந்த நிலை குறிகுணங்கள்**	**உடல் நிலை வெளிப்பாடுகள்**
லட்சியத்தை அடைய முடியாமை	கோபம்	வயிற்றுப் பிரச்சனைகள் அஜீரண நோய்கள்
பிறர் குறை கூறும் போது மனம் சோர்ந்து போதல்	சுயக்கட்டுப்பாடு இன்மை	பயமுறுத்தும் கனவுகள்
சுய பச்சாதாபம்	எப்பொழுதும் வேலை செய்ய வேண்டும் என்ற உணர்வு, தீர்க்கதரிசனமான முடிவுகள்	மனப்பரபரப்பு

4. அன ... ்

இ... தபிரும்மம் ஸ்வதந்திரமாகக் காணப்படுவதால் அனாஹ... ்று பெயர். இந்த இருதய ஸ்தானமே பூரணகிரி பீடம். ... ாயு சம்பந்தப்பட்டது. அனாஹதம் என்றால் தடையற... என்று பொருள்.

யோக நா... பன்னிரண்டு:

- ...ு மண்டலம் – வாயு
- ...பம் – ஆறு கோணம்
- வ... ணம் – புகை
- தெய்வம் – மகேஷ்வரன்
- பீஜ அக்ஷரம் – யம்
- சமமான லோகம் – மகா லோகம்.

கிரகமாக இதர சக்கரங்களைத் தாண்டி வந்த சாதகனுக்கு இங்கு தேவியின் சாக்ஷாத்காரம் ஏற்படுகிறது. இதற்கு அறிகுறியாக ஒரு சப்தம் கேட்கிறது. இந்த சப்தம் அபூர்வ ஒலியைக் கொண்டிருப்பதால் அனாஹதம் என்று பெயர்.

அனாஹதம் தூண்டப்படும்போது பிறருடைய மனோமயகோசம் பற்றி அறிய முடிகிறது. பிராணமயத்தில் பிறருடைய இன்ப துன்பங்களைத் தன் உடம்புக்கு மாற்றிக் கொள்ளவும் முடிகிறது.

சக்தி தடைபட்ட நிலை குறிகுணங்கள்	சக்தி மிகுந்த நிலை குறிகுணங்கள்	உடல் நிலை வெளிப்பாடுகள்
சமூக விரோதம்	தனது என்ற உணர்வு	நோய் எதிர்ப்பு சக்தி குறைவு
சகிப்புத்தன்மை யின்மை	பற்று	தோல் நோய்கள்
தனிமை	மிகைப்படுத்துதல்	இரத்த ஓட்ட குறைவு நோய்கள்
முரண்பட்ட உறவுகள்	தண்டிக்க வேண்டும் என்ற ஆர்வம்	மூச்சுமுட்டு நோய்கள்

5. விசுத்தி

இங்குள்ள ஹம்ஸ வடிவமான பரமாத்மாவைப் பார்த்து ஜீவன் பரிசுத்தமடைவதால் விசுத்தி (கழுத்து) ஸ்தானத்தில் உள்ளது. இது ஜாலந்தர பீடம். விசுத்தம் என்றால் சுத்தமானது என்று பொருள்

யோக நாடிகள் பதினாறு. இது ஆகாய தத்துவத்துடன் சம்பந்தப்பட்டது.

- பஞ்சபூதம் — ஆகாயம்
- உருவம் — வட்டம்
- நிறம் — நீலம்
- சப்தம் — கேட்டல்
- பீஜாக்ஷரம் — ஹம்
- தெய்வம் — ஸதாசிவம்
- சமமான லோகம் — ஜன லோகம்.

விசுத்தி தூண்டப்படும்போது, மனோமய கோசத்தில் கேள்வி ஞானம் உண்டாகிறது. பிராணமயத்தில் இன்னிசை கேட்கும்.

சக்தி தடைபட்ட நிலை குறிகுணங்கள்	**சக்தி மிகுந்த நிலை குறிகுணங்கள்**	**உடல் நிலை வெளிப்பாடுகள்**
தன் கருத்தைச் சொல்ல தயக்கம்	அதிகமான பேச்சு	கழுத்து, தோள், வாய்,தொண்டை, தைராய்டு பிரச்சனைகள்
பலவீனமான குரல்	தர்ம சிந்தனை	
வெட்கம்	வேகமான செயல்பாடு	
உள்வாங்குதல்	தொண்டையில் அடைப்பு போன்ற நிலை	

6. ஆக்ஞை

'ஆக்ஞா நாம ப்ருவோர் மத்யே'

குருவின் கட்டளைகள் இங்கு உபாசகர்களுக்குக் கிடைக்கும். அதனால் ஆக்ஞை இங்குள்ளது. ஆக்ஞை என்பதற்கு விருப்பம் அல்லது கட்டளை எனப் பொருளுண்டு.

புருவங்களுக்கு நடுவிலுள்ளது. இந்த ஸ்தானம், இது முக்கியம யோக நாடிகள்.

- ண்டலம் – மனம்
- ம் – வட்டம்.
- – வெண்மை
- த – பரமசிவம்
- ம் – ஓம்
- ச ன லோகம் – தலோ லோகம்

இங்கு விள ம் ஒலியை துரியலிங்கம் என்பர்.

ஆக்ஞை தூண்டப்படும்போது மனோமயக் காட்சிகள் காணப்படும். பிராணமயத்தில் விழித்திருக்கும்போதே அபூர்வ காட்சிகள் தென்படும்.

சக்தி தடைபட்ட நிலை குறிகுணங்கள்	**சக்தி மிகுந்த நிலை குறிகுணங்கள்**	**உடல் நிலை வெளிப்பாடுகள்**
அர்த்தமற்ற உணர்வு	தீர்மானமான முடிவு	கண் நோய்கள்
உள் வழிகாட்டுதல் இன்மை	காரண காரியங்களை தவறில்லாமல் நிச்சயம் செய்தல்	தலை நோய்கள்
அகத்தில் குழப்பம்	அதிகமாகச் செயல்படும் மனம்	மூளை நோய்கள், தலைநீர் நோய்கள்

ஸஹஸ்ராரம்

இதை மஹா பத்மம் என்றும், ஸஹஸ்ர தளம் என்றும், ஆகாச சக்ரம் என்றும் அழைப்பது உண்டு. தலையின் மேல் பகுதியில் உள்ளது. ஆயிரம் இதழ் கொண்டது. 20 பிரிவுகளாக அமைக்கப்பட்டுள்ளது. ஒவ்வொன்றிலும் 50 இதழ்கள் உள்ளது. மாயையிலிருந்து விடுவிப்பது. சமாதி நிலையைத் தருவது. தூய மெய்ஞான விழிப்பு நிலையைத் தருவது. அனைத்து கோசங்களிலும் திரிதோஷம் ஸாத்மியமாகி ஓஜஸ் (நோய் எதிர்ப்பு சக்தி) பரஓஜஸ் (ஜீவ சக்தி) ஆகின்ற நிலையானது. குண்டலினி இந்த இடத்தில் சிவனுடன் ஐக்கியமாகும். பல கோவில்களிலும் கோபுர கலசத்தை ஸஹஸ்ராார வடிவத்திலேயே அமைப்பார்கள். ஸஹஸ்ராரம் என்பது 1000 சூரிய பிரகாசம் எனப் பொருள்படும்.

சக்தி தடைபட்ட நிலை குறிகுணங்கள்	**சக்தி மிகுந்த நிலை குறிகுணங்கள்**	**உடல் நிலை வெளிப்பாடுகள்**
சக்தி குறைந்த நிலை	மன சோகம்	பலக்குறைவு
மரண பயம்	வெறுப்பு	நோய் எதிர்ப்பு குறைவு
புற சக்திகளின் மேல் உள்ள பயம்	காம இச்சையை வெளிப்படுத்துவதில் மாறுபாடு, தயக்கம்	சமூகத் தொடர்பு குறைவு

பிற காலச்சுவடு வெளியீடுகள்

உணவே மருந்து

டாக்டர் எல். மகாதேவன்

ரூ. 200

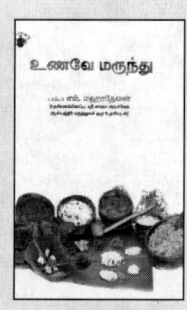

டாக்டர் எல். மகாதேவன் எழுதியுள்ள இந்நூலில், அன்றாட வாழ்விற்குப் பயன்படும் சாதம், குழம்பு, ரசம், துவையல், பச்சடி, தொக்கு, ஜூஸ், கஞ்சி போன்ற பழமை மாறாத மருத்துவக் குணமுள்ள உணவு வகைகள் 18 தலைப்புகளில் தெளிவான செய்முறைகளுடன் கொடுக்கப்பட்டுள்ளன. இந்த நூலின் நோக்கம், நாம் உண்ணும் உணவிலுள்ள சத்துகள், மருந்துகள், பயன்கள் பற்றிப் பேசுவது. உடலில் எந்தக் குறைபாட்டுக்கு அல்லது நோய்க்கு என்ன உண்ண வேண்டும் எனும் அரிய தகவல்கள் அடங்கியது.

❍

அமுதே மருந்து

அற்றது போற்றி உணின்

டாக்டர் எல். மகாதேவன்

ரூ. 425

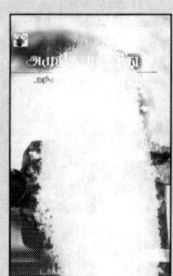

மூன்றாண்டுகளில் ஐந்து பதிப்புகள் கண்ட ‘உணவே மருந்து’ நூலின் இரண்டாம் பாகம் இந்நூல். அன்னமய கோசம் என்று அழைக்கப்படும் உடலைப் பாதுகாக்க ‘முறைப்படி உண்ணுதல்’ என்பது அவசியமாகிறது. இறைவன் உணவைச் செமிக்கின்ற அக்னி வடிவமாக வைச்வா[illegible]க இருக்கிறான் என்று இந்து சமய அற நூல்களும் போதிக்[illegible]. இந்நூலில் பண்டையத் தமிழரின் உணவு, உணவுப் பழக்கம், [illegible] நிலங்களில் விளையும் உணவுகள், உணவுப் பொருட்களின் தனிப்பட்ட [illegible]ங்கள், சமையல் குறிப்புகள் போன்ற விவரங்கள் விரிவாக விளக்கப்பட்[illegible]ளன. முன்னூறுக்கும் மேற்பட்ட உணவு வகைகள் தயாரிக்கும் முறைகளும் விரிவாகக் கூறப்பட்டுள்ளன.